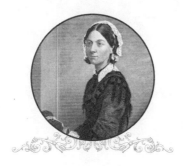

Plastic and Reconstructive Surgery Nursing

整复外科
护理学

卞薇薇　主　编

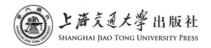
上海交通大学出版社
SHANGHAI JIAO TONG UNIVERSITY PRESS

内容提要

　　《整复外科护理学》是以整复外科学为基础,结合多年临床实践所总结出的。本书突出专科特色,力求简便、规范和实用,紧密结合临床护理工作实际,按照具体疾病护理为纲进行编写,同时包括了整复外科专科护理健康教育和整复外科护理质量标准,是与目前整复外科诊疗技术发展相适应的护理用书。

图书在版编目(CIP)数据

　　整复外科护理学 / 卞薇薇主编. —上海: 上海交通
大学出版社,2018
　　ISBN 978-7-313-18014-8

Ⅰ.①整… Ⅱ.①卞… Ⅲ.①整形外科学 -护理学
Ⅳ.①R473.6

　　中国版本图书馆CIP数据核字(2017)第203381号

整复外科护理学

主　　编: 卞薇薇
出版发行: 上海交通大学出版社　　　　地　　址: 上海市番禺路951号
邮政编码: 200030　　　　　　　　　　电　　话: 021-64071208
出版人: 谈　毅
印　　制: 苏州市越洋印刷有限公司　　　经　　销: 全国新华书店
开　　本: 889mm×1194mm　1/16　　　印　　张: 22.25
字　　数: 468千字
版　　次: 2018年1月第1版　　　　　　印　　次: 2018年1月第1次印刷
书　　号: ISBN 978-7-313-18014-8/R
定　　价: 108.00元

编委会名单

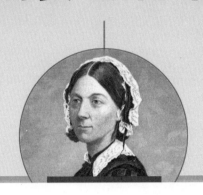

主　　编　卞薇薇

副 主 编　王海蓉　周燕春　陈　萍　庄雷岚　狄美华

主编助理　陈　嘉　杨佳菲　张眹丽　屠轶华　丁　维　黄　莹

编　　委（按姓氏汉语拼音排序）

陈　劼　复旦大学附属儿科医院

杜春燕　杭州市第一人民医院

胡佳骅　上海交通大学医学院附属第九人民医院

何敏敏　上海交通大学医学院附属第九人民医院

黄璋珺　上海交通大学医学院附属第九人民医院

龚黎青　上海交通大学医学院附属第九人民医院

江　雪　上海交通大学医学院附属第九人民医院

凌　光　上海交通大学医学院附属第九人民医院

陆　玮　上海交通大学医学院附属第九人民医院

陆雯婷　上海交通大学医学院附属第九人民医院

邵　静　上海交通大学医学院附属第九人民医院

石嘉栋　上海交通大学医学院附属第九人民医院

申　琳　中国人民解放军总医院

王聪敏　中国人民解放军陆军总医院

王惠芬　上海交通大学医学院附属第九人民医院

谢惠琴　上海交通大学医学院附属第九人民医院

袁卫军　上海交通大学医学院附属第九人民医院

杨晓敏　上海交通大学医学院附属第九人民医院

吴　帅　上海顺华专利代理有限责任公司

序

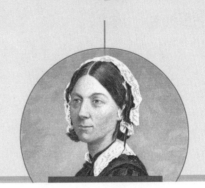

　　现代中国整复外科，若以1896年发表在《中华医学杂志》（英文版）上的一篇整复外科论文算起，至少已有117年的历史。改革开放后，整复外科取得了巨大发展，与亚洲乃至欧美国家相比，具有较强的竞争力，特别是在显微再造外科方面，处于世界领先水平。

　　医护联合、相辅相成，学科的迅速发展，带动了整复外科护理的进步，但有关整复外科护理的系统理论以及操作规范尚未确立，权威性论著缺乏，难以满足学科发展的需求。因此，出版一部高水平的学术专业书籍，培养并打造我国专业的整复外科护理队伍，提高整复外科护理水平，是十分必要的。

　　本书的作者们通过循证的方法，总结几十年整复外科护理的经验，撰写并出版了这部《整复外科护理学》，填补了该领域高水平专业专著建设的空白。

　　本书涵盖了整复外科各亚专业和专病的相关护理经验和知识。由卞薇薇担任主编，分上下篇章，上篇七章以疾病护理为章节，下篇三章包含了门诊及门诊手术室的内容。本书是国内外第一本比较系统地介绍整复外科护理学，同时包括了整复外科专科护理、健康教育和整复外科护理质量标准的专业书籍。反映了当前国内外整复外科护理学的最新进展，它不仅是一本整复外科护理人员必备的工具书，也可以是整复外科临床医学专业人员重要的参考书，并可拓展护理同仁的学术思路，有助于提高解决临床实际问题的能力。

　　此书的出版，是一个良好的开端，期待未来可以催生出一套现代的、科学的、全面的、实用的和经典的教科书式的我国整复外科护理学学术专著。这将对青年一代护理人才的学习成长，以及中国整复外科护理水平的发展起到重要的促进作用。

　　我由衷地祝贺《整复外科护理学》的出版！

上海交通大学医学院附属第九人民医院副院长、

整形外科主任、教授

2017 年 12 月 20 日

前　言

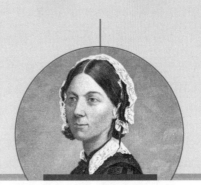

　　20世纪中后期,国外的专科护理得到了迅速的发展,专科护理领域日趋健全,护理人才培养逐渐成熟,相较之下,国内护理的专业化发展及护理队伍的专科化建设滞后,专科护理培训还处于萌芽状态,因此,深化护理专业发展已成为当今护理界的迫切任务。从长远看,培养专科护理人员是护理事业发展的主要方向,应积极与国际护理事业接轨。

　　近20年来,我国整复外科迅速发展。在该领域走在全国前列的上海交通大学医学院附属第九人民医院整复外科经过半个世纪的努力发展,已获得教育部重点学科、"211工程"重点建设学科等荣誉,学科近五年承担有国家自然科学基金重点项目、国际重点项目、国家"十二五"科技支撑计划、国家"863"子项目及数十项国家与省市级攻关项目。学科设有上海市整复外科研究所、国家组织工程中心等科研机构,拥有完善先进的研究平台和研究梯队。学科相继建立了烧伤畸形、颅面外科、显微外科、淋巴水肿、美容外科、激光治疗等中心或专业小组,不断攻克手术禁区,不断突破手术极限,并先后取得了包括国家科技进步二等奖1项、国家发明二等奖1项、国家教育部科技进步一等奖2项以及上海市科技进步一等奖等科技成果奖,并在多项领域和国际先进水平接轨,取得一批有国际影响力的研究成果。

　　这些成就和进步的取得对护理工作起到了鞭策作用,也提出了艰巨的挑战。在精准医疗政策的引导下,国家"十三五"规划对护理工作也提出了更高的要求。同时,整复外科是一门新兴的学科,专科护理尚未跟上医学快速发展的步伐,专业护理书籍匮乏,至今还未有一本整复外科学护理的专著。鉴于此,上海交通大学医学院附属第九人民医院整复外科组织编写了国内第一本《整复外科护理学》,为我国整复外科的临床护理、护理教学、科研、管理等构建了基本框架。

本书分上、下两篇,共10章,40余万字,全面系统地介绍了整复外科疾病护理以及病房管理知识。上篇一至七章详尽介绍了整复外科常见疾病围手术期护理、健康指导、护理流程以及质量标准,同时也融入了整复外科显微外科最新技术治疗的护理、美容外科治疗的护理,使护理同行能够领会并掌握整复外科护理的基础专科知识,做到举一反三,融会贯通,为具体的护理工作实施打下了坚实的基础;下篇三章包含了门诊及门诊手术室的护理工作内容,同时也增加了整复外科门诊手术室的科学结构与布局、门诊和手术室的工作流程,并介绍了微创治疗室中的护理工作内容,旨在进一步指导并增强整复外科门诊护士的管理能力与实际操作技术。

作为国内第一步整复外科护理专业指导书籍,本书具有以下鲜明的特点:①实用性强:重点突出了整复外科常见疾病、多发疾病的专科护理、急重症病人的护理、围手术期病人的护理等,这些都对临床有很强的指导和参考价值。②内容新颖:主要包括了整复外科最新治疗以及护理进展,如换脸术的护理、阴道再造术的护理等。③本书详略得当,重点突出、图文并茂、通俗易懂。

值本书付梓之时,我由衷地感谢全体编写人员的辛勤劳动,大家群策群力,日以继夜,精益求精,使得本书能够保质保量地顺利完成。感谢第九人民医院副院长、整复外科主任李青峰教授的帮助和指导;感谢上海市护理学会副理事长阮洪、第九人民医院护理部主任侯黎莉的支持和审阅;感谢第九人民整复外科护理专家的协助。大家为此书呕心沥血,在此一并致以衷心的感谢!

编者旨在通过本书提高整复外科护理人员的理论知识水平和临床操作技能,为我国整复外科护理事业的发展贡献一份微薄的力量,同时也希望本书能够起到抛砖引玉的作用,让我国整复外科护理界以及有志于投身此事业的护理同仁们携手并进,为整复外科护理事业的蓬勃发展而努力奋斗。

本书可供整复外科护理以及医疗专业人员使用,也可以作为整复外科护理教学使用的参考工具,亦也可作为进修以及继续教育的参考指南。

由于时间仓促,编者能力有限,不足之处和错误在所难免,请更为专家和读者谅解和指正。

卞薇薇

2017 年 12 月 10 日

目　录

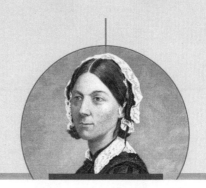

上篇

病房护理

第一章
皮肤软组织肿瘤的护理

第一节　体表肿物护理

一、体表肿物护理概述

体表肿物是整复外科的常见病、多发病,来源于皮肤、皮下组织等浅表组织的肿物。主要包括:黑色素细胞痣、脂肪瘤、基底细胞癌等。

黑色素细胞痣是指正常人体表面常存在不少色素性斑痣,这是与黑色素细胞密切相关的一组疾病,表现不一。自然病程十分稳定,相对来说,自然消退、明显增大及恶性病变等在黑痣的病程中均属罕见。绝大部分分布在皮肤上,但少数也可分布在口腔、阴道等鳞状上皮覆盖的黏膜上。

脂肪瘤通常被认为是由成熟脂肪细胞形成的良性软组织肿瘤,是最常见的软组织肿瘤之一。部分发生于四肢,主要在皮下,也可见于肢体深部和肌腹之间。患者年龄多较大,儿童少见。

基底细胞癌又称为基底细胞上皮癌,是常发生在有毛部位的表皮基底细胞或皮肤附件的一种低度恶性肿瘤,主要由间质依赖性多能基底样细胞组成。基底细胞癌在其生长过程中需要间质,否则癌细胞不能发育成熟、角化和脱落,因此,它的重要特点是生长缓慢,极少转移。

1.术前护理

(1)心理护理:了解患者的心理要求和手术目的并做好解释工作。针对不同情况进行心理护理。

(2)了解患者饮食、服药及先天性疾病等情况。

(3)协助医生完成手术区域照相,用于手术前后的对比。

(4)协助患者完成术前各项检查。

(5)观察患者病变的部位,分布的情况及颜色,附近是否有炎症和破溃。

(6)皮肤准备:术晨根据手术部位备皮。

2.术后护理

（1）按全麻护理常规，密切观察生命体征及病情变化。

（2）体位：术后抬高患肢。

（3）饮食指导：指导患者进食富含维生素和高蛋白食物，忌辛辣刺激性食物，忌烟酒。

（4）观察伤口渗血渗液的情况，保持伤口外敷料清洁干燥。

（5）观察伤口有无红、肿、热、痛症状，出现异常情况及时通知医生处理。

（6）协助医生打开外敷料后，清洁伤口，并用消毒棉签擦干，保持伤口清洁干燥。

（7）指导患者正确使用美容胶布，以减少伤口张力。

3. 健康指导

（1）拆线时间：术后7～10天拆线。拆线后指导患者继续使用美容胶布，减轻伤口张力，促进伤口愈合。

（2）避免在阳光下暴晒及剧烈运动。

（3）拆线后1周开始使用祛瘢药膏，关节部位使用弹力套并加强功能锻炼。

（4）术后7～10天出病理报告，及时告知医生与患者。

（5）定期门诊随访。

二、体表肿物护理流程

基本要求
- 入院介绍：介绍床位医生及护士
- 入院评估：对患者安全、皮肤、基础疾病及相应用药情况做出评估

↓

术前护理
- 了解患者的心理和社会背景并做好相应指导
- 观察患者病变部位的情况
- 协助医生完成手术区域照相
- 术前准备齐全，宣教完整

↓

手术日护理
- 测量患者的生命体征
- 备皮，核对患者的手圈，取义齿，取下首饰、挂件等贵重物品
- 完成与手术室的交接班并签名
- 准备全麻术后床边用物
- 术后与麻醉师交接班，完成围手术期护理记录单
- 卧位，级别护理，进食时间及种类
- 观察患者伤口渗血、渗液情况
- 观察患者伤口外敷料包扎的松紧情况

↓

术后护理
- 观察患者生命体征变化并及时记录，观察伤口渗血情况
- 对患者进行饮食指导
- 伤口护理
- 指导患者正确使用美容胶布

↓

健康宣教
- 正确指导患者的饮食
- 避免暴晒及剧烈运动
- 用药宣教（遵医嘱）
- 介绍出院流程，随访指导

三、体表肿物护理质量标准

	基 本 要 求	标准分	日期	得分	扣分原因
术前护理 20 分（入院 1~3 天）	1.入院介绍；介绍床位医生及护士；入院评估；对患者安全、皮肤、基础疾病及相应用药情况做出评估	2			
	2.了解患者的心理、社会背景并做好相应指导	2			
	3.观察患者病变部位的情况	2			
	4.协助医生完成手术区域照相	4			
	5.术前准备齐全，宣教完整	10			
手术日护理 40 分	1.测量患者生命体征	4			
	2.备皮，核对患者手圈，取义齿、取下首饰、挂件等贵重物品	1分/项			
	3.完成与手术室的交接班并签名	4			
	4.准备全麻术后床边用物	4			
	5.术后与麻醉师交接班，完成围术期护理记录单	4			
	6.卧位，级别护理，进食时间及种类	2分/项			
	7.观察患者伤口渗血、渗液情况	7			
	8.观察患者伤口外敷料包扎的松紧情况	7			
术后护理 20 分（术后 1~3 天）	1.观察患者生命体征变化并及时记录，观察伤口渗血情况	5			
	2.对患者进行饮食指导	5			
	3.对患者进行伤口护理	5			
	4.指导患者正确使用美容胶布	5			
健康宣教 20 分（术后 3~6 天）	1.正确指导患者的饮食	5			
	2.避免暴晒及剧烈运动	5			
	3.用药宣教（遵医嘱）	5			
	4.介绍出院流程，随访指导	5			
总分		100			

四、体表肿物健康教育

1. 术前指导

（1）请您做好保暖工作,预防上呼吸道感染（感冒）。

（2）术前护士会为您进行手术部位的皮肤准备工作,清洁皮肤,剃除汗毛。

（3）请您不要在术晨使用面部化妆品。

2. 术后指导

（1）护士会密切观察您的伤口外敷料有无渗血渗液,有异常情况会及时通知医生处理。

（2）请您术后抬高患肢,适当活动,避免碰到伤口,造成伤口裂开。

（3）请您避免摄食辛辣刺激的食物,忌烟酒。

（4）请您根据护士及医生的指导清洁伤口,保持伤口清洁干燥。

（5）请您正确使用美容胶布以减少伤口张力。

3. 出院康复指导

（1）术后7～10天拆线,拆线后1周您可以遵医嘱使用祛瘢药膏。

（2）请您做好日常防晒工作,出门尽量使用遮阳伞,涂抹瘢痕软化药膏后擦防晒霜。

（3）请您按时进行门诊随访,若有异常情况及时就诊。

（张尹苓　缪　妙　陈　嘉）

第二节 1型神经纤维瘤病护理

一、1型神经纤维瘤病护理

1型神经纤维瘤病(NF1)系常染色体单基因显性遗传性疾病,人群发病率为1/2 500～1/4 000,属于外显率很高的遗传性疾病,遗传概率为50%。约有半数的患者具有家族史,其发病是由于遗传获得异常NF1基因所致;而散发病例的NF1致病基因则为自身基因突变所致。临床表现为多发牛奶咖啡斑、神经纤维瘤、雀斑样痣、虹膜错构瘤、骨骼畸形和认知功能障碍,影响患者自尊,甚至危及生命。

1. 术前护理

(1)心理护理:做好患者及家属解释工作,加强心理疏导,树立手术信心,配合医护人员工作。

(2)了解患者饮食和服药、先天性疾病及家族史等。

(3)协助医生完成手术区域照相,用于手术前后的对比。

(4)协助患者完成术前各项检查,如核磁共振、CT、眼科检查等。

(5)皮肤准备:剃除术区毛发,并清洁沐浴,如病灶在头部,须剃光头。

(6)病灶涉及口鼻或眼部,用漱口水漱口,一天3次,用抗生素类眼药水滴眼鼻,一天4次,做好个人卫生工作。

(7)遵医嘱备血;清点各类摄片,妥善保管。

(8)联合手术,遵医嘱请求会诊,如神经外科、眼科、口腔科等。

2. 术后护理

(1)按全麻护理常规,密切观察生命体征及病情变化。

(2)体位:健侧体位或遵医嘱,避免压迫或碰撞术区,指导每2小时抬臀1次,鼓励患者早期进行床上活动,促进康复。

(3)饮食指导:根据手术部位,遵医嘱选择食物性状,如术区在头面部,应指导患者摄入高热量、高蛋白、清淡易消化的流质饮食,减少张口咀嚼活动,并选择减少腮腺分泌的食物;保持口腔清洁,口腔护理,1天2次。

(4)导管护理:引流管须妥善固定,避免受压、反折及滑脱;保持导尿管通畅;观察、记录引流液的色、质、量。会阴护理,1天2次,并嘱患者多饮水。

(5)观察外敷料渗血、渗液及伤口肿胀情况,若主诉伤口异常疼痛且局部张力进行性增大,应严防血肿立即通知医生予以紧急处理。

(6)由于术后仍需加压包扎,应注意外敷料松紧度,听取患者主诉,术区在颌面部应警惕呕吐反流窒息。

(7)加强眼部清洁护理,及时拭去分泌物,听取患者主诉若有异常刺痛感,应严防睫毛倒刺;协助观察视力情况,如有异常立即通知医生。

(8)遵医嘱特殊用药时(如静滴甘露醇、防癫痫药物等)加强巡视,做好用药指导。

术中输血者,次日复查血象。

(9)颅内外联合手术,严密观察生命体征、神志、瞳孔、意识;严防并发症发生,如出现脑脊液漏或颅内压增高等症状,立即通知医生处理。

3. 健康指导

(1)拆线时间:术后7 ~ 10天,根据伤口愈合情况适当延长;保持伤口清洁、干燥,做好个人卫生工作。

(2)注意劳逸结合,重视合理的饮食结构及科学的膳食搭配,促进伤口愈合。

(3)眼部护理:白天用抗生素类眼药水滴眼,1天4次,夜间可用眼用凝胶局封,避免强光直射。

(4)口腔清洁:多饮水,用漱口水漱口,1天3次。

(5)伤口保护:避免碰撞术区,夜间注意睡姿勿长时间压迫。

(6)定期门诊随访。

二、1型神经纤维瘤病护理流程

基本要求
{ 入院介绍:介绍床位医生及护士

入院评估:对患者安全、皮肤、基础疾病及相应用药情况做出评估

↓

术前护理
{ 了解患者的心理和社会背景并做好相应指导

术前漱口水漱口,1天3次,抗生素类眼药水滴眼鼻,1天4次

协助医生完成手术区域照相

备血,术前准备齐全,宣教完整

↓

手术日护理
{ 测量患者的生命体征,检查患者神志、瞳孔、清点摄片

备皮,核对患者的手圈,取义齿,取下首饰、挂件等贵重物品

完成与手术室的交接班并签名

准备全麻术后床边用物

术后与麻醉师交接班,完成围手术期护理记录单

卧位,级别护理,进食时间及种类

妥善固定引流管

观察患者伤口出血及肿胀情况,外敷料松紧度

异常情况观察,若发现异常立即通知医生处理

↓

术后护理
{ 观察患者生命体征的变化并及时记录

对患者进行饮食指导;基础护理(眼部、口鼻腔)

观察并正确记录引流液的色、质、量

观察患者外敷料渗血、渗液情况,外敷料松紧度

并发症的观察与处理

↓

健康宣教
{ 正确指导患者的饮食与运动

向患者宣教伤口保护方法及护理

用药宣教(遵医嘱)

介绍出院流程,随访指导

三、1型神经纤维瘤病护理质量标准

	基 本 要 求	标准分	日期	得分	扣分原因
术前护理20分（入院1~3天）	1.入院介绍：介绍床位医生及护士；入院评估：对患者安全、皮肤、基础疾病及相应用药情况做出评估	2			
	2.了解患者的心理和社会背景并做好相应指导	2			
	3.术前漱口水漱口，1天3次，抗生素类眼药水滴眼鼻，1天4次	2			
	4.协助医生完成手术区域照相	4			
	5.备血，术前准备齐全，宣教完整	10			
手术日护理40分	1.测量患者生命体征、检查神志、瞳孔、意识；清点摄片	4			
	2.备皮，核对患者手圈，取义齿，取下首饰、挂件等贵重物品	1分/项			
	3.完成与手术室的交接班并签名	4			
	4.准备全麻后床边用物	4			
	5.术后与麻醉师交接班，完成围术期护理记录单	4			
	6.卧位，级别护理，进食时间及种类	2分/项			
	7.妥善固定引流管	4			
	8.观察患者伤口出血及肿胀情况，外敷料松紧度	5			
	9.异常情况观察，若发现异常立即通知医生处理	5			
术后护理20分（术后1~3天）	1.观察患者生命体征变化并及时记录	4			
	2.对患者进行饮食指导，做好基础护理（眼部、口鼻腔）	4			
	3.观察并正确记录引流液的色、质、量	4			
	4.观察外敷料渗血、渗液情况，外敷料松紧度	4			
	5.并发症的观察与处理	4			
健康宣教20分（术后3~6天）	1.正确指导患者的饮食与运动	5			
	2.伤口保护方法及护理	5			
	3.用药宣教（遵医嘱）	5			
	4.介绍出院流程，随访指导	5			
总分		100			

四、1型神经纤维瘤病健康教育

1. 术前指导

（1）入院后护士会协助您完善各项化验及检查。

（2）术前如需备血的患者，护士会告知您办理备血的相关手续流程。

（3）请妥善保管您的各类摄片（如CT、磁共振成像等），术前请与护士共同清点数量，并于术晨交给护士。

（4）根据手术部位剃除毛发，并清洁沐浴，如病灶在头部请您配合理光头，做好个人卫生工作。

（5）如手术部位涉及眼鼻部或口腔，术前护士会指导您使用抗生素类眼药水滴眼或鼻腔，1天4次；使用漱口水漱口，1天3次。

（6）术前医生会为您照相，用于手术前后的对比。

2. 术后指导

（1）术后护士会为您安置正确的体位，请您注意夜间睡姿，勿压迫术区。

（2）如您为局麻手术，术后可立即进食；全麻手术术后遵医嘱进食，术后早期避免进食牛奶，豆浆，防止腹胀。术后护士会根据医嘱指导您选择营养丰富、易消化的饮食，避免辛辣刺激、硬性食物；如手术部位在头面部，请您进食流质饮食（如米汤、芝麻糊、荤汤类等），减少张口咀嚼活动，请您不要进食酸性或易增加唾液分泌的食物，如：酸梅、口香糖、鲜美的食物等。保持口腔清洁，每次进食后可用温开水或漱口水漱口。

（3）保持负压引流通畅，请您在下床活动或者变换体位时注意保护引流管，以免造成导管的折叠、挤压或滑脱；护士会加强巡视观察，一般术后3~5天医生会拔除引流管。术后留置导尿管时，请您多饮水，保持管道通畅，翻身或活动时勿压迫。

（4）如您发现伤口包扎的纱布渗血过多、伤口异常疼痛或外敷料包扎过紧导致呼吸不通畅等，请您立即告知护士，医护人员会为您及时处理。

（5）术后如发生恶心呕吐时，请将头偏向一侧；如呕吐较严重，护士会遵医嘱为您注射止吐药物，请不要慌张。

（6）请保持眼部清洁，白天使用抗生素类眼药水滴眼，1天4次，夜间使用眼用凝胶涂抹；如感觉视物模糊，视力明显下降，应立即告知医护人员。

（7）如您术后出现剧烈头痛、呕吐呈喷射状或发现鼻腔内有血性清水样鼻涕流出，请立即告知护士，以便医生做出及时、准确的判断，并给予相应的处理。

（8）护士会指导您正确的床上活动方法，请根据实际情况尽早下床活动，有利于恢复。

3. 出院康复指导

（1）拆线时间：术后7 ~ 10天或根据伤口愈合情况，医生会适当调整拆线的时间，请您做好个人卫生工作，保持伤口周围清洁。

（2）出院后请您注意劳逸结合，适量地进行室外运动。

（3）请您选择清淡、柔软、易消化的食物,注意荤素搭配,避免辛辣刺激、坚硬、酸性饮食。

（4）请您不要到人多嘈杂的公共场所,避免伤口受外界碰撞;夜间注意睡姿,勿长时间压迫。

（5）若手术涉及眼部,出院后请您保持眼部清洁,白天用抗生素类眼药水滴眼,1天4次,夜间使用眼用凝胶涂抹,避免强光直射;保持口腔清洁,用漱口水漱口,1天3次。

（6）出院后,医生会联系您复诊或再次治疗的时间,请您按时随访。

（张眹丽　周燕春）

第三节　淋巴水肿护理

一、淋巴水肿护理概述

淋巴水肿病因复杂,淋巴水肿的发生有"向心"和"离心"两种说法,但淋巴管(结)都沿静脉分布,与静脉汇合或相通。影响淋巴液回流的因素有:淋巴液的生成,管壁平滑肌的活动,淋巴-静脉交通结构等。水肿病变的部位,最常见于地心引力作用部位,如下肢、阴囊、乳房、阴唇和其他组织松弛部位。淋巴水肿伴发肢体皮肤汗腺、皮脂腺及毛囊功能受损,易引起感染,导致局部急性炎症及慢性溃疡,反之又加重了象皮肿的发展。因此,从淋巴系力学病理改变的角度入手,外科手术的方式不失为治疗淋巴水肿的较好途径。

1. 术前护理

(1)心理护理:术前了解患者紧张,恐惧心理,做好心理疏导。介绍手术方法、愈后效果,增加患者治疗信心。

(2)了解患者的饮食、服药及先天性疾病情况,限制钠盐摄入,适当补钾,使用利尿剂。女性患者手术避开月经期。

(3)协助医生完成手术区域照相,用于手术前后的对比。

(4)协助患者完成术前各项检查:常规全麻术前检查,多普勒超声检查定位水肿的部位、层次及范围。使用显影剂进行MRI淋巴管造影。

(5)专科特殊指导内容:①皮肤准备:术前3天用0.1%的苯扎溴铵溶液浸泡手术部位,1天2次;术前距手术部位10～15cm范围备皮;②四肢淋巴水肿手术患者术前1周绝对卧床休息,抬高患肢以促进淋巴液回流,减轻肢体水肿,淋巴水肿部位禁忌穿刺;③淋巴水肿手术部位水肿围度测量。

2. 术后护理

(1)按全麻护理常规,密切观察生命体征及病情变化。

(2)体位:四肢淋巴水肿患者术后抬高患肢,高于心脏水平位。阴囊淋巴水肿患者术后卧床1周,适当床上活动。

(3)饮食指导:忌烟、酒,摄入优质蛋白,低钠饮食,钠摄入量每日2～3g。多食新鲜蔬菜、水果。

(4)导管护理:①引流管须妥善固定,避免受压、反折及滑脱,观察记录引流液的色、质、量;②保持导尿管通畅,妥善固定,避免受压、反折及滑脱。术后3天内因显影剂(亚甲蓝)未吸收,尿液呈现蓝绿色,做好解释工作;会阴护理,1天2次,并嘱患者多饮水。

(5)四肢淋巴水肿患者持续使用弹力绷带加压包扎,压力适中,以不引起肢体不适为度。观察包扎肢端的血运情况,休息时抬高患肢并做向心性按摩。阴囊淋巴水肿患者术后穿着宽松棉质内裤,阴囊处给予棉垫抬高,减轻阴囊水肿,双腿可适当床上活动。

3. 健康指导

（1）拆线时间：术后10天拆线。

（2）持续低钠饮食，每日以2 ~ 3g为宜，以减少组织钠水潴留。四肢淋巴水肿患者弹力绷带持续加压包扎患肢。避免长时间提重物或站立行走。每天进行向心性淋巴排水按摩。淋巴水肿部位禁忌穿刺。阴囊淋巴水肿患者阴囊处用托带托起，穿着柔软、宽松的内裤，避免阴囊处皮肤摩擦与破损，做好局部皮肤护理。

（3）定期门诊随访。

二、淋巴水肿护理流程

基本要求
- 入院介绍:介绍床位医生及护士
- 入院评估:对患者安全、皮肤、基础疾病及相应用药情况做出评估

↓

术前护理
- 了解患者的心理和社会背景并做好相应指导
- 术前3天用0.1%的苯扎溴铵溶液浸泡手术部位,1天2次
- 协助医生完成手术区域照相
- 术前准备齐全,宣教完整

↓

手术日护理
- 测量患者的生命体征
- 备皮,核对患者的手圈,取义齿,取下首饰、挂件等贵重物品
- 完成与手术室的交接班并签名
- 准备全麻术后床边用物
- 术后与麻醉师交接班,完成围手术期护理记录单
- 卧位,级别护理,进食时间及种类
- 妥善固定引流管、尿管
- 观察患者弹力绷带包扎的松紧情况,观察肢端血运

↓

术后护理
- 观察患者生命体征变化并及时记录
- 体位:四肢淋巴消肿抬高患肢,高于心脏水平位;阴囊淋巴水肿术后卧床1周
- 观察并正确记录引流液的色、质、量
- 饮食指导:忌烟、酒,摄入优质蛋白,低钠饮食

↓

健康宣教
- 正确指导患者的饮食
- 指导患者进行四肢按摩方法
- 指导弹力绷带或阴囊处托带的使用方法
- 用药宣教(遵医嘱)
- 介绍出院流程,随访指导

三、淋巴水肿护理质量标准

	基本要求	标准分	日期	得分	扣分原因
术前护理20分（入院1~3天）	1.入院介绍：介绍床位医生及护士；入院评估：对患者安全、皮肤、基础疾病及相应用药情况做出评估	2			
	2.了解患者的心理和社会背景并做好相应指导	2			
	3.术前3天用0.1%的苯扎溴铵溶液浸泡手术部位，1天2次	2			
	4.协助医生完成手术区域照相	4			
	5.术前准备齐全，宣教完整	10			
手术日护理40分	1.测量患者生命体征	4			
	2.备皮，核对患者手圈，取义齿，取下首饰、挂件等贵重物品	1分/项			
	3.完成与手术室的交接班并签名	4			
	4.准备全麻后床边用物	4			
	5.术后与麻醉师交接班，完成围术期护理记录单	4			
	6.卧位安置，级别护理，饮食指导	3分/项			
	7.导管妥善固定，指导相关注意事项	6			
	8.观察弹力绷带包扎的松紧情况，肢端血运	5			
术后护理20分（术后1~3天）	1.观察患者生命体征变化并及时记录	4			
	2.体位：四肢淋巴水肿抬高患肢，高于心脏水平位。阴囊淋巴水肿术后卧床1周	6			
	3.观察并记录引流液的色、质、量	6			
	4.饮食指导：忌烟、酒，摄入优质蛋白，低钠饮食	4			
健康宣教20分（术后2~6天）	1.指导患者正确的饮食	4			
	2.指导四肢按摩方法	4			
	3.指导弹力绷带或阴囊处托带的使用方法	4			
	4.用药宣教（遵医嘱）	4			
	5.介绍出院流程，随访指导	4			
总分		100			

四、淋巴水肿健康教育

1. 术前指导

（1）请您术前限制钠盐摄入，适当补钾，使用利尿剂。

（2）如您有四肢淋巴水肿，请您准备一个洗漱盆，术前我们会指导您进行患肢消毒（用0.1%的苯扎溴铵溶液，术前1天，1天2次，术晨1次）。

（3）请您术前1周绝对卧床休息，抬高患肢以促进淋巴液回流，最低限度减少肢体水肿，为手术创造良好条件。

（4）如您有四肢淋巴水肿，术晨护士会为您剃除患肢毛发及患侧腋毛；如您有阴囊淋巴水肿，术晨护士会为您剃除会阴部毛发，请您做好皮肤清洁。

2. 术后指导

（1）如您有四肢淋巴水肿，请您保持患肢高于心脏水平。持续使用弹力绷带加压包扎，减轻水肿，请您休息时对水肿部位做向心性按摩。如您是阴囊淋巴水肿请您保持术后平卧位，双腿可做适当床上活动。

（2）如您有阴囊淋巴水肿，请您保持会阴部伤口清洁干燥，穿着宽松棉质内衣裤，防止阴囊部位摩擦。

（3）请您在护士妥善固定后，防止引流管的折叠和牵拉，护士会定时观察并倾倒引流液。医生会根据引流量的情况进行拔除，特殊情况除外。由于术后3天内亚甲蓝未吸收，尿液呈现蓝绿色，为正常现象，请您不需要担心，多饮水，保持会阴部清洁即可。

3. 健康指导

（1）术后10 ~ 14天医生会为您拆除缝线。

（2）如您摄入优质蛋白，如蛋类、奶类、豆制品类等。遵医嘱配合使用利尿药，口服通淋中药。如您有四肢淋巴水肿请您继续使用弹力绷带加压包扎患肢。注意休息，避免长时间提重物、站立行走。请您每天进行向心性淋巴排水按摩，休息时注意抬高患肢。请您记住淋巴水肿部位禁忌穿刺。如您有阴囊淋巴水肿，保持使用拖带托起阴囊处，穿着柔软、宽松的内裤，避免阴囊处皮肤受摩擦与破损。做好局部皮肤护理。

（3）请您1个月、3个月、6个月定期门诊随访，若出现皮疹、瘙痒、发红疼痛、皮温增高或发热等感染症状请及时复诊。

（陆　玮　陆楚楚　王海蓉）

参考文献

[1] 王炜.整形外科学[M].杭州：浙江科学技术出版社，2001.

[2] 张涤生.整复外科学[M].上海：上海科学技术出版社，2002.

第二章
瘢痕的护理

第一节　颈部瘢痕挛缩畸形护理

一、颈部瘢痕挛缩畸形护理概述

颈部瘢痕挛缩畸形大多位于颈前区,颈部的俯、仰、旋转等运动受限,语言、咀嚼功能受影响,甚至下唇、下颌部、面部皮肤、鼻翼、下睑等都可以被牵拉造成畸形或外翻。

1. 术前准备

(1)做好患者的心理护理,根据患者的心理状态有针对性地进行疏导。

(2)了解患者的饮食、服药及慢性疾病的情况。

(3)协助医生完成手术区域照相:正位、侧位、仰头位,用于手术前后的对比。

(4)协助患者完成术前各项检查。

(5)皮肤准备:瘢痕处常有许多缝隙、洞腔及陷窝,易于藏污纳垢,对于瘢痕陷窝内污物的处理,可用生理盐水纱布湿敷后用消毒棉签去除污物,术前用0.1%苯扎溴铵溶液消毒。术晨做好供区的皮肤准备。

(6)术前指导患者训练床上大小便。

2. 术后护理

(1)按全麻护理常规:密切观察患者的生命体征及病情变化。特别注意呼吸的变化,保持呼吸道通畅,如有异常及时通知医生处理。

(2)体位:患者去枕平卧位,颈部制动。保持头后仰位,肩部放枕头,以达到最大限度的仰伸位。颈部及枕部垫柔软毛巾,白天指导患者及家属2小时1次按摩枕部皮肤,防止头部压疮的产生。指导患者1小时1次抬臀预防臀部压疮的发生。大腿取皮处抬高患肢,并指导患者适度活动脚趾。

(3)饮食指导:流质饮食直至颈部外敷料打开;进食后指导患者多饮水,保持口腔清洁。吞咽、说话、咳嗽、咀嚼均可引起术区组织移动,尤其是男性,喉结上下移动影响植皮成活，术后指导患者尽可能少说话减少面部活动。外敷料打开后进食半流质1周，进食软食2周后再逐渐过渡到普食。

（4）口腔护理：患者长期流质饮食口腔护理1天2次，口腔异味严重时可用针筒注入并回抽漱口水清洁口腔。

（5）供皮区护理：①密切观察供皮区渗血的情况，如有渗血、渗液及时通知医生进行处理。②供皮区一般术后10天打开外敷料，保留油纱布待其自行愈合后脱落。指导患者不能自行将油纱布撕脱，以免伤口持久不愈。供皮区创面愈合后有不适感，指导患者勿用手抓，下肢取皮区在愈合早期仍需卧床休息，完全愈合后可用弹力绷带加压包扎，防止供皮区瘢痕增生。

（6）术后7～10天打开颈部外敷料，保持伤口清洁、干燥，以防感染。

（7）术后卧床时间较长，指导患者活动双下肢及穿戴弹力袜，预防深静脉血栓形成。

3. 健康指导

（1）拆线时间：术后10～14天拆线。

（2）拆线后指导患者进食软食，避免生硬、刺激性食物。

（3）拆线后，白天多做颈后仰位活动，睡觉时继续保持头后仰位，肩部放枕头，佩戴颈托3～6个月，防止皮片回缩。供皮区域涂瘢痕软化膏或使用瘢痕贴配合弹力套使用3～6个月。

（4）定期门诊随访。

二、颈部瘢痕挛缩畸形护理流程

基本要求
- 入院介绍:介绍床位医生及护士
- 入院评估:对患者安全、皮肤、基础疾病及相应用药情况做出评估

↓

术前护理
- 了解患者的心理和社会背景并做好相应指导
- 术前完善皮肤准备,清洁术区,予以 0.1% 苯扎溴铵消毒术区
- 协助医生完成手术区域照相
- 术前准备齐全,宣教完整,术前训练床上大小便

↓

手术日护理
- 测量患者的生命体征
- 备皮,核对患者的手圈,取义齿,取下首饰、挂件等贵重物品
- 完成与手术室的交接班并签名
- 准备全麻术后床边用物
- 术后与麻醉师交接班,完成围手术期护理记录单
- 卧位,级别护理,进食时间及种类
- 进食的特殊种类及注意事项
- 观察患者伤口外敷料包扎的松紧情况,供区的护理

↓

术后护理
- 观察患者生命体征变化并及时记录,观察呼吸情况
- 卧位指导:指导床上活动的方法
- 饮食指导:流质饮食直至外敷料打开后进食半流质 1 周,之后进食软食 2 周后再逐渐过渡到普食
- 供皮区的护理与指导

↓

健康宣教
- 正确指导患者的饮食
- 功能锻炼、支架应用
- 用药宣教(遵医嘱)
- 介绍出院流程,随访指导

三、颈部瘢痕挛缩畸形护理质量标准

	基 本 要 求	标准分	日期	得分	扣分原因
术前护理20分（入院1~3天）	1. 入院介绍：介绍床位医生及护士；入院评估：对患者安全、皮肤、基础疾病及相应用药情况做出评估	2			
	2. 了解患者的心理和社会背景了解并做好相应指导	2			
	3. 术前完善皮肤准备，清洁术区，予以0.1%苯扎溴铵溶液消毒术区	2			
	4. 协助医生完成手术区域照相	4			
	5. 术前准备齐全，宣教完整，术前训练床上大小便	10			
手术日护理40分	1. 测量患者生命体征	4			
	2. 备皮，核对患者的手圈，取义齿，取下首饰、挂件等贵重物品	1分/项			
	3. 完成与手术室的交接班并签名	4			
	4. 准备全麻术后床边用物	4			
	5. 术后与麻醉师交接班，完成围术期护理记录单	4			
	6. 卧位，级别护理，进食时间及种类	2分/项			
	7. 进食的特殊种类及注意事项	7			
	8. 观察伤口外敷料包扎的松紧情况，供区护理	7			
术后护理20分（术后1~3天）	1. 观察患者生命体征变化并及时记录，观察呼吸情况	5			
	2. 卧位指导：指导床上活动的方法	5			
	3. 饮食指导：流质饮食直至外敷料打开后进食半流质1周，之后进食软食2周后再逐渐过渡到普食	5			
	4. 供皮区的护理与指导	5			
健康宣教20分（术后3~6天）	1. 正确指导患者的饮食	5			
	2. 功能锻炼、支架应用	5			
	3. 用药宣教（遵医嘱）	5			
	4. 介绍出院流程，随访指导	5			
总分		100			

四、颈部瘢痕挛缩畸形健康教育

1. 术前指导

（1）您需要注意保暖，以预防上呼吸道感染（感冒）。

（2）术前护士会指导您进行床上解尿、解便。瘢痕处常有许多缝隙、洞腔及陷窝，里面有很多污物，护士会指导和帮助您进一步清洁手术部位。

（3）手术当天会有护士来替您备皮并协助医生为您拍摄术前留档照片。

2. 术后指导

（1）麻醉苏醒后返回病房，护士会为您测量体温、心率、呼吸、血压、氧饱和度并向麻醉护士询问您的术中有无特殊情况。如您返回病房后有胸闷、气促等任何不适请及时告知护士。

（2）体位：您手术后直至颈部外敷料打开这段时间内头部都不能垫枕头，颈部不能动。护士会在您的肩部放枕头，颈部及头部垫柔软的毛巾，使您头颈部保持向后仰的姿态，以达到最大限度的仰伸位。白天每间隔2小时可以为您按摩枕部皮肤，防止头部压疮的产生；请您每隔1小时抬动臀部，预防臀部压疮的发生。取皮的那条大腿，护士会给您使用三角枕，请您适度活动脚趾。

（3）请您少说话、少咀嚼、少做吞咽动作。

（4）请您吃流质饮食（米汤、果汁等）直到颈部外敷料打开，请您使用针筒缓慢注入，进食后多饮水，护士会为您1天2次进行口腔护理。待颈部外敷料打开后可改为半流质饮食（粥、烂糊面等），1周后改为较柔软、容易咀嚼的食物2周，再过渡到正常饮食。

（5）供皮区护理：①如供皮区有创面外露、敷料松动和渗血渗液情况，护士将会及时通知医生并进行处理。②术后请您卧床休息、制动，如供皮区在大腿请在外敷料打开前不要下床活动，如在腹部，1周后可适当下床活动。③供皮区一般在术后10天打开外敷料，保留油纱布待其自行愈合后脱落，请您不要自行将油纱布撕脱。供皮区创面愈合后有不适感，请不要用手抓，下肢取皮区在愈合早期仍需卧床休息，完全愈合后可用弹力绷带或护腿加压包扎，防止供皮区瘢痕增生。

（6）术后颈部7～10天打开外敷料。

3. 出院康复指导

（1）术后10～14天拆线。

（2）拆线后吃容易咀嚼的软食，忌辛辣刺激性饮食。

（3）功能锻炼：拆线后，请您白天多做颈后仰活动，持续使用颈托3～6个月，并请您注意睡觉姿势，肩部垫软枕头取后仰位，使您下颌和胸部成一水平线，防止皮片收缩。

（4）请您在供皮区及植皮缝线瘢痕处用瘢痕贴或瘢痕软化膏配合弹力套使用3～6个月，做好防晒工作，预防或减轻瘢痕增生。

（5）请您按时门诊随访，如有异常情况及时门诊就诊。

（沈佳莹　杨晓敏　庄雷岚）

第二节　躯干瘢痕挛缩畸形护理

一、躯干瘢痕挛缩畸形护理概述

胸背部瘢痕,在临床上以爆炸伤、烧伤后患者多见。其中腋胸片状瘢痕挛缩,使肩部外展及旋转活动受限,严重影响生活质量及生长发育。

会阴部皮肤松软、凹凸不平,毛囊和汗腺较为丰富,烧伤后容易发生瘢痕挛缩畸形,造成肛周组织及外生殖器畸形,影响大小便的排泄和性功能。会阴部烧伤多发生于儿童和部分大面积烧伤的成人患者。其发生率约占烧伤瘢痕畸形总数的1.5% ~ 2.6%。严重烧伤瘢痕挛缩畸形患者,双下肢不能外展及蹲坐,严重影响生活质量,需要手术改善。

1. 术前护理

（1）心理护理,了解患者的心理要求和手术目的,做好解释工作。

（2）了解患者的饮食、服药及相关疾病等情况。发现有湿疹、脓疮及慢性毛囊炎,应及时与医生联系,决定能否手术。

（3）协助医生完成手术区域照相,作为手术前后的对比。

（4）协助患者完成术前各项检查。

（5）皮肤准备:瘢痕处常有许多缝隙、洞腔及陷窝,易于藏污纳垢,对于瘢痕陷窝内污物的处理方法,可用生理盐水湿敷后用消毒棉签去除污物,术前用0.1%苯扎溴铵消毒。术晨做好供皮区的皮肤准备。

（6）肠道准备:会阴部瘢痕术前3天进无渣流质饮食。术前晚及术晨做清洁灌肠,以达到术后5 ~ 7天不排便不污染伤口外敷料的目的。

（7）术前指导患者训练床上大小便。

（8）女性患者如果在月经期应与医生联系,推迟手术。

2. 术后护理

（1）按全麻护理常规,密切观察生命体征及病情变化。

（2）体位:根据手术部位选择合适的卧位。背部手术的患者,术后取侧卧或俯卧位。会阴部瘢痕术后置平卧位屈膝位,两大腿外展60°角,用石膏固定,应用护架,避免污染伤口外敷料,指导患者1小时1次抬臀预防臀部压疮的发生。

（3）饮食指导:进营养丰富无刺激性饮食。会阴瘢痕术后进无渣流质饮食7 ~ 10天。

（4）导管护理:会阴部瘢痕术后留置导尿管,保持导尿管通畅,妥善固定,避免受压、反折及滑脱。会阴护理1天2次,并嘱患者多饮水。

（5）注意观察伤口出血情况,如有渗血或渗液,及时通知医生。配合医生更换外敷料加压包扎,并做好记录。

3. 健康指导

（1）拆线时间：术后10 ~ 14天拆线。

（2）饮食指导：食用营养丰富无刺激性饮食，促进机体早日康复。

（3）功能锻炼：拆线伤口愈合后，腋胸部瘢痕患者做肩部外展内收、前屈、后伸及旋转活动；会阴部瘢痕患者做大腿外展、屈、伸和下蹲的动作，预防瘢痕增生，防止移植皮片挛缩。

（4）瘢痕预防：取、植皮区域可用瘢痕软化膏，配合弹力套应用3 ~ 6个月。指导患者进行按摩可以减轻局部水肿。

（5）定期门诊随访。

二、躯干瘢痕挛缩畸形护理流程

基本要求
- 入院介绍:介绍床位医生及护士
- 入院评估:对患者安全、皮肤、基础疾病及相应用药情况做出评估

↓

术前护理
- 了解患者的心理和社会背景并做好相应指导
- 做好皮肤准备,会阴部手术患者术前3天进无渣流质,术前晚及术晨清洁灌肠
- 协助医生完成手术区域照相
- 术前准备齐全,宣教完整

↓

手术日护理
- 测量患者的生命体征
- 备皮,核对患者的手圈,取义齿,取下首饰、挂件等贵重物品
- 完成与手术室的交接班并签名
- 准备全麻术后床边用物
- 术后与麻醉师交接班,完成围手术期护理记录单
- 卧位,级别护理,进食时间及种类
- 妥善固定引流管
- 观察伤口外敷料包扎的松紧情况,护架应用

↓

术后护理
- 观察患者生命体征变化并及时记录,观察伤口渗血情况
- 观察并正确记录引流液的色、质、量
- 饮食指导:会阴瘢痕术后进无渣流质饮食7～10天
- 皮肤护理,防止压疮发生;会阴护理

↓

健康宣教
- 正确指导患者的饮食
- 功能锻炼、瘢痕预防
- 用药宣教(遵医嘱)
- 介绍出院流程,随访指导

三、躯干瘢痕挛缩畸形护理质量标准

	基 本 要 求	标准分	日期	得分	扣分原因
术前护理20分（入院1~3天）	1. 入院介绍：介绍床位医生及护士；入院评估：对患者安全、皮肤、基础疾病及相应用药情况做出评估	2			
	2. 了解患者的心理和社会背景并做好相应指导	2			
	3. 做好皮肤准备，会阴部手术患者术前3天进无渣流质，术前晚及术晨清洁灌肠	2			
	4. 协助医生完成手术区域照相	4			
	5. 术前准备齐全，宣教完整	10			
手术日护理40分	1. 测量患者生命体征	4			
	2. 备皮，核对患者手圈，取义齿，取下首饰、挂件等贵重物品	1分/项			
	3. 完成与手术室的交接班并签名	4			
	4. 准备全麻术后床边用物	4			
	5. 术后与麻醉师交接班，完成围术期护理记录单	4			
	6. 卧位，级别护理，进食时间及种类	2分/项			
	7. 妥善固定引流管	7			
	8. 观察伤口外敷料包扎的松紧情况，护架应用	7			
术后护理20分（术后1~3天）	1. 观察患者生命体征变化并及时记录，观察伤口渗血情况	5			
	2. 观察并正确记录引流液的色、质、量	5			
	3. 饮食指导：会阴瘢痕术后进无渣流质饮食7~10天	5			
	4. 皮肤护理，防止压疮发生；会阴护理	5			
健康宣教20分（术后3~6天）	1. 正确指导患者的饮食	5			
	2. 功能锻炼、瘢痕预防	5			
	3. 用药宣教（遵医嘱）	5			
	4. 介绍出院流程，随访指导	5			
总分		100			

四、躯干瘢痕挛缩畸形健康教育

1. 术前指导

（1）您需要注意保暖，预防上呼吸道感染（感冒）。

（2）医生会了解您的全身情况，局部手术区有无感染疖肿和皮疹。

（3）术前请您配合医生照相。

（4）瘢痕处常有许多缝隙、洞腔及陷窝，里面有很多污物，护士会指导和帮助您做进一步清洁手术部位。

（5）会阴部手术术前3天请您开始进无渣流质饮食。手术前晚及术晨护士会为您灌肠，以达到术后5～7天不排便不污染伤口外敷料的目的。

（6）术前护士会指导您进行床上解尿、解便。

2. 术后指导

（1）护士会观察外敷料的完整性及有无渗血渗液的情况，如有异常会及时通知医生并进行处理。

（2）如您根据护士的指导选择合适的卧位。背部手术后取侧卧或俯卧位。会阴部瘢痕术后请您平卧屈膝位，双大腿外展60°角，用石膏固定，以便肛门清洁与护理。请您每1小时抬臀活动，预防臀部压疮的发生。

（3）会阴部瘢痕手术，常规留置导尿管。护士会每天2次消毒导尿管。并请您多饮水，防止尿路感染。

（4）护士会给您使用护架，避免污染伤口外敷料。

（5）肛周、会阴手术，术后请您进食高蛋白、高热量、易消化无渣流质（如米汤等）。术后10天外敷料打开后，请您根据医嘱进食半流质或普食。

（6）术后请您卧床休息，适当运动。

3. 出院康复指导

（1）一般术后10天医生会为您打开外敷料，保留油纱布待其自行愈合后脱落，请您不要自行将油纱布撕脱。

（2）创面愈合后有不适感请您不要用手抓，保持伤口清洁干燥。

（3）拆线伤口愈合后，腋胸部瘢痕，请您做肩部外展内收、前屈、后伸及旋转活动；会阴部瘢痕，请您做大腿外展、屈、伸和下蹲的动作，预防瘢痕增生，防止移植皮片挛缩。

（4）您可在取、植皮区域涂瘢痕软化膏配合弹力套应用3～6个月。您可进行按摩减轻局部水肿。

（5）请您按时门诊随访，如有异常情况及时门诊就诊。

（钱美玲　陈　嘉）

第三节 瘢痕性睑外翻及缺损护理

一、瘢痕性睑外翻及缺损护理概述

瘢痕性睑外翻表现为眼睑和眼球脱离密切接触,泪小点与眼球不能黏附,睑结膜向外翻转外露。由此可以并发溢泪,睑结膜干燥、充血、肥厚甚至角化,导致睑缘糜烂、变形及睫毛生长错乱、脱落等。由于下睑板窄小且受重力影响,所以外翻更容易发生于下睑,而上睑只有当皮肤缺失较多时才发生外翻,但其严重性大于下睑,因为上睑外翻,眼睑闭合不全,容易发生暴露性角膜炎;如同时有下睑外翻者,眼睑完全不能闭合,角膜裸露,失去保护,一旦延误治疗,角膜会因干燥,上皮脱落,发生溃疡,形成白斑,妨碍视力,甚至导致失明。睑外翻可分为先天性、痉挛性、老年性、麻痹性和瘢痕性5种。后两种在临床上较为常见。

瘢痕性眼睑缺损表现为眼睑的皮肤、肌肉、睑板和睑结膜的全层缺损。缺损的程度可以仅为睑缘切迹,也可以是部分眼睑或全部眼睑。轻者结膜反复发生炎症、溢泪。重者角膜裸露,如不及时修复,可威胁视力,导致失明。

1.术前护理

（1）心理护理:了解患者思想情况,以便及时解除顾虑,以利手术进行。

（2）了解患者的饮食、服药及相关疾病等情况。需排除急性炎症、凝血功能异常、心脏病、糖尿病等基础疾病。

（3）协助医生完成手术区域照相,作为手术前后的对比。

（4）协助患者完成术前各项检查。

（5）睑外翻或缺损用抗生素类眼药水滴眼,1天4次,睡前用抗生素类眼膏封眼,必要时用油纱布覆盖。

2.术后护理

（1）按全麻护理常规,密切观察生命体征及病情变化。

（2）体位:大腿上取阔筋膜,患者应卧床休息,取屈曲位,拆线后用弹力绷带包扎大腿。指导患者适当下床活动,逐渐增加次数。眼部外敷料由于重力作用易往下坠并牵拉伤口,故打开前,指导患者尽量取平卧位。抬高枕部,以利面部静脉回流,减轻肿胀。

（3）饮食指导:进营养丰富无刺激性食物。

（4）睑外翻做睑缘粘连术时,告知患者不能自行剪开,应在1个月后才能将粘连处剪开。

（5）眼部手术后要关心患者眼疼痛情况,如包扎时睫毛倒刺,主诉有刺痛时应及时打开敷料重新包扎。

（6）术后有轻度眼睑闭合不全,遵医嘱应用抗生素类滴眼液滴眼,夜间涂用抗生素类眼膏封眼。

（7）外敷料打开后,及时清理眼部分泌物,保持伤口清洁干燥。

3. 健康指导

（1）拆线时间：术后7～10天拆线。

（2）指导患者用眼卫生，少看手机、iPad等电子产品，保证休息。

（3）眼睑闭合不全患者坚持白天遵医嘱用抗生素类眼药水滴眼，睡前用抗生素类眼膏封眼。

（4）每天保持伤口清洁干燥，如有分泌物及时清理。

（5）定期门诊随访。

二、瘢痕性睑外翻及缺损的护理

基本要求 {
入院介绍：介绍床位医生及护士

入院评估：对患者安全、皮肤、基础疾病及相应用药情况做出评估
}

↓

术前护理 {
了解患者的心理和社会背景并做好相应指导

指导患者用抗生素类眼药水滴眼，1 天 4 次，睡前用抗生素类眼膏封眼，必要时用油纱布覆盖

协助医生完成手术区域照相

术前准备齐全，宣教完整
}

↓

手术日护理 {
测量患者的生命体征

备皮，核对患者的手圈，取义齿，取下首饰、挂件等贵重物品

完成与手术室的交接班并签名

准备全麻术后床边用物

术后与麻醉师交接班，完成围手术期护理记录单

卧位，级别护理，进食时间及种类

注意眼部疼痛情况，伤口情况，指导相应注意事项

做好预防摔跤措施
}

↓

术后护理 {
观察患者生命体征变化并及时记录，观察伤口渗血情况

指导活动：指导大腿取阔筋膜患者活动的方法

睑缘粘连术时，不能自行剪开

眼部护理
}

↓

健康宣教 {
正确指导患者的饮食

指导患者用眼卫生

用药宣教（遵医嘱）

介绍出院流程，随访指导
}

三、瘢痕性睑外翻及缺损护理质量标准

基 本 要 求		标准分	日期	得分	扣分原因
术前护理20分（入院1~3天）	1. 入院介绍：介绍床位医生及护士；入院评估：对患者安全、皮肤、基础疾病及相应用药情况做出评估	2			
	2. 了解患者的心理和社会背景并做好相应指导	2			
	3. 指导患者用抗生素类眼药水滴眼1天4次，睡前用抗生素类眼膏封眼，必要时用油纱布覆盖	2			
	4. 协助医生完成手术区域照相	4			
	5. 术前准备齐全，宣教完整	10			
手术日护理40分	1. 测量患者生命体征	4			
	2. 备皮，核对患者的手圈，取义齿，取下首饰、挂件等贵重物品	1分/项			
	3. 完成与手术室的交接班并签名	4			
	4. 准备全麻术后床边用物	4			
	5. 术后与麻醉师交接班，完成围术期护理记录单	4			
	6. 卧位，级别护理，进食时间及种类	2分/项			
	7. 注意眼部疼痛情况，伤口情况，指导相应注意事项	7			
	8. 做好预防摔跤措施	7			
术后护理20分（术后1~3天）	1. 观察患者生命体征变化并及时记录，观察伤口渗血情况	5			
	2. 指导活动：指导大腿取阔筋膜患者活动的方法	5			
	3. 睑缘粘连术时，不能自行剪开	5			
	4. 眼部护理	5			
健康宣教20分（术后3~6天）	1. 正确指导患者的饮食	5			
	2. 指导患者用眼卫生	5			
	3. 用药宣教（遵医嘱）	5			
	4. 介绍出院流程，随访指导	5			
总分		100			

四、瘢痕性睑外翻及缺损健康教育

1. 术前指导

（1）术前请您配合医生做好各项常规检查。排除急性炎症、凝血功能异常、心脏病、糖尿病等基础疾病。

（2）如您注意保暖，预防上呼吸道感染（感冒）。

（3）睑外翻或缺损患者用抗生素类眼药水滴眼，每天4次，睡前用抗生素类眼膏封眼，必要时用油纱布覆盖。

2. 术后指导

（1）睑外翻作睑缘粘连术时，请您不要自行剪开，应1个月后方能将粘连处剪开。

（2）眼部手术后，护士会关心您眼部疼痛的情况，如包扎时睫毛倒刺，有刺痛感，请及时告知护士。我们会及时通知医生，做出处理。

（3）大腿上取阔筋膜的患者，请您卧床休息，取屈膝屈髋卧位，拆线后用弹力绷带包扎大腿。请您适当下床活动，并逐渐增加次数。

（4）眼部外敷料由于重力作用易往下坠牵拉伤口，故打开前，请您尽量取平卧位。

（5）术后有轻度眼睑闭合不全，遵医嘱应用抗生素类滴眼液滴眼，夜间涂用抗生素类眼膏封眼。

3. 出院康复指导

（1）请您注意用眼卫生，少看手机、iPad等电子产品，保证休息。

（2）如您保持营养均衡，避免辛辣、刺激性食物。

（3）请您坚持用抗生素类眼药水滴眼，每天3次，睡前用抗生素类眼膏封眼。

（4）请您每天保持伤口清洁干燥，如有分泌物及时清理。

（5）请您按时门诊随访，如有异常情况及时门诊就诊。

（钱美玲　陈　嘉）

第四节 瘢痕激光术护理

一、瘢痕激光术护理概述

激光是某物质原子中的电子受到外界能量的激励达到一个高能量的状态,当电子从高能量状态回到常态的时候会释放光子,这种光子组成的光称为激光。激光治疗瘢痕是近些年来刚兴起的,因此患者大多对激光手术不了解或持有过高的期望值,因此关于激光治疗瘢痕的患者的护理工作是十分重要的,良好的护理不仅能减轻患者的身心压力,减少患者的紧张感和恐惧心理,更为重要的是能引导患者主动积极地配合治疗,从而使自身早日痊愈。

1. 术前护理

(1)心理护理:将激光治疗的整个流程、术后所能达到的效果、可能出现的不良反应和处理措施告知患者。

(2)了解患者饮食、服药及相关疾病等情况。

(3)协助医生完成手术区域照相,作为手术前后的对比。

(4)协助患者完成各项术前检查。

(5)术晨彻底卸妆,使用较强清洁力的洗面奶洁面确保清洁干净。治疗区有毛发部位应剃除毛发。治疗区在治疗前15分钟保持干燥。清洁完毕,不耐受疼痛者,可以要求涂抹浅表性麻醉。涂抹范围约大于病变边缘0.5cm,厚度0.5 ~ 1cm。涂抹后,使用防水敷贴覆盖,覆盖范围大于乳膏涂抹边缘0.5cm。1小时后去除敷贴(眼周为20分钟),无菌纱布擦去乳膏。

2. 术后护理

(1)按全麻护理常规,密切观察生命体征及病情变化。

(2)体位:按全麻术后平卧6小时。

(3)饮食指导:激光术后应忌烟酒,多食维生素C含量高的食物,多饮水。少吃辣椒等刺激性食物。

(4)术后局部皮肤会出现轻中度的局部红肿及疼痛等不适,使用冰袋局部冷敷20 ~ 30分钟。治疗后皮肤颜色泛白,冷敷时间为30分钟;充血红肿,冷敷时间为15分钟;红斑肿胀、渗血,使用3%硼酸溶液湿敷。冷敷过程中避免摩擦皮肤。

(5)一般恢复过程:24小时内轻度潮红,干燥瘙痒;3 ~ 4天轻微的疼痛及不适;5 ~ 7天细小黑痂掉落。创面术后1周不能碰水,保持局部皮肤清洁;痂皮7 ~ 10天脱落,炎症后色素沉着3 ~ 6月消退。禁止搔抓,待痂皮自动脱落,不得自行撕脱,以防感染和瘢痕形成。

3. 健康指导

(1)脱痂后局部皮肤呈淡红色斑,逐渐恢复到正常肤色,应做好防晒工作,外出戴帽、穿长袖上衣及长裤,撑遮阳伞,术后5天后建议使用中波紫外线(UVB)防晒系数(SPF)30以上的防晒品,避免暴露于日光下。术后1周创面忌碰水,面颈部位可暴露。

（2）治疗后创面可能出现结痂,忌抠除,等待自然脱痂。术后出现水泡通知医生及时处理。治疗区域需涂消炎软膏(几丁糖液体)1天3次,使用5天,以防感染。涂抹湿润烧伤膏,1天3次,使用5天。

（3）定期门诊随访。

二、瘢痕激光术护理流程

基本要求
- 入院介绍:介绍床位医生及护士
- 入院评估:对患者安全、皮肤、基础疾病及相应用药情况做出评估

↓

术前护理
- 了解患者的心理和社会背景并做好相应指导
- 术前完善皮肤准备
- 协助医生完成手术区域照相
- 术前准备齐全,宣教完整

↓

手术日护理
- 测量患者的生命体征
- 备皮,核对患者的手圈,取义齿,取下首饰、挂件等贵重物品
- 完成与手术室的交接班并签名
- 准备全麻术后床边用物
- 术后与麻醉师交接班,完成围手术期护理记录单
- 卧位,级别护理,进食时间及种类
- 指导局部冷敷
- 观察伤口情况,如有异常及时通知医生处理

↓

术后护理
- 观察患者生命体征变化并及时记录,观察伤口渗血情况
- 饮食指导:多食维生素 C 含量高的食物,多饮水。少吃辣椒等刺激性食物
- 创面护理:术后 1 周不能碰水,保持皮肤清洁干燥
- 禁止搔抓,待痂皮自动脱落,不得自行撕脱

↓

健康宣教
- 正确指导患者的饮食
- 创面护理:防晒等
- 用药宣教(遵医嘱)
- 介绍出院流程,随访指导

三、瘢痕激光术护理质量标准

	基 本 要 求	标准分	日期	得分	扣分原因
术前护理20分（入院1~3天）	1. 入院介绍：介绍床位医生及护士；入院评估：对患者安全、皮肤、基础疾病及相应用药情况做出评估	2			
	2. 术前完善皮肤准备	2			
	3. 了解患者的心理和社会背景并做好相应指导	2			
	4. 协助医生完成手术区域照相	4			
	5. 术前准备齐全, 宣教完整	10			
手术日护理40分	1. 测量患者生命体征	4			
	2. 备皮, 核对患者手圈, 取义齿, 取下首饰、挂件等贵重物品	1分/项			
	3. 完成与手术室的交接班并签名	4			
	4. 准备全麻术后床边用物	4			
	5. 术后与麻醉师交接班, 完成围术期护理记录单	4			
	6. 卧位, 级别护理, 进食时间及种类	2分/项			
	7. 指导局部冷敷	7			
	8. 观察伤口情况, 及时通知医生处理	7			
术后护理20分（术后1~3天）	1. 观察患者生命体征变化并及时记录	5			
	2. 饮食指导：多食维生素C含量高的食物, 多饮水。少吃辣椒等刺激性食物。	5			
	3. 创面护理：术后1周不能碰水, 保持皮肤清洁干燥	5			
	4. 禁止搔抓, 待痂皮自动脱落, 不得自行撕脱	5			
健康宣教20分（术后3~6天）	1. 正确指导患者的饮食	5			
	2. 创面护理：防晒等	5			
	3. 用药宣教（遵医嘱）	5			
	4. 介绍出院流程, 随访指导	5			
总分		100			

四、瘢痕激光术健康教育

1. 术前指导

（1）术前请您使用较强清洁力的洗面奶彻底卸妆确保清洁干净，否则遗留的化妆品将可能被激光作为靶基引起爆破，造成意外损伤。治疗区如有毛发，护士会为您剃除毛发。您可清洗消毒，治疗区在治疗前15分钟保持干燥。

（2）清洁完毕，不耐受疼痛患者，您可以要求涂抹浅表性麻醉。涂抹范围约大于病变边缘0.5cm，厚度为0.5 ～ 1cm。医生（或者护士）为您涂抹，并使用防水敷贴覆盖，覆盖范围大于乳膏涂抹边缘0.5cm。1小时后护士会为您去除敷贴（眼周为20分钟），无菌纱布擦去乳膏。

2. 术后指导

（1）治疗后您可以使用冰袋或冷敷贴冷敷20分钟至疼痛减轻。冷敷完毕，可外喷碱性成纤维细胞生长因子（bFGF）溶液；然后面部创面涂抹薄层的表皮生长因子（EGF）凝胶，或者其他抗感染药膏（几丁糖液体）每天3次，使用5天，躯干四肢宜使用湿润烧伤膏每天3次，使用5天。

（2）饮食方面：您可以多吃水果、绿叶蔬菜、瘦猪肉、肉皮等富含维生素C、维生素E等食物，有利于皮肤快速恢复正常，防止瘢痕增生。

（3）术后7天创面避水，面颈部位可暴露。

3. 出院康复指导

（1）激光术后至下次治疗前请您严格防晒，可选用物理防晒，如遮阳伞或帽子，或者穿长袖上衣及长裤；术后5天开始使用化学防晒，使用SFP 30以上的防晒霜。

（2）创面会有点状结痂，属于正常现象，请您不要用手剥痂，任其自然脱落。

（3）治疗区域1周内尽可能保持干燥，清洗或碰水后请您尽快用干净毛巾轻轻吸干，同时勿随意瘙痒以免引起发炎或感染。

（4）请您按时门诊随访（术后第1个月），如有异常情况及时门诊就诊。

（沈　蕾　庄雷岚）

第五节　负压封闭引流术护理

一、负压封闭引流术护理概述

负压伤口治疗是近十年来开展的一种伤口治疗新方法。VSD即为其中一种,即负压封闭引流术,目前已在临床上各科得到了应用和发展。负压封闭引流(VSD)技术是指:以聚乙烯酒精水化海藻盐泡沫填塞机体皮肤或软组织缺损、感染、坏死后形成的创面,充当创面与引流管之间的中介,将传统的点状引流变为全方位引流。

1. 术前护理

(1)心理护理:了解患者的心理要求,做好手术前的解释工作,增强患者自信心,使其积极主动地配合治疗和护理。

(2)了解患者饮食、服药及先天性疾病等情况;根据检验结果,遵医嘱使用抗生素对症治疗,控制感染。做好创面分泌物细菌培养。

(3)协助医生完成手术区域照相,作为手术前后的对比。

(4)协助患者完成术前各项检查。

(5)皮肤准备:术晨术区备皮。

(6)用物准备:病床边准备VSD负压吸引装置,检查装置完好性,调节负压,呈备用状态。

2. 术后护理

(1)按全麻护理常规,密切监测患者生命体征及病情变化。观察患肢末梢血液循环,如有异常情况及时通知医生处理。

(2)体位:保持患肢功能位,用三角枕或软枕将患肢垫高。易压迫的部位,如背部、骶尾部等处,应经常更换患者体位。

(3)饮食指导:鼓励患者进食高蛋白、高热量及富含维生素等易消化的食物。

(4)导管护理:保持创面持续有效的负压,妥善固定,避免受压,反折及滑脱,确保管道通畅,紧密连接,妥善固定VSD引流管。VSD负压吸引装置的位置要低于创面,有利于引流,防止逆行感染。告知患者及家属不得自行调节负压。

(5)观察记录引流液的色、质、量。如有大量新鲜血液被吸出,应考虑创面是否有活动性出血,及时通知医生,做好相应处理。

(6)VSD创面观察:观察患者创面敷料塌陷,收缩变硬,管型存在,薄膜下无积液积聚,VSD引流管有液体流出说明负压引流通畅持续有效。

3. 健康指导

(1)一次负压密闭引流可维持有效引流5 ~ 7天,一般在7天后拔除或更换。

(2)保持创面持续有效的负压是引流及治疗成功的关键。要确保压力合适,各管道通畅,紧密连接,定时冲液,保持引流通畅。

（3）指导功能锻炼。主要是指导患者行局部的肌肉收缩运动，并进行远端关节的功能锻炼，可有效地防止关节僵硬等并发症的发生。

（4）定期门诊随访。

二、负压封闭引流术护理流程

基本要求 { 入院介绍:介绍床位医生及护士

入院评估:对患者安全、皮肤、基础疾病及相应用药情况做出评估

↓

术前护理 {
了解患者的心理和社会背景并做好相应指导
术前完善皮肤准备
协助医生完成手术区域照相
术前准备齐全(备 VSD 负压吸引装置),宣教完整

↓

手术日护理 {
测量患者的生命体征
备皮,核对患者的手圈,取义齿,取下首饰、挂件等贵重物品
完成与手术室的交接班并签名
准备全麻术后床边用物
术后与麻醉师交接班,完成围手术期护理记录单
卧位,级别护理,进食时间及种类
妥善连接固定 VSD 负压吸引装置及 VSD 引流管
观察患者 VSD 创面敷料情况

↓

术后护理 {
观察患者生命体征变化并及时记录
卧位指导,患肢抬高
饮食指导
观察并正确记录引流液的色、质、量
观察 VSD 创面敷料及引流管情况:是否在有效负压内,有无漏气

↓

健康宣教 {
正确指导患者的饮食
指导功能锻炼
用药宣教(遵医嘱)
介绍出院流程,随访指导

三、负压封闭引流术护理质量标准

	基 本 要 求	标准分	日期	得分	扣分原因
术前护理 20分 (入院 1~3天)	1. 入院介绍：介绍床位医生及护士；入院评估：对患者安全、皮肤、基础疾病及相应用药情况做出评估	2			
	2. 术前完善皮肤准备	2			
	3. 了解患者的心理和社会背景并做好相应指导	2			
	4. 协助医生完成手术区域照相	4			
	5. 术前准备齐全,宣教完整	10			
手术日护理 40分	1. 测量患者生命体征	4			
	2. 备皮,核对患者手圈,取义齿,取下首饰、挂件等贵重物品	1分/项			
	3. 完成与手术室的交接班并签名	4			
	4. 准备全麻术后床边用物	4			
	5. 术后与麻醉师交接班,完成围术期护理记录单	4			
	6. 卧位,级别护理,进食时间及种类	2分/项			
	7. 妥善连接固定VSD负压吸引装置及VSD引流管	7			
	8. 观察患者VSD创面敷料情况（管型存在,持续负压）	7			
术后护理 20分 (术后 1~3天)	1. 观察患者生命体征变化并及时记录	5			
	2. 饮食指导	5			
	3. 观察并正确记录引流液的色、质、量	5			
	4. 观察VSD创面敷料及引流管情况	5			
健康宣教 20分 (术后 3~6天)	1. 正确指导患者的饮食	5			
	2. 指导功能锻炼	5			
	3. 用药宣教（遵医嘱）	5			
	4. 介绍出院流程,随访指导	5			
总分		100			

四、负压封闭引流术健康教育

1. 术前指导

（1）请您配合医生完成手术区域照相,作为手术前后的对比。

（2）术晨护士会为您做皮肤准备,以利于术后生物透膜的紧密粘贴,防止皮肤毛孔内的细菌繁殖引起感染。

（3）术日护士会为您在床边备齐负压装置,请勿触碰。

2. 术后指导

（1）术后于易压迫的部位,如背部、骶尾骨等处,用垫圈、被子等将其垫高、悬空;易压部位您应经常更换体位。

（2）饮食:术后您可以进食高蛋白、高热量及富含维生素等易消化的食物,促进创面早日愈合。

（3）术后创面必须保持持续有效的负压,请您和您的家属勿触碰负压装置,护士会随时观察,有问题及时向医生汇报。

（4）术后功能锻炼:护士会指导您做按摩和理疗,协助您进行适当的功能锻炼。请您配合,有利于早日康复。

3. 出院康复指导

（1）出院后请您继续保持对患肢适当的功能锻炼和按摩,防止关节僵硬。

（2）如您按时门诊随访（术后第1个月）,如有异常情况及时门诊就诊。

（凌　光　杨晓敏）

第六节　康复及功能锻炼

整复外科手术范围广泛,涉及表浅组织的修整、形态与功能的改善,以及用组织移植的方法修复和再造外表组织器官等许多方面。在整复外科手术前后,积极采用康复医疗措施,有利于提高手术效果。

一、瘢痕整形术后功能康复

瘢痕整形术是整复外科常见的手术之一,其中以烧伤后植皮最为常见。瘢痕不但影响人体美观,跨关节的瘢痕增生还会影响关节活动,导致功能障碍、日常活动能力下降,严重影响患者的生活质量。临床实践表明,康复治疗是瘢痕整形术成功实施不可或缺的必要环节和重要组成部分。

1. 瘢痕整形术后康复目标

瘢痕整形术康复的最终目标是帮助患者恢复正常外观、达到最佳躯体功能,具备独立生活和工作能力。

(1)短期目标:促进创面愈合,减少疼痛,减轻水肿,防止挛缩和畸形,保持关节活动度,维持肌力。

(2)长期目标:恢复正常外形,减少再次瘢痕增生或挛缩,增强肌力、耐力和协调性,通过矫形器等代偿和补充肢体功能,提高患者自主运动能力和日常生活活动能力,以适应社会和重返社会。

2. 瘢痕整形术后康复的方法

(1)运动疗法:运动疗法贯穿于术后康复各个时期,主要目标是维持关节正常活动范围、肌力。同时促进创面及周围血液循环,改善局部组织营养代谢和加快创面愈合,预防功能障碍及压疮;改善全身各系统及器官的功能,促进并维持患者整个机体的代谢平衡。运动疗法包括早期抗挛缩体位摆放、康复治疗师实施的关节活动术、关节松动术、推拿按摩手法等专业治疗技术,还包括患者的自我牵伸、借助各种康复器械如关节持续被动活动(CPM)机器的治疗等等。

(2)作业疗法:包括压力治疗、日常生活活动训练、各种功能性作业治疗活动、职业训练、视觉运动协调性训练以及计算机操作等。通过各种作业治疗可以提高生活自理能力、改善肢体功能、认知和感知功能,从而帮助患者提高生活质量、重返工作岗位,最终回归家庭和社会。

(3)物理治疗:常用的物理疗法有水疗、光疗、电疗、磁疗、蜡疗、超声波治疗等。早期理疗的应用可加速创面愈合,提高组织抗感染能力,且能减轻组织愈合修复过程的瘢痕化与粘连。恢复期应用可进一步改善局部血液循环、软化瘢痕、松解粘连、预防或缓解挛缩,并能减轻疼痛、瘙痒等症状,结合运动疗法功能锻炼能有效促进功能康复。

(4)康复工程学:包括对于瘢痕挛缩后改善功能障碍所设计制作的各种辅助器具、

对抗肢体挛缩的矫形器及用于康复评价和治疗的仪器设计应用等等。

（5）心理治疗：由于外观的改变或者各种功能障碍导致的生活质量下降，可能导致瘢痕患者出现抑郁、焦虑、睡眠障碍、创伤后应激障碍等等心理问题，所以在康复过程中，重视心理疾患的客观评估，及时干预，有利于康复治疗更加有效的实施。

3. 瘢痕整形术后功能锻炼及康复

1）术后第一阶段（10~14天内）

主要目的是促进伤口愈合，预防感染，防止非手术部位关节僵硬。这一阶段应抬高患肢以防止水肿，功能位固定。一般植皮术后一周存活，但仍需加压包扎，限制活动2周，以确保植皮愈合。术后48小时，非手术部位各关节可进行主被动活动，活动的范围和次数循序渐进，早晚各一次。指导患者保持良好体位以对抗可能出现的瘢痕挛缩，应注意避免患者长期屈曲和内收的舒适体位。体位保持可采用毛巾垫、枕头、牵引装置等。

2）术后第二阶段（2周~3个月）

主要目的是恢复患肢功能，减少瘢痕增生，预防和减轻瘢痕的再次粘连和挛缩，减少色素沉着，提高患者日常活动能力。这一阶段需进行门诊康复或在治疗师指导下实施家庭康复。

（1）理疗：通过红外线、超短波、超声波、蜡疗等理疗促进创面愈合，预防植皮挛缩、松解粘连等，每天一次。

（2）压力治疗：植皮部位需进行加压治疗，佩戴弹力套或穿压力衣，加压应遵循"一早二紧三持久"的原则。早：即在瘢痕未隆起前开始加压，创面愈合后越早越好；紧：即在患者能耐受及不影响患肢远端血液循环的情况下越紧越好。一般推荐的压力是20~40mmHg，治疗过程中应保持足够的压力；持久：就是持续性、长期压迫治疗，一是指不间断加压，原则上实行每天24小时连续加压，二是指长期加压，压力治疗时间不得少于3个月，尽量达到8个月以上甚至更长。

（3）功能锻炼：遵循循序渐进、持之以恒的基本原则。根据植皮部位，相关手术情况及功能锻炼后伤口有无裂开的倾向。肢体肿胀是否明显、血运是否正常、患者能否耐受来调整功能锻炼的频率和强度。指导患者应最大限度地主动活动各个关节，对于关节活动障碍的部位由治疗师操作关节松动术、关节活动术、关节CPM仪器治疗，每日一次，每次40~60分钟。

（4）按摩疗法：开始用轻柔的按压手法，因植皮部位比较娇嫩，易起水泡，所以按摩的频率要慢，不断变换部位，治疗前可使用一些润滑的药物等。随着瘢痕组织老化，手法可逐渐加重，主要采用推、揉、提、捏等手法。对于关节活动受限部位进行持续牵拉，每次牵拉维持15~30秒，10次为一组，早晚各做三组。

（5）矫形器治疗：对于关节活动受限的患者，植皮后需使用矫形器将关节维持在功能位或者抗瘢痕挛缩的位置。静态矫形器可在晚上睡觉时佩戴，白天以功能锻炼为主，或者佩戴动态的矫形器进行锻炼。

（6）日常活动能力训练：尽量鼓励患者进行自主的日常活动，减少对家人的依赖，可以做一些力所能及的家务。

3）术后第三阶段（3个月～一年）

主要目的是让患者回归家庭、回归社会，达到全身心的康复，也称家庭康复阶段。这一阶段持续进行压力治疗和矫形器治疗，根据功能恢复状况决定佩戴时间。继续维持患者全身各关节活动度，肌力、耐力及协调性。在提高患者日常活动能力的同时鼓励患者参与一些娱乐性、社会性活动，对有重返工作岗位需求的患者进行一些职业能力的适应性训练。

二、手外科术后功能康复

手是人类的劳动器官与感觉器官，其构造精细复杂，感觉准确灵敏，运用轻巧有力。手外伤及先天手畸形是手外科常见的患者。随着显微外科技术的发展，手外科手术更加成熟，但术后粘连、瘢痕增生等因素可能导致手的功能障碍，严重影响手术效果，所以手外科术后功能康复不容忽视。

1. 手外伤术后功能康复

（1）术后第一阶段（术后3~4周内）的目的是改善血液循环、消肿、预防感染和促进组织愈合。采取的康复措施有各种理疗，红外线治疗可干燥伤口，微波治疗有消炎、镇痛的作用，超短波治疗有消炎、促进血液循环和抑制细菌生长的作用。通常术后固定第二天感觉恢复后即可进行固定部位的等长、等张收缩，及未固定关节的主被动活动。

对于有肌腱吻合术的患者，在术后24~48小时，对未加制动的关节进行轻柔活动，不仅可增加关节的灵活性，还可以减轻肌腱吻合与周围组织的粘连。在术后3~4周内可做轻微主动活动，不宜做与吻合肌腱功能相反的动作，如屈肌腱吻合术后，不宜做伸展的动作。佩戴动力型支具，在治疗师指导下正确运动，对后期功能恢复至关重要。

（2）术后第二阶段（术后4~8周）的目的是消肿、预防和减轻粘连、防止和减少肌萎缩、促进神经再生和功能恢复。采取的康复措施有：蜡疗、音频疗法、超声波治疗以减少粘连，软化瘢痕。根据不同病情选取低频或中频脉冲电疗法，刺激肌肉使之发生被动的节律性收缩，以改善肌肉的功能，防止和减轻肌肉萎缩的发生。为防止关节僵直和肌腱粘连，应尽量进行主动活动和适度的被动活动，动作应轻柔，力量可逐渐加大。根据手术后具体情况练习掌指关节及指间关节的伸屈、对掌、分指和握拳等动作，运动范围及强度应循序渐进，但也应注意因人而异。必要时配备合适的功能性支架，如伸腕、伸指的弹性支架或维持拇指对掌位的支架等，目的是使关节能达到正常屈伸位。

（3）术后第三阶段（术后8周以后），此时骨折基本愈合，肌肉肌腱神经和血管均已愈合。康复治疗的目的是恢复手部关节活动度、肌力、耐力及协调性，恢复患者日常生活能力及重建感觉功能。采取的康复措施有蜡疗等理疗方法，可进一步软化瘢痕，松解粘连。全手各关节充分的主被动活动，应在关节活动末端停留10~15秒，动作需平稳缓和，切忌暴力牵拉，每天两次，每次20~30分钟。维持手部肌力的训练，如握球、拉弹力带或者使用专用的肌力训练仪器进行训练。同时鼓励患者积极使用患肢进行日常生活或自我服务动作，如拿各种物品、穿脱衣服鞋袜、独立进餐以及使用各种工具。若完成以上动作有困难时，应进行专门训练，必要时可选用适当的支具或特别的自助具进行操作，如使用握柄加粗的勺子、牙刷、梳子等，便于抓握等。

2. 先天手畸形术后功能康复

（1）术后第一阶段（术后2周，截骨矫形术后4周内）主要目的是防止和减少肢体肿胀，防止植皮滑动和矫正侧弯畸形，维持未受累关节的活动度。采取的康复措施有各种理疗促进创面愈合，抬高患肢以减少肿胀，术后48小时即开始给患儿非手术手指和其他关节进行有规律的主被动活动，手部各关节屈伸，肩关节外展、内收、外旋、内旋等各做10次，早晚一次，以防止关节僵硬，肌肉废用性萎缩。

（2）术后第二阶段（术后2~8周，截骨矫形术后4~8周）主要目的是患指能完成轻度主动活动，减少瘢痕粘连。采取的康复措施有支架固定患手在功能位或抗挛缩的位置，患手各关节的屈伸功能训练，适当用力，训练手指操、拨打玩具电话、指图片等，维持拇指内收外展、对掌功能，活动拇指掌指关节和指间关节。采用理疗、加压治疗等措施减少瘢痕增生，预防瘢痕牵拉影响关节活动度。所有功能锻炼需循序渐进、持之以恒，根据具体情况调整训练频率和强度。

（3）术后第三阶段（术后8周~6个月）主要目的是防止指蹼粘连，手指屈曲挛缩、侧偏等并发症，达到功能性活动。采取的康复措施有夜间继续佩戴支架以固定手在抗挛缩位置，白天进行各关节主被动活动，活动范围逐渐增大，达到正常关节活动度。进行精细的协调性训练，通过使用勺子、绘画、拍球、串珠等日常活动或游戏的方式来训练患手的抓握、拿捏、对指等一系列动作，最终达到恢复手功能的作用。

（许　佳　陈　萍）

第三章
先天性疾病的护理

第一节　小耳畸形护理

一、小耳畸形护理概述

先天性小耳畸形又称为小耳畸形综合征(简称小耳畸形),是耳廓先天性发育不良,主要表现为耳廓结构部分缺如或全部缺如,多伴有外耳道闭锁、中耳畸形及颌面部的畸形。近年来,随着社会生活方式和生存环境的巨大变化,先天性小耳畸形的发病率呈现上升趋势,在颅面畸形中发病率仅次于唇腭裂。

1. 术前护理

(1)心理护理:首先了解患者的心理要求和手术目的,做好解释工作。

(2)了解患者的饮食和服药情况,术前2周禁用扩血管、抗凝药物,禁烟酒。了解患者有无中耳炎、乳突炎、耳周皮肤炎及耳区有无瘘管窦道,保持外耳道及耳廓清洁。

(3)协助医生完成手术区域照相,作为手术前后的对比。

(4)协助患者完成术前各项检查。

(5)皮肤准备:剃除患侧环耳3～5指头发,术前清洗头发后用0.1%苯扎溴铵溶液消毒1天2次;Ⅰ期取肋软骨者需胸部备皮,备腹带;术晨为女患者辫扎头发,以充分暴露术区。

(6)术前将耳片或耳支架,送手术器械室统一消毒。

2. 术后护理

(1)按全麻护理常规,密切观察患者生命体征及病情变化,术后头下垫一软枕,以利血液循环,维持再造耳形态良好。

(2)体位:取平卧或健侧卧位,避免碰撞或压迫患侧,防止患者搔抓,造成局部皮肤破损。

(3)饮食指导:术后流质1周后改为半流质2周,逐渐过渡到普食,饮食宜清淡,忌辛辣、刺激、坚硬的食物。

（4）导管护理：引流管必须妥善固定，避免受压，反折及滑脱；观察记录引流液的色、质、量。术后定时抽吸负压，可根据患者情况及时调整或关闭负压。

（5）密切观察患者呼吸情况，严防气胸发生；指导患者正确呼吸的方法，咳嗽咳痰时可用双手轻按胸部，以减轻疼痛。

（6）皮瓣观察：严密观察切口出血、皮瓣血运及耳廓形态，术后6小时内是观察皮瓣血运、保证有效负压抽吸的关键时期。正常情况下皮瓣应贴附于耳支架上，再造耳轮廓清晰，颜色正常。若出现皮瓣贴附支架过紧且颜色发紫或出现局部肿胀严重、颜色暗紫且触诊可及波动感，均为异常情况，应及时通知医生，可通过更换注射器型号、缩短尾部活塞、增减抽吸间隔时间或关闭负压等方法进行调控。

3. 健康指导

（1）拆线时间：Ⅰ期术后耳部可吸收缝线会自行脱落，胸部取肋软骨处伤口术后10天拆线；Ⅱ期术后耳后敷料于术后10天门诊拆线，保留取皮处油纱，待自行脱落。

（2）注意劳逸结合，避免剧烈或对抗性运动。

（3）坚持平卧或健侧卧位，告知患者保护再造耳，勿受外界压迫、碰撞，避免抠耳动作，防止冻伤或烫伤。

（4）饮食指导：术后1个月可进普食，忌海鲜、辛辣刺激、硬性食物；调整饮食结构，严格控制体重。

（5）耳清洁护理：术后第12天开始使用流动水及沐浴露清洗再造耳，动作轻柔，清洗后缝线处涂抹抗生素类眼膏；忌用酒精等刺激性药品消毒伤口。

（6）定期门诊随访。

二、小耳畸形护理流程

基本要求
- 入院介绍:介绍床位医生、床位护士
- 入院评估:采集护理资料
- 对基础疾病及相应用药情况做出评估

↓

术前护理
- 术前各项准备的配合
- 了解患者的心理和社会背景并做好相应指导
- 头发消毒:先用洗发水清洁头发,再使用 0.1％苯扎溴铵溶液消毒 1 天 2 次
- 协助医生完成手术区域照相
- 术前准备齐全,宣教完整

↓

手术日护理
- 测量患者的生命体征
- 备皮,核对患者的手圈,取义齿,取下首饰、挂件等贵重物品
- 完成与手术室的交接班并签名
- 准备全麻术后床边用物
- 术后与麻醉师交接班,完成围手术期护理记录单
- 卧位,级别护理,进食时间及种类
- 妥善固定引流管,负压管理及皮瓣观察
- 观察伤口外敷料包扎的松紧情况

↓

术后护理
- 观察患者生命体征变化并及时记录
- 观察再造耳外形,肿胀程度,渗血程度
- 观察记录引流液的色、质、量
- 指导外耳清洁及伤口护理方法
- 饮食指导

↓

健康宣教
- 正确指导患者的饮食,严格控制体重
- 指导术后正确清洗再造耳的方法
- 再造耳的保护
- 用药宣教(遵医嘱)
- 介绍出院流程,随访指导

三、小耳畸形护理质量标准

	基本要求	标准分	日期	得分	扣分原因
术前护理20分（入院1~3天）	1. 入院介绍：介绍床位医生及护士；入院评估：对患者安全、皮肤、基础疾病及相应用药情况做出评估	2			
	2. 了解患者的心理和社会背景并做好相应指导	2			
	3. 头发消毒：先用洗发水清洁头发，再使用0.1%苯扎溴铵溶液消毒头发1天2次	2			
	4. 协助医生完成手术区域照相	4			
	5. 术前准备齐全，宣教完整	10			
手术日护理40分	1. 测量患者生命体征	4			
	2. 备皮，核对患者手圈，取义齿，取下首饰、挂件等贵重物品	1分/项			
	3. 完成与手术室的交接班并签名	4			
	4. 准备全麻后床边用物	4			
	5. 术后与麻醉师交接班，完成围术期护理记录单	4			
	6. 卧位，级别护理，进食时间及种类	2分/项			
	7. 妥善固定引流管，负压管理及皮瓣观察	7			
	8. 观察伤口外敷料包扎的松紧情况	7			
术后护理20分（术后1~3天）	1. 观察患者生命体征变化并及时记录	4			
	2. 观察再造耳外形，肿胀程度，渗血程度	4			
	3. 观察记录引流液的色、质、量	4			
	4. 指导外耳清洁及伤口护理方法	4			
	5. 饮食指导	4			
健康宣教20分（术后2~6天）	1. 正确指导患者的饮食，严格控制体重	4			
	2. 指导术后正确清洗再造耳的方法	4			
	3. 再造耳的保护	4			
	4. 用药宣教（遵医嘱）	4			
	5. 介绍出院流程，随访指导	4			
总分		100			

四、小耳畸形健康教育

1. 术前指导

（1）入院后护士会协助您完成各项化验检查。

（2）请您不要在手术前2周服用活血、血管扩张药、激素类药物。

（3）请您配合理发，护士会指导您进行头发消毒，并清洁沐浴；术晨护士会为您辫扎头发，以暴露手术区域。

（4）医生会为您照相，作为手术前后的对比。

2. 术后指导

（1）护士会严密观察切口出血及血液循环，局部皮瓣有无紫绀及苍白，如有异常情况会及时汇报医生。

（2）术后护士会为您安置正确的体位，取平卧或健侧卧位，请您注意夜间睡姿，勿压迫术区。

（3）饮食指导：术后流质饮食1周（如豆浆、米汤、果汁等）后改为半流质饮食2周（如粥、面条、蒸蛋、豆腐等），以后逐渐过渡到软食，请不要进食硬性食物（如牛肉干、排骨、螃蟹等），减少张口咀嚼动作。

（4）取肋软骨处使用腹带加压包扎，护士会密切观察呼吸情况及外敷料有无渗血。

（5）护士会指导您减轻疼痛方法：如有节律的呼吸、活动或咳嗽时轻按胸部伤口。

（6）护士会定时观察您的引流情况（如：是否通畅，引流液的色、质、量），请保持引流管勿受压、扭曲，一般于术后第3天拔除引流管。

3. 出院康复指导

（1）拆线时间：Ⅰ期术后耳部缝线为可吸收线，无须拆线；术后第10天胸部拆线；Ⅱ期术后第10天打开耳后植皮区外敷料，并保留取皮处油纱，待自行脱落。

（2）请您严格控制体重，切忌过度肥胖，造成脂肪堆积，影响外耳形态。

（3）出院后坚持健侧卧位，避免压迫、碰撞患侧，切忌使用金属或坚硬物品掏洗耳朵等动作。

（4）请您注意劳逸结合，避免剧烈运动或具有身体对抗性的活动

（5）耳部清洁：请您在术后第12天开始清洁沐浴，请重视个人卫生工作。请用花洒从头顶部缓慢冲下，避免流动水直射再造耳；蘸取少量沐浴露于掌心，并揉搓使之产生丰富泡沫，用手指指腹蘸取泡沫清洗再造耳，细小缝隙处可借助棉签清洗，动作轻柔。再次使用上述方法，用流动水再次将再造耳部的沐浴露清洗干净；取柔软毛巾，将耳部拭干；Ⅰ期术后于再造耳缝线处涂抹少量抗生素类眼膏。Ⅱ期术后于耳后植皮区涂抹抗生素类眼膏，待耳后植皮区伤口愈合良好，遵医嘱停用眼膏改用维生素E胶囊涂抹。

（6）定期门诊随访。

（张　荧　张映丽）

第二节　小睑裂综合症护理

一、小睑裂综合症护理概述

小睑裂综合症又称Komoto综合症,是一种常染色体显性遗传性疾病。外观表现为双侧完全性重度上睑下垂,倒向性内眦赘皮,内眦间距明显增宽,鼻背低平。有些患者合并存在小眼球、眼球震颤、眼睑内外翻、斜视等,如果形成对瞳孔过多遮盖,可导致视力低下。

1. 术前护理

(1)心理护理:首先了解患者及家属的心理要求和手术目的,做好解释工作,安抚情绪。

(2)了解患者的饮食、服药及先天性疾病等情况:术前2周停服类固醇激素药物和阿司匹林等抗凝药物。

(3)协助医生完成手术区域照相,包括面部正位、侧位及45°角斜位,作为手术前后的对比。

(4)协助患者完成术前各项检查,协助医生检查患者眼部情况。

(5)术前1天抗生素类眼药水滴眼,1天4次。

(6)术晨协助医生做好手术部位标记。

2. 术后护理

(1)按全麻护理常规,密切观察生命体征及病情变化。

(2)体位:术后抬高床头或取半坐卧位,以减轻双眼肿胀。

(3)饮食指导:进高蛋白、含维生素丰富饮食,避免食用刺激性食物。

(4)术后指导患者避免触碰眼部伤口。

(5)术后做好患者的眼部护理(根据医嘱滴抗生素类眼药水并用抗生素类眼膏封眼)。

3. 健康指导

(1)术后7天拆线。

(2)拆线伤口愈合后指导患者正确使用瘢痕药物涂抹于伤口处。

(3)定期门诊随访(术后第1、3、6个月),并根据医生安排进行二期手术。

二、小睑裂综合症护理流程

基本要求
- 入院介绍:介绍床位医生及护士
- 入院评估:对患者安全、皮肤、基础疾病及相应用药情况做出评估

↓

术前护理
- 了解患者的心理和社会背景并做好相应指导
- 眼部原发病的评估
- 协助医生完成手术区域照相
- 术前准备齐全,宣教完整

↓

手术日护理
- 测量患者的生命体征
- 备皮,核对患者的手圈,取义齿,取下首饰、挂件等贵重物品
- 完成与手术室的交接班并签名
- 准备全麻术后床边用物
- 术后与麻醉师交接班,完成围手术期护理记录单
- 卧位,级别护理,进食时间及种类
- 注意眼部疼痛情况,指导相应注意事项
- 观察伤口情况

↓

术后护理
- 观察患者生命体征变化并及时记录,观察伤口渗血情况
- 指导患者避免触碰眼部伤口
- 饮食指导
- 眼部护理

↓

健康宣教
- 指导患者用眼卫生
- 预防瘢痕的指导
- 用药宣教(遵医嘱)
- 介绍出院流程,随访指导

三、小睑裂综合症护理质量标准

	基 本 要 求	标准分	日期	得分	扣分原因
术前护理 20 分（入院 1~3 天）	1. 入院介绍：介绍床位医生及护士；入院评估：对患者安全、皮肤、基础疾病及相应用药情况做出评估	2			
	2. 了解患者的心理和社会背景并做好相应指导	2			
	3. 眼部原发病的评估	2			
	4. 协助医生完成手术区域照相	4			
	5. 术前准备齐全，宣教完整	10			
手术日护理 40 分	1. 测量患者生命体征	4			
	2. 备皮，核对患者手圈，取义齿，取下首饰、挂件等贵重物品	1分/项			
	3. 完成与手术室的交接班并签名	4			
	4. 准备全麻后床边用物	4			
	5. 术后与麻醉师交接班，完成围术期护理记录单	4			
	6. 卧位，级别护理，进食时间及种类	2分/项			
	7. 注意眼部疼痛情况，指导相应注意事项	7			
	8. 观察伤口情况	7			
术后护理 20 分（术后 1~3 天）	1. 观察患者生命体征变化并及时记录，观察伤口渗血情况	5			
	2. 指导患者避免触碰眼部伤口	5			
	3. 饮食指导	5			
	4. 眼部护理	5			
健康宣教 20 分（术后 3~6 天）	1. 指导患者用眼卫生	5			
	2. 预防瘢痕的指导	5			
	3. 用药宣教（遵医嘱）	5			
	4. 介绍出院流程，随访指导	5			
总分		100			

四、小睑裂综合症健康教育

1. 术前指导

（1）请您手术前2周不要服用含有类固醇激素药物和阿司匹林等抗凝药物，以免血小板凝固的功能降低。

（2）术前医生会与您充分沟通，以确认手术方案。

（3）术前请您配合医生照相。

（4）手术前请您告知护士您有无先天性疾病或其他身体炎症。

（5）术前请您配合完成术前的各项检查。

（6）术前1天护士会给您用抗生素类眼药水滴眼，1天4次。

（7）术晨请您配合医生做好手术部位标记。

2. 术后指导

（1）术后请您根据护士的指导抬高床头或取半坐卧位，以减轻双眼肿胀。

（2）术后避免用您的双手去触碰眼部的伤口。

（3）术后请您保持眼部清洁，先彻底清洁您的双手后，再用消毒棉签清洁眼部的分泌物。

（4）请您根据医嘱应用抗生素类滴眼液滴眼，并用抗生素类眼膏封眼。

3. 出院康复指导

（1）请您保持眼部卫生。

（2）术后1周内请您避免手术部位沾水，术后7天拆线，拆完线2～3天后伤口才可以碰水。

（3）饮食上请您要多增加蛋白质的摄取量，同时多吃水果和新鲜蔬菜，避免进食刺激性食物如辣椒等。

（4）请您在拆线伤口愈合后正确使用祛瘢痕药物涂抹于伤口处。

（5）请您按时门诊随访（术后第1、3、6个月）。并根据医生安排进行二期手术，如有异常情况及时门诊就诊。

（陈　嘉　钱美玲　刘璐佳）

第三节　上睑下垂护理

一、上睑下垂护理概述

上睑下垂是指由于上睑提肌的功能减弱或者消失,以致张眼时,上睑睑缘位置低于正常,部分或全部遮盖瞳孔,影响正常视野的情况。上睑下垂有先天性及后天性两种。先天性上睑下垂是由于上睑提肌发育不全,或支配它的运动神经功能不全而致。后天性上睑下垂多为单侧,发生于外伤后,肌肉本身或者运动神经受损所致。

1. 术前护理

(1)心理护理:首先了解患者及家属的心理要求和手术目的,做好解释工作,安抚情绪,克服自卑。

(2)了解患者的饮食、服药及先天性疾病等情况。术前2周停服用类固醇激素类药物和阿司匹林等抗凝药物。结膜炎、睑缘炎、严重沙眼患者,必须治疗后才能手术,眼周有炎症者暂缓手术。如有弱视、斜视、复视应及时告知医生。

(3)协助医生完成手术区域照相,包括面部正位、侧位及45°角斜位,作为手术前后的对比。

(4)协助患者完成术前各项检查:配合医生检查上睑功能测定,判断上睑下垂的性质、类型及程度。

①上睑下垂程度测定;

②上睑提肌的肌力测定;

③上直肌功能测定(Bell现象);

④根据体征和药物排除有无重症肌无力和有无上睑迟滞现象。

(5)术前1天遵医嘱用抗生素类眼药水滴眼1天4次。

(6)术晨禁用面部化妆品。

(7)术晨协助医生做好手术部位标记。

2. 术后护理

(1)按全麻护理常规,密切观察患者生命体征及病情变化。

(2)体位:术后抬高床头或取半坐卧位,减轻眼部肿胀。

(3)饮食指导:避免进食刺激性食物。

(4)手术后要关心患者眼部疼痛情况,主诉有刺痛时考虑为睫毛倒刺,应及时打开伤口外敷料重新包扎。

(5)术后24 ~ 48小时后打开外敷料,指导患者保持眼部清洁。

(6)指导患者及家属术后24 ~ 48小时内用冰眼罩冷敷眼部伤口。

(7)指导患者及家属遵医嘱应用抗生素类滴眼液和小牛血清滴眼液交替滴眼,夜间涂用抗生素类眼膏封眼。

（8）并发症护理：患者眼球有反射性充血、畏光、流泪等状况，提示暴露性角膜炎，及时通知医生处理。用激素类眼药水滴眼，1天4次，并用抗生素类眼膏配合下睑牵引缝线闭合眼睑。

3. 健康指导

（1）拆线时间：术后7天拆线，拆线后2～3天才可碰水。

（2）指导患者保持眼部卫生。外出时佩戴太阳眼镜，避免强光刺激。

（3）饮食指导：食用高蛋白、高纤维素的食物，避免进食刺激性食物。

（4）术后指导患者合理用眼，禁止看电脑、电视、iPad、手机等。

（5）术后指导患者不要用力睁眼，皱眉，纠正患者仰头皱额的特殊姿态。

（6）指导患者进行眼球转动及额肌活动锻炼。

（7）术后初期患者的眼睑闭合不全，指导患者睡前持续用抗生素类眼膏封眼直至眼睑闭合。

（8）定期门诊随访（术后第1、3、6个月复诊）。

二、上睑下垂护理流程

基本要求 { 入院介绍：介绍床位医生及护士

入院评估：对患者安全、皮肤、基础疾病及相应用药情况做出评估

术前护理 { 了解患者的心理和社会背景并做好相应指导
眼部原发病的评估
协助医生完成手术区域照相
术前准备齐全，宣教完整

手术日护理 { 测量患者的生命体征
备皮，核对患者的手圈，取义齿，取下首饰、挂件等贵重物品
完成与手术室的交接班并签名
准备全麻术后床边用物
术后与麻醉师交接班，完成围手术期护理记录单
卧位，级别护理，进食时间及种类
注意眼部疼痛情况，指导相应注意事项
观察伤口情况

术后护理 { 观察患者生命体征变化并及时记录，观察伤口渗血情况
指导患者及家属术后患处 24～48 小时冷敷
指导患者眼部护理，遵医嘱滴眼和封眼
并发症护理

↓

健康宣教 { 指导患者用眼卫生
指导患者眼部护理，遵医嘱滴眼和封眼
功能锻炼：指导额肌活动，眼球活动等
介绍出院流程，随访指导

三、上睑下垂护理质量标准

	基 本 要 求	标准分	日期	得分	扣分原因
术前护理20分（入院1~3天）	1. 入院介绍：介绍床位医生及护士；入院评估：对患者安全、皮肤、基础疾病及相应用药情况做出做出评估	2			
	2. 了解患者的心理和社会背景并做好相应指导	2			
	3. 眼部原发病的评估	2			
	4. 协助医生完成手术区域照相	4			
	5. 术前准备齐全，宣教完整	10			
手术日护理40分	1. 测量患者生命体征	4			
	2. 备皮，核对患者手圈，取义齿，取下首饰、挂件等贵重物品	1分/项			
	3. 完成与手术室的交接班并签名	4			
	4. 准备全麻术后床边用物	4			
	5. 术后与麻醉师交接班，完成围术期护理记录单	4			
	6. 卧位，级别护理，进食时间及种类	2分/项			
	7. 注意眼部疼痛情况，指导相应注意事项	7			
	8. 观察伤口情况	7			
术后护理20分（术后1~3天）	1. 观察患者生命体征变化并及时记录，观察伤口渗血情况	5			
	2. 指导患者及家属术后患处24~48小时冷敷	5			
	3. 指导患者眼部护理，遵医嘱滴眼和封眼	5			
	4. 并发症护理	5			
健康宣教20分（术后3~6天）	1. 指导患者用眼卫生	5			
	2. 指导患者眼部护理，遵医嘱滴眼和封眼	5			
	3. 功能锻炼：指导额肌活动，眼球活动等	5			
	4. 介绍出院流程，随访指导	5			
总分		100			

四、上睑下垂护理教育

1. 术前指导

（1）手术前2周内请您勿服用含有类固醇激素类药物和阿司匹林等抗凝药物，以免血小板凝固的功能降低。

（2）术前医生会与您充分沟通，以确认手术方案。配合医生照相。

（3）手术前请您确定身体健康，无先天性疾病或身体炎症。

（4）手术当天请您不要化妆。

（5）术前请您配合医生完成各项常规检查和眼部检查。

（6）术前1天护士会指导您用抗生素类眼药水滴眼，1天4次。

2. 术后指导

（1）术后24～48小时后医生会打开眼部外敷料，请您注意眼部清洁，清洁眼部之前请您先彻底清洁双手，用消毒棉签清洁分泌物。

（2）术后24～48小时内请您使用冰眼罩冷敷局部伤口。

（3）请您根据医嘱应用抗生素类滴眼液和小牛血清滴眼液交替滴眼，夜间涂用抗生素类眼膏封眼，以润滑角膜防止其暴露损伤及感染。

（4）请您在思想上重视眼部护理，否则将导致严重的并发症及不良后果。如眼部出现不适症状（畏光、眼球红等），不要紧张，及时告知护士和医生。

3. 出院康复指导

（1）请您保持眼部卫生。

（2）术后1周内请您避免手术部位沾水，术后7天拆线，拆完线2～3天后可以碰水。

（3）术后1～3个月请您尽量减少光源刺激和风沙，出门请佩戴墨镜。

（4）卧床休息时请您最好采取半卧位（把枕头垫高），防止头部位置过低而加重眼部肿胀。

（5）术后初期眼睑闭合不全，请您睡前持续用抗生素类眼膏封眼。

（6）请您积极进行眼球转动及额肌活动锻炼，帮助改善上睑功能，但不要用力睁眼、皱眉。

（7）饮食上请您要多增加蛋白质的摄取量，同时多吃水果和新鲜蔬菜，避免进食刺激性食物如辣椒、咖啡等。

（8）术后您可能会出现淤血青紫，术区会有红、肿等问题，甚至在一段时间内会很明显，手术切口也会肿胀、隆起，并可能伴随痛、痒等感觉，都是正常现象。

（9）由于您的两侧眼部肿胀不一，早期会出现两侧不对称情况，后期就会恢复。

（10）由于个体差异，一般术后恢复期需3～6个月以上。

（11）请您按时门诊随访（术后第1、3、6个月复诊）。有异常情况及时到门诊就诊。

（陈　嘉　钱美玲　王惠芬）

第四节　手足畸形护理

一、手足畸形护理概述

先天性手足畸形是儿童发病率较高的先天性疾病,可单独或伴有多种畸形同时出现。临床常见有并指(趾)畸形、多指(趾)畸形、先天性环状缩窄综合征等。

先天性并指(趾)畸形是指两个或者两个以上的手指(趾)部分或者全部的组织出现了粘连,其中10% ～ 40%患者有家族史。

先天性多指(趾)畸形是指正常手指(趾)以外的手指(趾)赘生,包括手指(趾)的指(趾)骨赘生、单纯软组织成分赘生、掌骨赘生等,常见于拇指(趾)及小指(趾),部分患者有家族史。

先天性环状缩窄综合征也称先天性束带综合征,是指在不同节段上出现环状缩窄带畸形,皮肤呈环形沟束状凹陷,肢体直径缩小,重者缩窄远端可出现淋巴水肿、神经损伤、神经皮肤营养障碍等,多发于四肢,可出现在前臂、手指、足踝及足趾。

早期手术治疗可更好地改善先天性畸形手足的功能及外观,考虑患儿身心健康及发育,一般需早期手术矫正治疗(6个月 ～ 2岁)。

1. 术前护理

(1)心理护理:了解成年患者或患儿家属的心理要求和手术目的,做好解释工作。向成年患者或患儿家属介绍手术方法、过程及愈后情况,取得理解及配合。

(2)了解患者的饮食、服药及先天性疾病等情况。

(3)协助医生完成手术区域照相,作为手术前后的对比。

(4)协助患者做好术前各项检查:全麻常规术前检查、患肢X线检查。

(5)专科及小儿特殊指导内容:①皮肤准备:患肢浸泡消毒,术前3天用0.1%苯扎溴铵浸泡患肢1天2次 ,每次20 ～ 30分钟;②婴幼儿患者:了解患儿喂养方式,做好患儿家属呛奶预防及应急处理的宣教,防止术后呛奶窒息情况发生。

2. 术后护理

(1)按全麻护理常规,密切观察生命体征及病情变化。

(2)体位:患肢抬高,高于心脏水平位,利于减轻肢体肿胀与充血,促进血液循环。

(3)饮食指导:进食高蛋白、高热量、粗纤维饮食,促进伤口愈合,防止便秘。对婴幼儿患者,要做好其家属的合理喂养宣教,避免愧疚、溺爱心理而导致过度喂养,如发生呛咳、呛奶应立即停止喂养,联系医护人员给予紧急措施。

(4)疼痛护理:婴幼儿患者耐受力及表达能力较成人弱,应密切观察及区分患儿哭闹及疼痛的表现,教会患儿家属分散患儿注意力的方法,如听音乐等。

(5)患肢保护:保持外敷料清洁、干燥,患肢勿碰撞。对婴幼儿患者,要做好患儿家属宣教指导,手部保护具应用直至拆线。

（6）克氏针护理：妥善固定，定时观察克氏针有无松动、滑脱。对婴幼儿患者，要做好患儿家属宣教，预防患儿因好奇拨动克氏针及克氏针划伤患儿皮肤，手部保护具应用直至克氏针拔除。

（7）患指观察：包括皮温、肤色、肿胀度、毛细血管充盈时间，定时观察直至拆线。

3. 健康指导

（1）拆线时间：术后10 ～ 14天拆除缝线。

（2）拆线后开始主动及被动功能锻炼，加强关节活动。佩戴手部支架3 ～ 6个月，夜间坚持佩戴，保持虎口功能位及压迫缝线部位，预防侧偏畸形和瘢痕增生。

（3）定期门诊随访。

二、手足畸形护理流程

基本要求 {
入院介绍：介绍床位医生、床位护士
入院评估：采集护理资料
对基础疾病做出评估，记录用药情况
}

↓

术前护理 {
了解患者的心理和社会背景并做好相应指导
对婴幼儿患者，了解患儿喂养方式，加强预防患儿呛奶的宣教
术前 3 天患肢消毒：使用 0.1% 苯扎溴铵浸泡患肢 1 天 2 次，每次 20～30 分钟
协助医生完成手术区域照相
术前准备齐全，宣教完整
}

↓

手术日护理 {
测量患者的生命体征
备皮，核对患者的手圈，取义齿，取下首饰、挂件等贵重物品
完成与手术室的交接班并签名
准备全麻术后床边用物
术后与麻醉师交接班，完成围手术期护理记录单
卧位、级别护理、进食时间及种类（婴幼儿喂养方式及量）
观察患指（趾）外露末端血运
}

↓

术后护理 {
观察患者生命体征变化并及时记录，观察伤口渗血情况
饮食指导：做好婴幼儿患者家属合理喂养宣教，如发生呛咳、呛奶应立即停止喂养，联系医护人员给予紧急措施
体位指导：患肢抬高，高于心脏水平位
患肢保护指导：保持外敷料清洁、干燥，患肢勿碰触。婴幼儿患者应用手部保护具
克氏针护理：妥善固定，定时观察克氏针有无松动、滑脱。婴幼儿患者应用手部保护具
}

↓

健康宣教 {
正确指导患儿饮食
正确指导患肢功能锻炼
正确指导手部支架的使用
介绍出院流程，随访指导
}

三、手足畸形护理质量标准

	基本要求	标准分	日期	得分	扣分原因
术前护理 20分（入院1~3天）	1. 入院介绍：介绍床位医生及护士；入院评估：对患者安全、皮肤、基础疾病及相应用药情况做出评估	2			
	2. 了解患者的心理和社会背景并做好相应指导	2			
	3. 了解婴幼儿患儿的喂养方式，加强预防患儿呛奶的宣教	2			
	4. 协助医生完成手术区域照相	4			
	5. 术前准备齐全，宣教完整	10			
手术日护理 30分	1. 测量患者生命体征	2			
	2. 备皮，核对患者手圈，取义齿，取下首饰、挂件等贵重物品	2分/项			
	3. 完成手术患者交接及签名	4			
	4. 准备全麻后床边用物	2			
	5. 术后与麻醉师交接班，完成围手术期护理记录单	2			
	6. 卧位，级别护理，进食时间及种类（婴幼儿喂养方式及量）	2分/项			
	7. 观察患指（趾）外露末端血运	6			
术后护理 30分（术后1~3天）	1. 观察患者生命体征变化并及时记录，观察伤口渗血情况	6			
	2. 饮食指导：做好婴幼儿患者家属的合理喂养宣教，如发生呛咳、呛奶应立即停止喂养，联系医护人员给予紧急措施	4			
	3. 体位指导：患肢抬高，高于心脏水平位	6			
	4. 患肢保护指导：保持外敷料清洁、干燥，患肢勿碰撞。婴幼儿患者应用手部保护具	8			
	5. 克氏针护理：妥善固定，定时观察克氏针有无松动、滑脱。婴幼儿患者应用手部保护具	6			
健康宣教 20分（术后2~6天）	1. 正确指导患儿饮食	5			
	2. 正确指导患肢功能锻炼	5			
	3. 正确指导手部支架的使用	5			
	4. 介绍出院流程，随访指导	5			
总分		100			

四、手足畸形健康教育

1. 术前指导

（1）术前护士会指导您进行患肢消毒，术前3天0.1%苯扎溴铵溶液浸泡患肢，每次20～30分钟，1天2次，如您在次日下午手术，术晨需再进行一次患肢消毒，护士会为您提供消毒溶液。如为婴幼儿患者，请家属配合患儿完成。

（2）请您手术当日早晨取下身上所有首饰、挂件，婴幼儿应使用尿不湿。

（3）婴幼儿患者：请家属按照护士指导的正确方式喂养患儿，防范全麻术后呛奶发生，同时请您在手术前计算患儿的每餐奶量，便于患儿全麻清醒初期喂养。护士会告知您婴幼儿紧急呛奶急救措施，请您知晓并掌握。

2. 术后指导

（1）术后护士会为您抬高患肢，高于心脏水平位，有利于血液循环，减少患肢肿胀。婴幼儿患者的家属请配合维持患肢抬高位。

（2）婴幼儿患者，请家属按照护士指导的方式正确喂养患儿，防范呛咳、呛奶的发生。

（3）请按护士指导做好患肢保护，保持外敷料清洁、干燥，患肢勿碰撞。

（4）请您根据护士的指导做好克氏针保护。婴幼儿患者的家属请按照护士指导内容防止患儿因好奇拨动克氏针及克氏针划伤患儿皮肤。

3. 出院康复指导

（1）术后10～14天医生会为您拆除缝线，3～6周拔除克氏针。

（2）请您在拆线后开始进行患肢主动及被动功能锻炼，加强关节活动，如拉伸指间关节、掌指关节等。婴幼儿患者年龄小，配合度低，术后常逃避锻炼，家属应多加监督，白天引导患儿做游戏和玩玩具促使手指活动等。

（3）请您佩戴手部支架3～6个月，夜间坚持佩戴，保持虎口功能位及压迫缝线部位，防止侧偏畸形和瘢痕增生。

（4）定期门诊随访。

（杨佳菲　屠菁玮　陈　劼）

第五节 尿道下裂护理

一、尿道下裂护理概述

尿道下裂是一种较常见的先天性男性生殖器畸形,发病率为1/300。根据尿道口位置的异常,可分为4型:①阴茎头型:尿道口位于冠状沟腹侧或下方,呈裂隙状,阴茎头较扁平,包皮在腹侧裂开,似头巾样折叠于阴茎背侧,阴茎不伴下弯或轻度下弯,成人后不影响性生活及站立排尿;②阴茎体型:尿道口在阴茎体腹侧任何部位,异位尿道口越向后,阴茎下弯畸形越明显,影响正常排尿和性生活;③阴茎阴囊型:尿道口位于阴茎根部及阴囊之间,阴茎下弯畸形明显,阴茎短小;④阴囊会阴型:尿道口位于阴囊下方,阴茎短小,阴囊分裂为二,常伴有睾丸下降不全,严重者外阴形如女性。

尿道下裂患者需通过手术修复治疗,手术年龄选择在6～18个月,可分一期或二期完成,即先行阴茎弯曲矫正术或暂时行尿流改道,再行尿道再造术。尿道再造术通常用阴茎腹侧或阴囊的皮肤再造尿道,也可用游离的膀胱或口腔黏膜再造尿道。

1. 术前护理

(1)心理护理:主动沟通,了解成人或患儿家属的心理要求和手术目的,做好解释工作。向患者介绍手术方法、过程及愈后效果,取得患者理解及配合治疗和护理。保护患者个人隐私,不当众讨论患者病情。

(2)了解患者的饮食、服药及先天性疾病等情况。

(3)协助医生完成手术区域照相,作为手术前后的对比。

(4)协助医生完成术前各项检查。

(5)专科特殊指导内容:①皮肤准备,手术前3天清洗会阴1天2次,清除包皮垢,对包皮过长者要翻转清洗,动作轻柔,避免损伤尿道口,成人患者(腹部、两侧大腿、会阴部)备皮;②肠道准备,术前1天流质饮食,成人患者术前晚及手术当日早晨清洁灌肠、术晨排空膀胱;③婴幼儿患者,了解患儿喂养方式,做好患儿家属呛奶预防及应急处理的宣教,防止术后呛奶窒息情况发生。

2. 术后护理

(1)按全麻护理常规,密切观察患者生命体征及病情变化。

(2)体位:需卧床休息1周,床上护架、气垫床应用,做好预防压疮及深静脉血栓护理。

(3)饮食指导:术后第1天进流质,多饮水,第2天改为半流质,第3天起进软食,之后逐渐过渡到普食。对婴幼儿患者,要做好家属合理喂养宣教,如发生呛咳、呛奶应立即停止喂养,联系医护人员给予紧急措施。

(4)导尿管护理:保持导尿管通畅,妥善固定,避免受压、反折及滑脱。会阴护理1天2次,嘱患者多饮水。婴幼儿患者家属配合看护,避免患儿拖拽尿管。

（5）专科护理：①术后7～14天拔除导尿管，拔管后观察排尿和尿线情况；②术后使用弹力绷带加压包扎2周，减轻组织肿胀，密切观察外露龟头血运情况（颜色、肿胀度）。

3. 健康指导

（1）拆线时间：术后7～14天拆线。

（2）注意保持会阴及外生殖器的清洁，勤换内裤。3个月内禁止骑、跨动作，以防再造尿道受损。

（3）3个月内定期门诊随访，了解有无尿瘘形成，排尿困难与否，尿流粗细和射程情况等，如有排尿费力、尿频、尿线细等异常情况，需及时就诊。

二、尿道下裂护理流程

基本要求
- 入院介绍：介绍床位医生及护士
- 入院评估：对患者安全、皮肤、基础疾病及相应用药情况做出评估

↓

术前护理
- 了解患者的心理和社会背景并做好相应指导
- 术前 3 天清洗会阴 1 天 12 次，清除包皮垢
- 术前 1 天流质饮食，成人术前晚及术晨清洁灌肠
- 协助医生完成手术区域照相
- 术前准备齐全，宣教完整

↓

手术日护理
- 测量患者的生命体征
- 备皮，核对患者的手圈，取义齿，取下首饰、挂件等贵重物品
- 完成与手术室的交接班并签名
- 准备全麻术后床边用物
- 术后与麻醉师交接班，完成围手术期护理记录单
- 卧位，级别护理、进食时间及种类
- 气垫床、护架应用
- 妥善固定导尿管
- 外露龟头血运观察

↓

术后护理
- 观察患者生命体征变化并及时记录
- 饮食指导：术后第 1 天进流质，多饮水，第 2 天改为半流质，第 3 天起进软食，之后逐渐过渡到普食
- 会阴护理：1 天 2 次
- 观察排尿及尿线情况

↓

健康宣教
- 正确指导患者的饮食
- 指导排尿情况的观察
- 用药宣教（遵医嘱）
- 介绍出院流程，随访指导

三、尿道下裂术护理质量标准

	基本要求	标准分	日期	得分	扣分原因
术前护理 20 分（入院 1~3 天）	1. 入院介绍：介绍床位医生及护士；入院评估：对患者安全、皮肤、基础疾病及相应用药情况做出评估	2			
	2. 了解患者的心理和社会背景并做好相应指导	2			
	3. 术前 3 天清洗会阴 1 天 2 次，清除包皮垢，术前 1 天流质饮食，成人术前晚及术晨清洁灌肠	2			
	4. 协助医生完成手术区域照相	4			
	5. 术前准备齐全，宣教完整	10			
手术日护理 40 分	1. 测量患者生命体征	5			
	2. 备皮，核对患者手圈，取义齿，取下首饰、挂件等贵重物品	1 分 / 项			
	3. 完成与手术室的交接班并签名	4			
	4. 准备全麻后床边用物	4			
	5. 术后与麻醉师交接班，完成围术期护理记录单	4			
	6. 卧位，级别护理，进食时间及种类	2 分 / 项			
	7. 气垫床、护架应用	4			
	8. 妥善固定导尿管	4			
	9. 外露龟头血运观察	5			
术后护理 20 分（术后 1~3 天）	1. 观察患者生命体征变化并及时记录	5			
	2. 饮食指导：术后第 1 天进流质，多饮水，第 2 天改为半流质，第 3 天起进软食，之后逐渐过渡到普食	5			
	3. 会阴护理：1 天 2 次	5			
	4. 观察拔管后排尿、尿线情况	5			
健康宣教 20 分（术后 2~6 天）	1. 正确指导患者的饮食	5			
	2. 指导观察排尿、尿线情况	5			
	3. 用药宣教（遵医嘱）	5			
	4. 介绍出院流程，随访指导	5			
总分		100			

四、尿道下裂健康教育

1. 术前指导

（1）术前护士会指导您进行皮肤消毒，术前3天清洗会阴皮肤，每天2次，清除包皮垢，包皮过长者要翻转清洗，避免损伤尿道口。

（2）请您术前做好皮肤清洁，成人我们会为您手术当日早晨进行皮肤准备，剃除您腹部及两侧大腿、会阴部毛发。

（3）请您根据护士指导术前1天流质饮食，成人术前晚及术晨护士会为您进行灌肠。婴幼儿患者，护士会指导患儿家属做好呛奶预防及应急处理的宣教，防止术后呛奶窒息情况发生。

2. 术后指导

（1）请您术后平卧7天，护士会给予您床上气垫及床上护架应用，防止碰撞伤口。

（2）请您根据护士指导术后流质饮食1天，如牛奶、果汁、米汤等，第2天起半流质饮食，如稀饭、糊面、馄饨，逐渐改为普食。婴幼儿患者需家属配合合理喂养，避免术后呛咳、呛奶情况发生。

（3）您术后留置导尿管，请多饮水，防止尿路感染。请您在护士妥善固定后，防止导尿管的折叠及牵拉。小儿患者嘱家属注意看护，避免拖拽尿管。术后7～14天医生会为您拔除导尿管。

（4）拔除导尿管后，护士会指导您观察排尿和尿线情况的方式。

（5）请您拔管后每次排尿时注意保持会阴皮肤清洁干燥，穿宽松柔软的内裤。

3. 出院康复指导

（1）术后7～14天医生会为您拆除缝线。

（2）请您3个月内禁止剧烈活动，禁止骑跨动作，以防再造尿道受损。

（3）注意保持会阴及外生殖器的清洁，勤换内裤。

（4）请您3个月内定期门诊随访，如出现排尿困难、尿频、尿线细等异常情况，要及时来院就诊。

（邵　静　张海莹　王海蓉）

第六节　血管瘤和脉管畸形护理

一、血管瘤和脉管畸形护理概述

1982年，John B.Mulliken（约翰·B·马利肯）首次提出基于血管内皮细胞生物学特性的分类方法，将此前传统意义的"血管瘤"重新分为血管瘤和脉管畸形。根据国际血管瘤和脉管畸形研究学会（ISSVA）对血管瘤和脉管畸形分类，常见的血管肿瘤有婴幼儿血管瘤。常见的脉管畸形有低流量脉管畸形：毛细血管畸形（CM）、静脉畸形（VM）、淋巴管畸形（LM）；高流量脉管畸形：动脉畸形（AM）和动静脉畸形（AVM）。

1. 术前护理

（1）心理护理：做好患者及家属解释工作，加强心理疏导，树立手术信心，配合医护人员工作。

（2）了解患者饮食、服药、先天性疾病及过往治疗经过等情况。

（3）协助医生完成手术区域照相，作为手术前后的对比。

（4）协助患者完成术前各项检查，如核磁共振、CT、DSA造影等。

（5）皮肤准备：剃除术区毛发，并清洁沐浴，如病灶在头部，剃光头。

（6）病灶涉及口鼻或眼部，用漱口水漱口，1天3次，用抗生素类眼药水滴眼鼻1天4次，做好个人卫生工作。

（7）遵医嘱备血；备齐术中用物及特殊用药，如：扩张器、造影剂、栓塞剂等；清点各类摄片，妥善保管。

（8）如需行显微外科手术，按显微外科术前准备；术前严格禁烟酒。

2. 术后护理

（1）按全麻护理常规，密切观察生命体征及病情变化。

（2）体位：取健侧卧位或遵医嘱，避免压迫或碰撞术区；指导患者抬臀、床上翻身以及下肢活动的方法，预防下肢深静脉血栓的发生，在病情允许情况下督促患者尽早下床活动，促进康复。

（3）饮食指导：选择高热量、高蛋白、清淡易消化的饮食，忌辛辣、刺激、硬性食物，减少张口咀嚼活动；保持口腔清洁，多饮水，口腔护理1天2次，每次进食后可用漱口水漱口。

（4）导管护理：引流管必须妥善固定，避免受压、反折及滑脱，观察记录引流液的色、质、量。保持导尿管通畅，妥善固定，避免受压、反折及滑脱。会阴护理1天2次，并嘱患者多饮水。

（5）保持外敷料完整性及注意松紧度，听取患者主诉，术区在颌面部应警惕呕吐、反流窒息。

（6）观察外敷料渗血、渗液及伤口肿胀情况，尤其是颌面部手术，若患者主诉术区疼痛且进行性加重,并伴有呼吸困难,应警惕活动性出血,应立即通知医生予以紧急处理,必要时手术探查止血或介入栓塞止血。

(7)如病灶位于眼部,由于术后肿胀影响睁眼,应加强眼部护理,用抗生素类眼药水滴眼1天4次,及时拭去分泌物,保持病室内光线柔和,避免强光直射。

(8)手术涉及口唇或舌部,注意观察术区肿胀情况,保持呼吸道通畅,给予温凉流质饮食,避免粗糙坚硬的食物,减少张口咀嚼活动;涉及四肢,术后应将肢体抬高超过心脏水平,有利于静脉回流,提高舒适度。

(9)婴幼儿血管瘤:术后指导家属正确的喂养方法,可使用针筒或滴管由口角缓慢注入,进食后应竖起患儿轻拍后背,使其排出胃内空气。小儿好动应加强安全管理,防止抓挠术区。

(10)DSA栓塞治疗:术后腹股沟穿刺处遵医嘱使用压迫器压迫6小时,观察局部有无出血、血肿及足背动脉搏动可否扪及。除穿刺肢体外,其余肢体均可适当活动以减轻不适。指导患者多饮水,以利于体内造影剂的排出。

(11)气管切开护理:严格无菌操作,密切观察痰液的性质、量,及时清理呼吸道。如有痰液黏稠,遵医嘱给予雾化吸入,必要时面罩给氧;做好气道湿化,防止痰痂形成引起气道阻塞。口腔护理1天2次,清洗内套管,每班1次。

(12)行显微外科手术患者,术后皮瓣护理及观察:观察皮瓣的皮温、肤色、毛细血管充盈情况及肿胀度。术后1～2天内每小时观察移植皮瓣,以后每2小时观察,术后5天血供良好,改为每4小时观察1次,直到手术后7～10天,根据皮瓣情况正确记录。保持病室安静、舒适,室内温度23～25℃,促进血液循环,相对湿度50%～60%,术后使用40～60W烤灯照射移植皮瓣,灯距30～45cm,24小时持续照射7～10天。

(13)皮瓣观察内容:①皮温:正常与健侧相似或者略高于1～2℃,低于健侧3℃以上并伴有色泽的改变应及时通知医生;②肤色:颜色与健侧相近。出现紫色或暗色则提示静脉回流受阻,苍白或灰白提示动脉血供不足;③毛细血管充盈时间正常:使用棉签棒压迫皮面使之苍白,移去棉签棒时皮色在1～2秒内恢复为正常,超过5秒或更长时间则提示动脉危象,小于1秒则提示静脉危象;④肿胀度:正常情况下术后2～3天内皮瓣呈轻度肿胀。严重的局部水肿和伤口渗出液增多,提示皮瓣坏死、液化的先兆。上述各项观察指标应互相参照,综合分析才能做出判断,及时通知医生,配合处理。

3. 健康指导

(1)拆线时间:一般术后7～10天;保持伤口清洁、干燥,做好个人卫生工作。

(2)适量运动,注意劳逸结合。术侧肢体禁止大幅度或重体力劳作,尤其是动静脉畸形患者加强出院安全宣教,避免外界因素造成病灶破裂出血。

(3)加强营养摄入,忌辛辣刺激、坚硬的食物,保持大便通畅;禁烟酒。

(4)眼部护理:白天用抗生素类眼药水滴眼1天4次,夜间用抗生素类眼膏局封,避免强光直射;口腔清洁:多饮水,用漱口水漱口1天3次。

(5)伤口保护:对于需要多次治疗的体表病灶,尤其是四肢部位应限制其活动,避免摩擦和硬物刺激,防止擦伤造成出血。夜间注意睡姿,勿长时间压迫。

(6)扩张器埋置患者:保持注水壶及扩张器导管清洁,告知注水时间(1周2次或遵医嘱),详细记录注水量。注水期间防止感染、皮瓣坏死及扩张过度引起扩张器外露等并发症,如出现上诉情况应立即回院处理。

(7)行显微外科手术治疗者,术后早期移植皮瓣感觉迟钝,注意保护,防止烫伤或冻伤。

(8)定期门诊随访,预约下次治疗的时间。

二、血管瘤和脉管畸形护理流程

基本要求 { 入院介绍:介绍床位医生及护士

入院评估:对患者安全、皮肤、基础疾病及相应用药情况做出评估

术前护理 { 了解患者的心理和社会背景并做好相应指导

术前漱口水漱口 1 天 3 次,用抗生素类眼药水滴眼鼻 1 天 4 次

协助医生完成手术区域照相

术前准备齐全,宣教完整

手术日护理 { 测量患者的生命体征,清点摄片

备皮,核对患者的手圈,取义齿,取下首饰、挂件等贵重物品

完成与手术室的交接班并签名

准备全麻术后床边用物,病室准备(显微手术)

术后与麻醉师交接班,完成围手术期护理记录单

卧位,级别护理,进食时间及种类

妥善固定引流管

观察伤口出血以及肿胀情况,外敷料松紧度

皮瓣的观察,烤灯照射时间及距离

异常情况观察,立即通知处理

术后护理 { 观察患者生命体征变化并及时记录,观察伤口渗血情况

卧位,饮食指导,床上活动

观察并正确记录引流液的色、质、量

皮瓣观察以及相关注意事项

并发症的观察与处理

健康宣教 { 正确指导患者的饮食与运动

伤口保护方法及护理

注水期护理及注意事项

用药宣教(遵医嘱)

介绍出院流程,随访指导

三、血管瘤和脉管畸形护理质量标准

	基 本 要 求	标准分	日期	得分	扣分原因
术前护理20分（入院1~3天）	1. 入院介绍：介绍床位医生及护士；入院评估：对患者安全、皮肤、基础疾病及相应用药情况做出评估	2			
	2. 了解患者的心理和社会背景并做好相应指导	2			
	3. 术前漱口水漱口1天3次，用抗生素类眼药水滴眼鼻1天4次	2			
	4. 协助医生完成手术区域照相	4			
	5. 备血，术前准备齐全，宣教完整	10			
手术日护理40分	1. 测量患者生命体征，清点摄片	3			
	2. 备皮，核对患者手圈，取义齿，取下首饰、挂件等贵重物品	1分/项			
	3. 完成与手术室的交接班并签名	3			
	4. 准备全麻后床边用物，病室准备（显微手术）	3			
	5. 术后与麻醉师交接班，完成围术期护理记录单	3			
	6. 卧位，级别护理，进食时间及种类	2分/项			
	7. 妥善固定引流管	4			
	9. 观察伤口出血以及肿胀情况，外敷料松紧度	4			
	10. 皮瓣的观察，烤灯照射时间及距离	5			
	11. 异常情况观察，立即通知处理	5			
术后护理20分（术后1~3天）	1. 观察患者生命体征变化并及时记录，观察伤口渗血情况	4			
	2. 卧位，饮食指导，床上活动	4			
	3. 观察并正确记录引流液的色、质、量	4			
	4. 皮瓣观察以及相关注意事项	4			
	5. 并发症的观察与处理	4			
健康宣教20分（术后3~6天）	1. 正确指导患者的饮食与运动	4			
	2. 伤口保护方法及护理	4			
	3. 注水期护理及注意事项	4			
	4. 用药宣教（遵医嘱）	4			
	5. 介绍出院流程，随访指导	4			
总分		100			

四、血管瘤和脉管畸形健康教育

1. 术前指导

（1）入院后护士会协助您完善各项化验及检查。

（2）术前2周不可服用人参、红花等食物及抗凝血药物，以免加重术后出血；严格禁烟酒。

（3）术前需备血的患者，护士会告知您办理备血的相关手续流程。

（4）请妥善保管您的各类摄片（如CT、核磁共振等），术前请与护士共同清点数量，并于术晨交予护士。

（5）请您根据医生的要求，购买相应规格、数量的扩张器，并于术前交给护士清点。

（6）根据手术部位剃除毛发，并清洁沐浴，如病灶在头部请配合理光头，做好个人卫生工作。

（7）如果手术部位涉及眼部或口腔，术前护士会指导您使用抗生素类眼药水滴眼，1天4次；使用漱口水漱口，1天3次。

（8）术前医生会为您照相，作为手术前后的对比。

2. 术后指导

（1）术后护士会为您安置正确的体位，请您注意夜间睡姿，勿压迫术区。卧床期间，护士教会您定时进行足背伸屈运动，或指导家属进行被动的足部运动，以促进小腿静脉回流。在病情允许的情况下，护士会鼓励您早期下床活动。

（2）如果您为局麻手术，术后可立即进食；全麻手术术后遵医嘱进食。术后早期避免进食牛奶、豆浆，防止腹胀，护士会根据医嘱指导您选择营养丰富、易消化的饮食，减少张口咀嚼活动，避免辛辣刺激、硬性食物（如辣椒、牛肉干、排骨等）。保持口腔清洁，每次进食后用温开水或漱口水漱口。

（3）小儿患者，护士会指导家属正确的喂养方式，可用滴管或针筒从口角缓慢注入，少量多次，逐步增量至正常。不可使用奶瓶或母乳直接喂食，尤其哭闹严重时禁止喂食，以免发生呛奶或误吸等意外情况。请家属耐心学习并积极配合，不可操之过急。

（4）保持负压引流通畅，请您在下床活动或者变换体位时注意保护引流管，以免造成导管的折叠、挤压或滑脱，护士会加强巡视观察，一般术后3~5天医生会拔除引流管。术后留置导尿管时，请您多饮水，保持管道通畅，翻身或活动时勿压迫。

（5）如您发现伤口包扎的纱布渗血过多、伤口异常疼痛或外敷料包扎过紧导致呼吸不通畅等，请您立即告知护士，医护人员会为您及时处理。

（6）术后如发生恶心呕吐时，请将头偏向一侧；如呕吐较严重，护士会遵医嘱为您注射止吐药，请不要慌张。

（7）如病灶位于眼部或口唇部，术后若影响睁眼或进食，属正常反应不要过度紧张，护士会为您做好眼部及口腔的清洁工作。病灶在四肢，术后护士会为您抬高肢体超过心脏水平，提高舒适度。

（8）DSA造影术后，穿刺处需压迫4～6小时且会有刺痛或压迫感，护士会加强观察。请您保持穿刺肢体制动，其余肢体可做伸屈运动，待压迫器取下后请您休息片刻，不要立即下床活动。术后初期排尿时可能出现尿色加深，属正常治疗后反应，请您多饮水可缓解症状。若穿刺处有明显出血或下肢发冷麻木等情况，请及时告知医护人员处理。

（9）术后护士会观察移植皮瓣的皮温，肤色、毛细血管充盈情况，请您注意保暖，护士会用烤灯照射移植皮瓣，24小时持续，请注意安全避免烫伤。

3. 康复指导

（1）拆线时间：术后7～10天或根据伤口愈合情况，医生会适当调整拆线时间，请您做好个人卫生工作，保持伤口周围清洁。

（2）出院后请您注意劳逸结合，禁止大幅度或重体力劳动，避免术区再次出血。

（3）请您选择清淡、柔软、易消化的食物，注意荤素搭配，避免辛辣刺激、坚硬和油腻的食物。

（4）请不要去人多嘈杂的公共场所，避免伤口受到外界碰撞或撞击；夜间注意睡姿，勿长时间压迫。

（5）出院后请您保持眼部清洁，白天使用抗生素类眼药水滴眼1天4次，夜间用抗生素类眼膏涂抹，避免强光直射；保持口腔清洁多饮水，用漱口水漱口1天3次。

（6）注水期间，医生会注意扩张皮瓣的血运观察，掌握注水量及力度，防止扩张过度引起扩张器外露或皮瓣坏死等并发症，如发现有渗漏等异常情况，请您及时就医。

（7）行显微外科手术治疗的患者，出院后注意皮瓣的保暖和保护，防止碰撞、烫伤或冻伤。

（8）出院后，医生会联系您复诊或再次治疗的时间，请您按时随访。

（张眹丽　周燕春　卞薇薇）

第七节　唇腭裂护理

一、唇腭裂护理概述

唇腭裂是常见的先天性畸形。唇腭裂患儿不但在外貌上存在缺陷，还带来各种程度的功能障碍，腭裂患儿在饮食、吞咽、颌骨发育及发音等方面都有着严重的功能障碍，如不及时整复，对患儿成年后的正常学习、工作和生活，都产生很大的影响。

1. 术前护理

（1）心理护理：向患儿家长做好解释工作，做好安抚工作，防止术后哭闹及外伤（摔跤）。

（2）了解患者的饮食及先天性疾病等情况：观察口鼻周围，如发现有湿疹、炎症、溃疡等情况，应暂停手术，先予以治疗。

（3）协助医生完成手术区域照相，作为手术前后的对比。

（4）协助患者完成术前各项检查，患儿需要做心超检查，如发现检查结果有异常，及时通知医生。

（5）唇裂患儿术前1周训练用汤勺喂养，尽量不使用奶嘴喂养。

（6）腭裂患儿术前1天根据医嘱备血。腭裂患者术前1天给予抗生素类眼药水滴鼻1天4次。

2. 术后护理

（1）按全麻术后护理常规，密切观察患者生命体征及病情变化。

（2）体位：全麻术后侧卧位，患儿痰多时给予翻身拍背，保持呼吸道通畅。

（3）饮食指导：加强热量及蛋白质的摄入，腭裂术后温凉流质2周后改为半流质2周，以后恢复正常饮食（避免硬性食物），进食前后多饮水，保持口腔清洁，成人可用漱口水含漱口腔。婴幼儿唇裂术后用汤勺或滴管喂乳汁或流质，2～3个月后恢复吸吮乳头。

（4）婴儿术后防止其双手搔抓伤口，使用手肘制动器固定双臂。

（5）唇裂修复术后伤口外敷料24小时后去除，伤口每天用3%硼酸酒精（或眼药水）擦拭1天3次，用干棉签吸干后给予抗生素类眼膏少量涂抹1天3次。

（6）唇裂术后喂养手法：用大拇指和食指轻捏患儿的双颊部，以减少唇部的张力。

（7）腭裂术后密切注意伤口出血情况，如少量渗血时，可口含冰水，密切观察。出血较多时，立即通知医生用肾上腺素、麻黄碱素纱布局部压迫止血。

（8）腭裂术后如发现患者声音嘶哑、喉头水肿时，可用醋酸地塞米松（DX）5mg，静脉注射或肌肉注射，并及时通知医生，备好气管切开包。

（9）腭裂松弛切口内的止血纱条会自行吸收或脱落，如纱条未完全脱落影响患儿进食，可通知医生，剪去多余纱条。

3. 健康指导

（1）拆线时间：唇裂术后7天拆线，腭裂术后无须拆线。

（2）唇裂患者注意恢复吸吮的时间，腭裂患者注意饮食的转换。

（3）保持口腔卫生，进食前后多饮水。

（4）唇裂患者勿摔跤，防止伤口撞裂开；腭裂患者术后2个月开始语音训练。

二、唇腭裂护理流程

基本要求
- 入院介绍：介绍床位医生及护士
- 入院评估：对患者安全、皮肤、基础疾病及相应用药情况做出评估

术前护理
- 了解患者的心理和社会背景并做好相应指导
- 腭裂患者术前 1 天给予抗生素类眼药水滴鼻 1 天 4 次
- 协助医生完成手术区域照相
- 术前准备齐全，宣教完整

手术日护理
- 测量患者的生命体征
- 备皮，核对患者的手圈，取义齿，取下首饰、挂件等贵重物品
- 完成与手术室的交接班并签名
- 准备全麻术后床边用物
- 术后与麻醉师交接班，完成围手术期护理记录单
- 卧位，级别护理，进食时间及种类
- 指导相关注意事项：婴幼儿双上肢固定，避免抓、撞，禁止吸吮手指
- 唇裂术后 24 小时去除外敷料，做好相关护理

术后护理
- 观察患者生命体征变化并及时记录
- 饮食指导
- 观察伤口出血情况，有无喉头水肿、声音嘶哑
- 伤口每日用 3% 硼酸酒精（或眼药水）擦拭 1 天 3 次，用干棉签吸干后给予抗生素类眼膏少量涂抹 1 天 3 次

健康宣教
- 正确指导患者的饮食
- 腭裂术后 2 个月开始语音训练
- 用药宣教（遵医嘱）
- 介绍出院流程，随访指导

三、唇腭裂护理质量标准

基本要求		标准分	日期	得分	扣分原因
术前护理20分（入院1~3天）	1. 入院介绍：介绍床位医生及护士；入院评估：对患者安全、皮肤、基础疾病及相应用药情况做出评估	2			
	2. 了解患者的心理和社会背景并做好相应指导	2			
	3. 腭裂患者术前1天给予抗生素类眼药水滴鼻1天4次	2			
	4. 协助医生完成手术区域照相	4			
	5. 术前准备齐全，宣教完整	10			
手术日护理40分	1. 测量患者生命体征	4			
	2. 备皮，核对患者手圈，取义齿，取下首饰等贵重物品	1分/项			
	3. 完成与手术室的交接班并签名	4			
	4. 准备全麻后床边用物	4			
	5. 术后与麻醉师交接班，完成围术期护理记录单	4			
	6. 卧位，级别护理，进食时间及种类	2分/项			
	7. 指导相关注意事项：婴幼儿双上肢固定，避免抓、撞，禁止吸吮手指	7			
	8. 唇裂术后24小时去除外敷料，做好相关护理	7			
术后护理20分（术后1~3天）	1. 观察患者生命体征变化并及时记录	5			
	2. 饮食指导	5			
	3. 观察伤口出血情况，有无喉头水肿、声音嘶哑	5			
	4. 伤口每日用3%硼酸酒精（或眼药水）擦拭1天3次，用干棉签吸干后给予抗生素类眼膏少量涂抹1天3次	5			
健康宣教20分（术后3~6天）	1. 正确指导患者的饮食	5			
	2. 腭裂术后2个月开始语音训练	5			
	3. 用药宣教（遵医嘱）	5			
	4. 向患者介绍出院流程，随访指导	5			
总分		100			

四、唇腭裂健康教育

1. 术前指导

（1）护士会协助您完成术前各类常规检查,比如抽血、拍摄胸片及心超检查。

（2）术前您需要防止呼吸道感染,请注意保暖。如有感冒、咳嗽、发热等,请您及时告知护士及医生,医生会为您重新安排手术时间。

（3）护士会观察您口鼻周围皮肤,如有湿疹、炎症、溃疡等情况,应暂停手术,先予以治疗。唇裂患儿术前1周开始锻炼用汤勺喂养,也可使用离乳奶瓶。

（4）小儿唇腭裂患者术前1天进食前后请多饮水。

2. 术后指导

（1）术后护士会严密观察患者的生命体征变化,务必保持呼吸道通畅。腭裂术后患者有轻微打鼾属正常现象,请不要过度焦虑。

（2）饮食:加强热量及蛋白质的摄入,腭裂术后食用冷的流质2周后改为半流质2周,以后逐渐恢复正常饮食（避免硬性食物）。进食前后请多饮水,保持口腔清洁,成人可用漱口水含漱口腔。术后护士会指导患儿家属用汤勺或滴管喂乳汁或流质。

（3）唇腭裂术后请避免伤口碰、抓、撞,禁止吸吮手指,患儿可使用肘关节制动器将其双臂固定。

（4）唇裂修复术伤口的外敷料在手术的24小时后医生会为您去除,护士会指导您用3%硼酸酒精（或眼药水）擦拭伤口,每天3次,用干棉签吸干后给予抗生素类眼膏涂抹每天2次保持伤口清洁、干燥。

（5）唇裂术后7天拆线。

（6）护士在术后会密切关注患者伤口出血情况,术后口内有少量血丝流出,属正常现象,请不必紧张,如短时间内有大量鲜血并伴有血块吐出,请您立即通知医生和护士,会给予您积极、有效的止血处理。

3. 出院康复指导

（1）请您注意休息和营养,适当开展锻炼,并积极预防呼吸道感染。

（2）护士会告知唇裂患者恢复吸吮的时间,腭裂患者饮食的转换等信息。

（3）请您保持口腔卫生,进食前后多饮水。

（4）腭裂患者禁止将硬物放入口中玩耍,以免伤口碰伤裂开。

（5）腭裂患者术后1个月开始语音训练,3个月开始语言训练。

（6）请您定期门诊随访。

（胡佳骅　卞薇薇　袁卫军　陈　劼）

第八节　唇裂继发鼻畸形修复术护理

一、唇裂继发鼻畸形修复术护理概述

颌面部常发生各种先天性发育畸形,其中以唇裂较为多见。通常将唇裂分为:单侧、双侧和正中裂,严重者合并有牙槽骨及上腭全部裂开,伴有不同程度的鼻畸形。第1次唇裂修复术后如果出现比较严重的缺陷,往往需要重新做第2次手术修复。较为常见的缺陷有:鼻部继发畸形等。

1. 术前护理

(1)心理护理:了解患者的心理要求和手术目的并做好解释工作。根据不同情况进行心理护理。向患儿家长做好解释工作,取得配合,防止患儿术后哭闹及外伤(摔跤)。

(2)了解患者饮食、服药及先天性疾病等情况。

(3)协助医生完成手术区域照相,作为手术前后的对比。

(4)协助医生完善术前各类常规检查,幼儿需做心超,成人患者需做胸部CT扫描,防止肋软骨钙化,发现检查结果有异常,及时通知医生。

(5)注意保暖,预防上呼吸道感染。如有感冒、咳嗽、发热等,通知医生暂停手术。

(6)观察患者口鼻周围,如发现有湿疹、炎症、溃疡等情况,应暂停手术,先予以治疗。

(7)做好术前口鼻腔准备。术前1天成人漱口1天3次,幼儿可嘱多饮水。

(8)皮肤准备:成人患者术前剪鼻毛,剃须,清洁鼻腔。肋软骨处剔除汗毛。指导患者消毒取肋软骨处。

(9)术前指导患者在床上大小便。

2. 术后护理

(1)按全麻护理常规,密切观察患者生命体征及病情变化。

(2)体位:取肋软骨处术后腹带加压包扎,砂袋压迫24小时,砂袋压迫时绝对卧床,每小时抬臀。

(3)饮食指导:加强热量及蛋白质的摄入,流质1周后改进普食。

(4)导管护理:术后取肋软骨处留置负压引流管,妥善固定,避免受压、反折及滑脱,观察并正确记录引流液的色、质、量。

(5)术后伤口外敷料去除后,伤口用3%硼酸酒精及生理盐水依序擦拭伤口,每天1～2次,保持伤口清洁干燥。

(6)观察伤口出血情况,如有异常,及时通知医生处理。

(7)鼻部鼻支架支撑,指导患者定期消毒。

3. 健康指导

(1)拆线时间:术后7天拆线,拆线前伤口勿碰水。

（2）注意防晒，抗瘢痕，可应用抗瘢痕药膏进行涂抹。拆线后可使用美容胶布，以减少伤口张力，同时避免碰撞伤口。

（3）注意休息和营养，适当锻炼，防止呼吸道感染。

（4）指导患者长期使用鼻支架，至少1～3个月。

（5）定期门诊随访。

二、唇裂继发鼻畸形护理流程

基本要求 {
入院介绍:介绍床位医生及护士

入院评估:对患者安全、皮肤、基础疾病及相应用药情况做出评估
}

↓

术前护理 {
了解患者的心理和社会背景并做好相应指导

术前1天漱口水漱口1天3次。幼儿可嘱多饮水

术前各项检查齐全,幼儿需做心脏了解心脏情况,成人做胸部CT扫描,防止肋软骨钙化

术前准备齐全,宣教完整
}

↓

手术日护理 {
测量患者生命体征

备皮,核对患者手圈,取义齿,取下首饰等贵重物品

完成与手术室的交接班并签名

准备全麻术后床边用物

术后与麻醉师交接班,完成围手术期护理记录单

卧位,级别护理,进食时间及种类

妥善固定引流管,砂袋压迫时绝对卧床,每小时抬臀

术后砂袋压迫取肋软骨处24小时,观察伤口渗血情况
}

↓

术后护理 {
观察患者生命体征变化并及时记录,观察伤口渗血情况

观察并正确记录引流液的色、质、量

饮食指导:流质1周后进普食

伤口护理:用3%硼酸酒精及生理盐水依序擦拭伤口,每天1~2次,保持伤口清洁干燥
}

↓

健康宣教 {
正确指导患者的饮食

指导患者长期使用鼻支架,至少1~3个月

用药宣教(遵医嘱)

介绍出院流程,随访指导
}

三、唇裂继发鼻畸形修复术护理质量标准

基 本 要 求		标准分	日期	得分	扣分原因
术前护理20分（入院1~3天）	1. 入院介绍：介绍床位医生及护士；入院评估：对患者安全、皮肤、基础疾病及相应用药情况做出评估	2			
	2. 了解患者的心理和社会背景并做好相应指导	2			
	3. 术前1天漱口1天3次。幼儿可嘱多饮水。	2			
	4. 术前各项检查齐全，患儿需做心超了解心脏情况，成人患者做胸部CT扫描检查，防止肋软骨钙化	4			
	5. 术前准备齐全，宣教完整	10			
手术日护理40分	1. 测量患者生命体征	4			
	2. 备皮，核对患者手圈，取义齿，取下首饰等贵重物品	1分/项			
	3. 完成与手术室的交接班并签名	4			
	4. 准备全麻术后床边用物	4			
	5. 术后与麻醉师交接班，完成围术期护理记录单	4			
	6. 卧位，级别护理，进食时间及种类	2分/项			
	7. 妥善固定引流管，砂袋压迫时绝对卧床，每小时抬臀	7			
	8. 齿槽裂术后砂袋压迫取肋软骨处24小时，观察伤口渗血情况	7			
术后护理20分（术后1~3天）	1. 观察患者生命体征变化并及时记录，观察伤口渗血情况	5			
	2. 观察并正确记录引流液的色、质、量	5			
	3. 饮食指导：流质1周后进普食	5			
	4. 伤口护理：用3%硼酸酒精及生理盐水依序擦拭伤口，每天1~2次，保持伤口清洁干燥。	5			
健康宣教20分（术后3~6天）	1. 正确指导患者的饮食	5			
	2. 指导患者长期使用鼻支架，至少1~3个月	5			
	3. 用药宣教（遵医嘱）	5			
	4. 介绍出院流程，随访指导	5			
总分		100			

四、唇裂继发鼻畸形修复术健康教育

1. 术前指导

（1）请您主动配合，防止术后患儿哭闹及外伤（跌倒）。

（2）如您协助医生完成手术区域照相，作为手术前后的对比。

（3）请您协助医生完善术前各类常规检查，患儿需做心超，成人患者需做胸部CT扫描，防止肋软骨钙化，如发现检查结果有异常，护士会及时通知医生。

（4）术前您需要预防呼吸道感染，请注意保暖。如有感冒、咳嗽等，请您及时告知医生，医生会为您重新安排手术时间。

（5）护士会观察您口鼻周围皮肤，如有湿疹、炎症、溃疡等情况，应暂停手术，先予以治疗。

（6）患儿术前1天请多饮水，成人患者护士会指导您漱口1天3次。

（7）请您自行剪鼻毛，剃须，清洁鼻腔。术晨护士会为您剔除胸腹部汗毛并指导您用氯己定溶液清洗胸腹部。

2. 术后指导

（1）取肋软骨处术后腹带加压包扎，砂袋压迫24小时，会有不适反应，请您调整心态尽快适应。砂袋压迫时需绝对卧床，请您每小时床上抬臀1次。

（2）术后您可以摄入高热量及高蛋白的食物，需流质饮食1周，以后逐渐恢复正常饮食（避免硬性食物）。

（4）术后请您避免伤口碰、抓、撞。

（5）术后伤口的外敷料医生会为您去除，护士会指导您用3%硼酸酒精及生理盐水依序擦拭伤口，每日1～2次，保持伤口清洁、干燥。

（6）护士在术后会密切关注您伤口出血情况，术后口内有少量血丝流出，属正常现象，请不必紧张。如有异常，护士会及时通知医生处理，

3. 出院康复指导

（1）术后7天拆线，拆线前伤口勿碰水。拆线后您可使用美容胶布，以减少伤口张力，同时避免碰撞伤口。

（2）请您注意防晒，抗瘢痕，可应用抗瘢痕药膏进行涂抹。

（3）请您注意休息和营养，适当锻炼，并积极预防呼吸道感染。

（4）请您坚持使用鼻支架1～3个月。

（5）请您按时门诊随访，如有异常情况及时门诊就诊。

（徐 晨 寇 莹）

第九节　齿槽裂护理

一、齿槽裂护理概述

齿槽裂在唇腭裂患者中较多见。齿槽裂的治疗以植骨手术为主,辅以正畸治疗和义齿修复以改善功能和外形。从外形方面来讲,植骨手术可以补充骨组织缺损,使唇颊的外形得到充分支持,增加了面部的丰满程度。牙槽植骨手术的目的在于将已经矫正的牙槽骨在正常腭弓位置上固定下来,以防止裂侧牙槽骨段向内侧凹陷。混合牙列期是进行牙槽嵴植骨的合适年龄段,而植骨的最佳时间为9～12岁尖牙萌出前。在此时植骨,大部分尖牙可正常萌出;可以通过正畸方法移动尖牙关闭裂隙;对上颌骨生长发育干扰较小。

1. 术前护理

(1)做好心理护理,了解患者的心理要求和手术目的,做好解释工作。

(2)了解患者的饮食、服药以及先天性疾病等情况。

(3)协助医生完成手术区域照相,作为手术前后的对比。

(4)协助医生完善术前各项检查,观察牙齿数目和排列及替牙情况,有无牙齿松动。拍口腔全景片,了解齿槽裂隙情况。如发现有异常,及时通知医生。

(5)术前1天漱口3次,成人齿槽裂患者术前剃除会阴部毛发,检查取髂骨处皮肤有无疖痈破溃。消毒取髂骨处。

(6)观察口腔内有无炎症、溃疡等情况,如有应暂停手术,先予以治疗。

(7)预防呼吸道感染,注意保暖。上呼吸道感染时,通知医生手术暂停。

(8)术前指导患者床上大小便。

2. 术后护理

(1)按全麻护理常规,密切观察患者生命体征及病情变化。

(2)体位:取髂骨处术后腹带加压包扎,砂袋压迫24小时,砂袋压迫时绝对卧床,每小时抬臀。取回砂袋后,抬高床头,减轻面部肿胀。

(3)饮食指导:加强热量及蛋白质的摄入,齿槽裂术后用针筒喂无渣冷流质2周,勿用吸管吸吮,勿用门齿啃嚼食物。半流质2周后恢复正常饮食(避免硬性食物),术后1个月可由软食逐渐过渡到普食。

(4)导管护理:术后取髂骨处留置引流管,保持负压引流通畅,妥善固定,避免受压,反折及滑脱,观察记录引流液的色、质、量。

(5)保持口腔清洁,注意口腔有无异味,指导患者每次进食前后饮水,进食后半小时漱口每天3次。

(6)注意患者生命体征变化,保持呼吸道通畅。

3. 健康指导

（1）拆线时间：齿槽裂患者口内缝线无须拆除，取髂骨处缝线术后10天拆除。术后3～6月摄口腔全景片了解植骨成活生长情况。

（2）齿槽裂患者注意饮食的转换。

（3）保持口腔卫生，进食前后多饮水并漱口1周，1周后使用软毛牙刷刷牙，动作轻柔、缓慢，避开手术部位。

（4）注意休息和营养，适当锻炼，取髂骨处避免碰撞，注意保暖，预防呼吸道感染。

（5）定期门诊随访。

二、齿槽裂护理流程

基本要求 {
入院介绍:介绍床位医生及护士

入院评估:对患者安全、皮肤、基础疾病及相应用药情况做出评估
}

↓

术前护理 {
了解患者的心理和社会背景并做好相应指导

术前 1 天漱口 3 次

做好口腔内情况的评估,摄口腔全景片,了解齿槽裂隙情况

术前准备齐全,宣教完整
}

↓

手术日护理 {
测量患者生命体征

备皮,核对患者手圈,取义齿,取下首饰等贵重物品

完成与手术室的交接班并签名

准备全麻术后床边用物

术后与麻醉师交接班,完成围手术期护理记录单

卧位,级别护理,进食时间及种类

妥善固定引流管

砂袋压迫取髂骨处 24 小时,观察伤口渗血情况,砂袋压迫时绝对卧床,

每小时抬臀
}

↓

术后护理 {
观察患者生命体征变化并及时记录,观察伤口渗血情况

观察并正确记录引流液的色、质、量

饮食指导:术后进无渣冷流质

做好口腔护理,漱口每天 3 次
}

↓

健康宣教 {
正确指导患者的饮食

保持口腔卫生,漱口 1 周

用药宣教(遵医嘱)

介绍出院流程,随访指导
}

三、齿槽裂护理质量标准

	基 本 要 求	标准分	日期	得分	扣分原因
术前护理 20分（入院1~3天）	1. 入院介绍：介绍床位医生及护士；入院评估：对患者安全、皮肤、基础疾病及相应用药情况做出评估	2			
	2. 了解患者的心理和社会背景并做好相应指导	2			
	3. 术前1天漱口3次	2			
	4. 做好口腔内情况的评估，摄口腔全景片，了解齿槽裂隙情况	4			
	5. 术前准备齐全，宣教完整	10			
手术日护理 40分	1. 测量患者生命体征	4			
	2. 备皮，核对患者手圈，取义齿，取下首饰等贵重物品	1分/项			
	3. 完成与手术室的交接班并签名	4			
	4. 准备全麻术后床边用物	4			
	5. 术后与麻醉师交接班，完成围术期护理记录单	4			
	6. 卧位，级别护理，进食时间及种类	2分/项			
	7. 妥善固定引流管	7			
	8. 砂袋压迫取髂骨处24小时，观察伤口渗血情况，砂袋压迫时绝对卧床，每小时抬臀	7			
术后护理 20分（术后1~3天）	1. 观察患者生命体征变化并及时记录，观察伤口渗血情况	5			
	2. 观察并正确记录引流液的色、质、量	5			
	3. 饮食指导：术后进无渣冷流质	5			
	4. 做好口腔护理，漱口每天3次	5			
健康宣教 20分（术后3~6天）	1. 正确指导患者的饮食	5			
	2. 保持口腔卫生，漱口1周	5			
	3. 用药宣教（遵医嘱）	5			
	4. 介绍出院流程，随访指导	5			
总分		100			

四、齿槽裂健康教育

1. 术前指导

（1）请您注意保暖，预防上呼吸道感染（感冒）。

（2）术前请您保持口腔清洁，护士会指导您漱口每天3次，取髂骨处消毒后会有护士来替您备皮。

（3）术前请您根据护士的指导训练床上大小便。

2. 术后指导

（1）请您保持口腔清洁，注意口腔内有无异味，每次进食前后请饮水，并根据护士的指导漱口。

（2）取髂骨处术后腹带加压包扎，砂袋压迫24小时，您会有不适反应，请调整心态尽快适应。砂袋压迫时需绝对卧床，请您每小时床上抬臀1次。

（3）术后取髂骨处留置引流管，请您在护士妥善固定后，防止引流管的折叠和牵拉，护士会定时观察并倾倒引流液。术后3～5天医生会根据情况拔除引流管，请您配合。

（4）请您加强热量及蛋白质的摄入，术后用针筒进无渣冷流质2周（包括冷米汤等），勿用吸管吸吮，勿用门齿啃嚼食物；半流质2周（包括粥、汤面、馄饨等）后改为进软食（避免硬性食物如骨头、坚果等）；术后1个月可由软食逐渐过渡到普食。

3. 出院康复指导

（1）口内缝线无须拆除，会自行脱落，取髂骨处缝线10天医生会为您拆除。

（2）如您注意休息和营养，做好保暖工作，预防呼吸道感染。

（3）请您根据护士的指导正确进行饮食的转换。

（4）请您保持口腔卫生，进食前后多饮水，并漱口1周。1周后请您使用软毛牙刷刷牙，动作轻柔、缓慢，避开手术部位。

（5）术后3～6月请您摄口腔全景片了解植骨成活生长情况。

（6）定期门诊随访，您有任何异常情况请随时来门诊就诊。

（寇　莹　徐　晨）

参考文献

[1] 张如鸿，章庆国. 外耳修复再造学[M]. 杭州：浙江科学技术出版社，2014.

[2] 王炜. 整形外科学[M]. 杭州：浙江科学技术出版社，2008.

[3] 张涤生. 整复外科基础与临床[M]. 上海：上海交通大学出版社，2011.

[4] 张涤生. 整复外科学[M]. 上海：上海科学技术出版社，2002.

[5] 顾玉东. 手外科手术学[M]. 上海：上海医科大学出版社，1999.

[6] 中华医学会整形外科分会血管瘤和脉管畸形学组. 血管瘤和脉管畸形诊断和治疗指南（2016版）[J]. 组织工程与重建外科杂志，2016（12）：63-97.

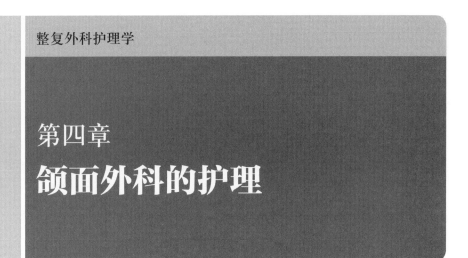

第四章
颌面外科的护理

第一节　眶距增宽症护理

一、眶距增宽症护理概述

眶距增宽症是指两眼眶间骨性距离过度增宽的一种疾病，它是一种症状，可以出现在许多类型的颅面畸形中。眼眶骨性间距的宽度随种族、年龄、性别而有所不同。它实际上是一种累及颅、额、鼻及颌骨的骨发育异常，症状之一就是眼眶间距较正常人为宽。颅面外伤后也可引起眶距增宽症，但表现为单侧或不对称。

1. 术前护理

（1）心理护理：护士应及时和患者沟通，了解手术治疗情况，增加患者的信心。

（2）了解患者的饮食、服药以及先天性疾病等情况。

（3）协助医生完成手术区域照相，作为手术前后的对比。

（4）协助患者完成术前各项检查，如头颅CT，口腔全景片、头影测量正侧位片、电子喉镜、眼科检查等。

（5）皮肤准备：剃光头，剪鼻毛，如取自体肋软骨，胸部备皮。

（6）备血，预防性应用抗生素及止血药，备齐术中用物。

（7）口鼻腔、眼部清洁：给予抗生素类眼药水滴眼鼻1天4次；漱口水漱口1天3次。

（8）做好术后入监护室的准备。

2. 术后护理

（1）按全麻护理常规，密切观察患者生命体征及病情变化。观察患者神志、瞳孔、意识等情况，术后24～48小时出现剧烈头痛、喷射性呕吐、嗜睡、意识不清、高热等，需警惕颅内压增高、颅内出血、脑水肿等并发症，应及时通知医生。

（2）体位：颅内外联合径路手术需去枕平卧，并观察鼻腔有无透明、血性液体流出，如出现脑脊液漏、术中有硬脑膜损伤，应及时联系医生处理。

（3）饮食指导：术后3天给予高热量、高蛋白、易消化的流质饮食，待肠道功能恢复后进半流质饮食，第3周可恢复正常饮食，避免辛辣刺激的食物。如有冠状切口者，进食时减少咀嚼，有利于颞肌瓣恢复。

（4）导管护理：妥善固定引流管，避免受压、反折及滑脱，观察引流液的色、质、量，并正确记录。

（5）保持呼吸道通畅，充分给氧并及时清除口鼻腔分泌物，防止发生呼吸道阻塞。

（6）保持伤口外敷料清洁、干燥，如有渗血、渗液及时通知医生更换。

（7）基础护理：保持口腔清洁，进食后用漱口水漱口。术后患者眼睑均有不同程度水肿，加强眼部护理及时拭去分泌物，抗生素类眼药水滴眼，每天4～6次，夜间用抗生素类眼膏涂眼；每2小时抬臀，预防压疮。

（8）保持大便通畅，如出现便秘，遵医嘱使用开塞露，防止努挣引起颅内压增高。

（9）脑脊液漏的护理：禁止擤鼻涕、鼻腔滴药和冲洗，避免感冒、咳嗽、用力排便等，防止颅内压增高。

3. 健康指导

（1）拆线时间：鼻部术后7天拆线，头部术后10～14天拆线。

（2）注意保持口鼻腔、眼部清洁，做好个人卫生工作。

（3）注意保暖，避免感冒、咳嗽、用力排便、中耳炎等，防止颅内压增高。

（4）定期门诊随访。

二、眶距增宽症护理流程

基本要求
{ 入院介绍:介绍床位医生及护士

入院评估:对患者安全、皮肤、基础疾病及相应用药情况做出评估 }

术前护理
{ 了解患者的心理和社会背景并做好相应指导
口鼻腔、眼部清洁:抗生素类眼药水滴眼鼻 1 天 4 次,漱口水漱口 1 天 3 次
协助医生完成手术区域照相
术前准备齐全,宣教完整 }

手术日护理
{ 测量患者生命体征
备皮,核对患者手圈,取义齿,取下首饰等贵重物品
完成与手术室的交接班并签名
准备全麻后床边用物
术后与麻醉师交接班,完成围术期护理记录单
卧位,级别护理,进食时间及种类
妥善固定引流管
判断患者神志、瞳孔变化,观察呼吸道通畅情况 }

术后护理
{ 观察患者生命体征、神志、瞳孔、尿量变化并正确记录,观察伤口渗血情况
观察并正确记录引流液的色、质、量
饮食指导:流质饮食 3 天后待肠道功能恢复后改为半流质饮食
伤口护理:伤口每天用朗索复合碘消毒液擦拭 1 天 2 次,后用消毒棉
签吸干,保持清洁干燥 }

健康宣教
{ 正确指导患者的饮食
注意保暖,预防感冒及中耳炎,指导正确做好预防脑脊液漏护理
用药宣教(遵医嘱)
介绍出院流程,随访指导 }

三、眶距增宽症护理质量标准

基 本 要 求		标准分	日期	得分	扣分原因
术前护理 20分（入院 1~3 天）	1. 入院介绍：介绍床位医生及护士；入院评估：对患者安全、皮肤、基础疾病及相应用药情况做出评估	2			
	2. 了解患者的心理和社会背景并做好相应指导	2			
	3. 口鼻腔、眼部清洁：抗生素类眼药水滴眼鼻 1 天 4 次，漱口水漱口 1 天 3 次	2			
	4. 协助医生完成手术区域照相	4			
	5. 术前准备齐全，宣教完整	10			
手术日护理 40分	1. 测量患者生命体征	4			
	2. 备皮，核对患者手圈，取义齿，取下首饰等贵重物品	1 分 / 项			
	3. 完成与手术室的交接班并签名	4			
	4. 准备全麻后床边用物	4			
	5. 术后与麻醉师交接班，完成围术期护理记录单	4			
	6. 卧位，级别护理，进食时间及种类	2 分 / 项			
	7. 妥善固定引流管	7			
	8. 判断患者的神志、瞳孔变化，观察呼吸道通畅情况	7			
术后护理 20分（术后 1~3 天）	1. 观察患者生命体征、神志、瞳孔、尿量变化并正确记录，观察伤口渗血情况	5			
	2. 观察并正确记录引流液的色、质、量	5			
	3. 饮食指导：流质饮食 3 天后待肠道功能恢复后改为半流质饮食	5			
	4. 伤口护理	5			
健康宣教 20分（术后 3~6 天）	1. 正确指导患者的饮食	5			
	2. 注意保暖，预防感冒及中耳炎，指导正确做好预防脑脊液漏护理	5			
	3. 用药宣教（遵医嘱）	5			
	4. 介绍出院流程，随访指导	5			
总分		100			

四、眶距增宽症健康教育

1. 术前指导

（1）请您不要在手术前2周食用活血类药物或食物。

（2）护士会根据手术需要为您做术区备皮，如剃光头、剪鼻毛，取肋软骨者胸部备皮。

（3）术前护士会指导您进行头发消毒，先用洗发水清洗头发，然后用0.1%苯扎溴铵溶液消毒，1天2次。

（4）术前护士会指导您进行口鼻腔清洁，术前抗生素类眼药水滴眼鼻，1天4次；漱口水漱口，1天3次。

2. 术后指导

（1）术后入监护室观察，待病情稳定后转回病房。

（2）监护室转回后，护士会指导您去枕平卧位，并床栏加护。如鼻腔内出现透明、血性液体流出，请及时告知医护人员。

（3）术后3天给予高热量、高蛋白、易消化的流质饮食（如牛奶、米汤、果汁等），待肠道功能恢复后进半流质饮食（如粥、馄饨、蒸蛋、豆腐等），第3周可恢复正常饮食，避免刺激、辛辣等食物。如有冠状切口者，请您进食时不可咀嚼。

（4）护士会密切观察您的伤口有无渗血及渗液，头部留置的负压引流球，是为了引流伤口的渗血渗液，请保持引流管通畅，勿扭曲、受压，护士会定期观察并倾倒引流液。术后3 ~ 5天医生会根据情况拔除引流管，请您配合。

（5）术后遵医嘱使用心电监护仪器，请您配合不要随意取下监测设备，以便观察病情。

（6）护士会观察您头部外敷料渗血渗液情况，如敷料潮湿、过松或过紧，护士会联系医生及时为您更换。

（7）请您保持口腔清洁，护士会指导您进食后用漱口水漱口；注意眼部清洁，护士会为您用生理盐水消毒棉签擦拭，抗生素类眼药水滴眼每天4 ~ 6次，夜间涂抗生素类眼膏。

（8）术后请您避免擤鼻涕、鼻腔滴药、冲洗，保持鼻腔通畅。预防感冒、咳嗽、中耳炎等。

（9）保持大便通畅，如出现便秘，切忌努挣，必要时通知医生使用开塞露。

3. 出院健康指导

（1）拆线时间：鼻部术后7天拆线，头皮术后10 ~ 14天拆线。

（2）出院后请您避免擤鼻涕、鼻腔滴药、冲洗等操作，保持鼻腔通畅。保持伤口清洁、干燥。

（3）请您避免重体力劳动或对抗性运动，以免碰撞。注意保暖预防感冒，避免咳嗽、用力排便等，防止颅内压增高。

（4）请您于术后3个月、6个月、1年定期门诊随访。如出现不适或突发状况，请您及时就医以免延误病情。

（王筱菲　周慧芳　张　荧）

第二节　眼眶畸形护理

一、眼眶畸形护理概述

眼眶畸形是各种原因造成眼眶体积、形态及位置的异常。眼眶整复手术是对眼眶外伤、骨折、炎症、肿瘤和先天异常等所致的眼眶畸形进行整形、修复和重建，以及矫正外形、改善容貌、恢复功能。由于先天性因素和后天原因，以及交通事故和工业外伤的增加，眼眶畸形的发病率逐年增多；随着颅面外科技术、影像诊断技术和计算机图像处理技术的进步，以及各类人工合成材料的发明和应用，使很多原来不能手术或难以手术的眼眶畸形得到治疗。

1. 术前护理

（1）心理护理：做好患者及家属的解释工作，加强心理疏导，树立手术信心，配合医护人员工作。

（2）了解患者的饮食、服药以及先天性疾病等情况：术前2周勿食用红花、人参等活血类食物，勿服用抗凝药物，以免增加术中出血的风险。

（3）协助医生完成手术区域的照相，作为手术前后的对比。

（4）协助患者完成术前各项检查：如CT、核磁共振等，排除手术禁忌。

（5）入院后结膜分泌物多或者有眼窝缺损者可用生理盐水做结膜囊冲洗每天1次，如有义眼者每天取出用生理盐水清洗后安放在眼中。泪道损伤或泪囊炎者术前应行泪道冲洗排脓。手术前遵医嘱给予患眼抗生素类眼药水滴眼1天4次。需切取口腔黏膜者，给予漱口液漱口1天3次，做好口腔护理，保持口腔清洁。

2. 术后护理

（1）按全麻护理常规，密切观察生命体征及病情变化，避免呕吐物污染外敷料。

（2）体位：术后可将床头抬高减轻眼睑水肿。

（3）饮食指导：术后进高热量、高蛋白、易消化的软食，忌辛辣刺激的食物。

（4）导管护理：①引流管：妥善固定，避免受压、反折及滑脱，观察记录引流液色、质、量。②导尿管：保持导尿管通畅，妥善固定，避免受压、反折及滑脱，注意尿液的色、质、量，并嘱患者多饮水，会阴护理1天2次。

（5）及时听取患者主诉，若眼部有异常刺痛感应考虑是否有睫毛倒刺的可能，应立即通知医生重新包扎。

（6）外敷料打开暴露后，双眼用抗生素类眼药水滴眼1天4次，夜间用抗生素类眼膏涂眼。

（7）眼窝再造术后要及时擦去分泌物，拆线后眼窝每天用生理盐水棉球擦拭后，将义眼安放在眼中，防止皮片收缩眼窝缩小。

（8）术中切取口腔黏膜者，应告知患者勿舔或吮吸口内伤口。保持口腔清洁，用漱口液漱口1天3次。

（9）注意术后伤口保护，避免受外力碰撞；术后7天内避免沾水，保持手术部位清洁、干燥。

3. 健康指导

（1）拆线时间：术后7天或根据创面愈合情况适当延长。

（2）每天清洗眼窝及义眼，坚持安放义眼在眼窝内6个月，防止眼窝缩小。

（3）坚持用抗生素类眼药水滴眼1天4次，睡前用抗生素类眼膏涂眼。

（4）定期门诊随访。

二、眼眶畸形护理流程

基本要求 {
　入院介绍:介绍床位医生、床位护士

　入院评估:对患者安全、皮肤、基础疾病及相应用药情况做出评估
}

↓

术前护理 {
　了解患者的心理和社会背景并做好相应指导
　眼窝缺损者用生理盐水做结膜囊冲洗每天 1 次;抗生素类眼药水滴眼
　1 天 4 次;给予漱口液漱口 1 天 3 次
　协助医生完成手术区域照相
　术前准备齐全,宣教完整
}

↓

手术日护理 {
　测量患者生命体征
　备皮,核对患者手圈,取义齿,取下首饰等贵重物品
　完成与手术室的交接班并签名
　准备全麻后床边用物
　术后与麻醉师交接班,完成围术期护理记录单
　卧位,级别护理,进食时间及种类
　妥善固定引流管
　观察伤口外敷料包扎紧度,落实防摔跤措施
}

↓

术后护理 {
　观察患者生命体征变化并及时记录,观察伤口渗血情况
　观察并正确记录引流液的色、质、量
　饮食指导,禁食辛辣刺激的食物
　眼部护理
}

↓

健康教育 {
　指导患者正确的饮食
　伤口保护及眼部护理
　用药宣教(遵医嘱)
　介绍出院流程,随访指导
}

三、眼眶畸形护理质量标准

	基本要求	标准分	日期	得分	扣分原因
术前护理 20分（入院 1~3 天）	1. 入院介绍：介绍床位医生及护士；入院评估：对患者安全、皮肤、基础疾病及相应用药情况做出评估	2			
	2. 了解患者的心理和社会背景并做好相应指导	2			
	3. 眼窝缺损者用生理盐水做结膜囊冲洗每天1次；抗生素类眼药水滴眼1天4次；给予漱口液漱口1天3次	2			
	4. 协助医生完成手术区域照相	4			
	5. 术前准备齐全，宣教完整	10			
手术日护理 40分	1. 测量患者生命体征	4			
	2. 备皮，核对患者手圈，取义齿，取下首饰等贵重物品	1分/项			
	3. 完成与手术室的交接班并签名	4			
	4. 准备全麻后床边用物	4			
	5. 术后与麻醉师交接班，完成围术期护理记录单	4			
	6. 卧位，级别护理，进食时间及种类	2分/项			
	7. 妥善固定引流管	7			
	8. 观察伤口外敷料包扎松紧度，落实防摔跤措施	7			
术后护理 20分（术后 1~3 天）	1. 观察患者生命体征变化并及时记录，观察伤口渗血情况	5			
	2. 观察并正确记录引流液的色、质、量	5			
	3. 饮食指导，禁食辛辣刺激的食物	5			
	4. 眼部护理	5			
健康宣教 20分（术后 2~6 天）	1. 正确指导患者饮食	5			
	2. 伤口保护及眼部护理	5			
	3. 用药宣教（遵医嘱）	5			
	4. 介绍出院流程，随访指导	5			
总分		100			

四、眼眶畸形护理健康教育

1. 术前指导

（1）入院后护士会协助您完善各项化验及检查，请妥善保存好您的各类摄片（如CT、核磁共振等），以便术后对照。

（2）请您不要在术前2周食用活血类药物和食物以及血管扩张药、激素类药物等。

（3）术前护士会指导您使用抗生素类眼药水滴眼或鼻腔，1天4次；使用漱口水漱口，1天3次。

（4）入院后若您结膜分泌物多，护士会为您进行结膜囊冲洗每天1次；如果您有义眼，护士会协助您取出，并每天用生理盐水清洗后指导您安放眼内。

2. 术后指导

（1）术后护士会密切观察您的生命体征及病情变化。

（2）术后应保持平卧位，如有呕吐，请将头偏向一侧，待病情稳定可以将床头抬高，有助于减轻头面部肿胀，提高您的舒适度。

（3）护士会遵医嘱指导您正确饮食，注意术后营养补充，进食高热量、高蛋白、易消化的软食（如蛋糕、鸡蛋、大豆、鱼肉等），忌辛辣刺激的食物。

（4）护士会密切观察您的外敷料有无渗血及渗液，头部留置的负压引流，是为了引流伤口内的渗血渗液，防止血肿，请您在护士妥善固定后，勿折叠和牵拉引流管，护士会定时观察并倾倒引流液。术后3～5天医生会根据情况拔除引流管，使用弹力头套，请您配合。

（5）术后若您出现眼部异常刺痛感，请您立即通知医护人员给予重新包扎外敷料。

（6）医生为您打开外敷料后，护士会指导您用抗生素类眼药水滴眼，1天4次，夜间用抗生素类眼膏涂眼。

（7）眼窝再造术后，护士会为您及时擦去分泌物，拆线后眼窝每天用生理盐水棉球擦拭后，将义眼安放在眼中，防止皮片收缩眼窝缩小。

（8）口内切口者，请您勿舔或吮吸口内伤口；保持口腔清洁，每次进食后请您用漱口水漱口。

（9）请您注意伤口保护，避免受外力碰撞；术后7天内避免沾水，保持手术部位清洁、干燥。

3. 出院康复指导

（1）拆线时间：术后7天拆线。

（2）请您出院后短期内避免重体力劳动，勿揉眼，防止挤压或外伤。

（3）请您每天清洗眼窝及义眼，坚持安放义眼在眼窝内6个月，防止眼窝缩小。

（4）出院后请您坚持用抗生素类眼药水滴眼，睡前用抗生素类眼膏涂眼。

（5）定期门诊随访，如有异常疼痛或视力下降应及时就诊。

（赵俊文　方　青　马莉萍）

第三节　颌骨畸形护理

一、颌骨畸形护理概述

颌骨畸形是指因颌骨发育异常所引起的颌骨体积、形态及上下颌骨之间与其他颅颌面骨骼之间的关系异常,随之引起口颌系统功能异常、颜面形态异常。包括有双颌、反颌、偏颌、小颏畸形等等。随着时代的进步与经济的发展,人们的生活水平逐渐提高,越来越多的人追求容貌美观,颌骨畸形不仅会影响患者的美观度,还可能导致患者无法正常咀嚼、闭口,部分患者有呼吸窘迫的表现,降低患者的生活质量,所以患者希望通过手术来改变颌骨畸形。

1. 术前护理

(1)心理护理:了解患者心理要求和手术目的,做好解释工作。

(2)了解患者的饮食、服药以及先天性疾病等情况,术前2周禁用抗凝药物,勿食用红花、人参等活血食物,以免增加术中出血的风险。

(3)协助医生完成手术区域照相,作为手术前后的对比。

(4)协助患者完成术前各项检查,特殊检查如头颅正侧位片,口腔全景片等;术前协助患者定制牙模、颌板;遵医嘱备血。

(5)头发准备:先用洗发水清洁头发,再使用0.1%苯扎溴铵溶液消毒1天2次。

(6)行口内切口患者应保持口腔清洁,术前给予漱口水漱口1天3次;术前洁齿并拔除病灶残牙,确保口腔内无黏膜损伤、破溃,预防感染。

(7)术晨禁用化妆品,取下饰品及隐形眼镜等。

2. 术后护理

(1)按全麻护理常规,密切观察生命体征及病情变化并正确记录,如有异常及时通知医生。

(2)体位:术后床头抬高,以利静脉回流,减轻面部肿胀,提高患者舒适度。

(3)饮食指导:术后留置胃管1周,遵医嘱给予鼻饲流质,1周后去除颌板并拔除胃管,改为口饲流质1周,再逐渐过渡到半流质。

(4)导管护理:引流管必须妥善固定,避免受压、反折及滑落,观察记录引流液的色、质、量。胃管必须妥善固定,避免受压、反折及滑落。每次进食前务必先确认胃管是否在胃内,后采用针筒缓慢注入,每次注入量不超过200mL,防止胃潴留、误吸等并发症的发生。做好鼻腔护理1天2次,保持清洁。

(5)口腔冲洗:由于患者颌间结扎,限制张口活动,口腔缺乏自洁能力,术后口腔清洁尤为重要。可采用注射器冲洗的方法,将生理盐水或漱口液注入口内进行冲洗1天3次,以达到清洁口腔,预防感染的目的。

(6)术后可给予局部冷敷,持续使用至术后48小时,促进微血管收缩,通透性降低,减轻肿胀和出血。

（7）注意观察伤口有无肿胀、血肿，以防舌后坠引起呼吸道阻塞，床旁备好气切包、环甲膜穿刺包、氧气等急救物品。

（8）颌间牵引护理：术后密切观察咬殆关系是否正常，颌间牵引和固定有无松动，牵引角度和力量是否正确，如有异常及时通知医生加固调整，告知患者牵引期间注意口腔制动，避免张口动作。

3. 健康教育

（1）拆线时间：术后10天拆线，术后1个月拆除牵引钉。

（2）术后3个月内忌食辛辣刺激、坚硬、过热、过黏的食物。

（3）坚持佩戴弹力头套1个月，减轻面部肿胀。

（4）颌间结扎护理：一般口内颌板放置3~5天，拆除后用医用橡皮圈结扎，教会患者出院后做好自我护理，结扎时间为1个月，保持口腔清洁及时去除食物残渣。

（5）术后1个月、3个月、6个月定期门诊复查。

二、颌骨畸形护理流程

基本要求
- 入院介绍:介绍床位医生及护士
- 入院评估:对患者安全、皮肤、基础疾病及相应用药情况做出评估

术前护理
- 了解患者的心理和社会背景并做好相应指导
- 口腔清洁:漱口水漱口 1 天 3 次;头发准备:先用洗发水清洁头发,再使用 0.1％苯扎溴铵溶液消毒 1 天 2 次
- 协助医生完成手术区域照相
- 术前准备齐全,宣教完整

手术日护理
- 测量患者生命体征
- 备皮,核对患者手圈,取义齿,取下首饰等贵重物品
- 完成与手术室的交接班并签名
- 准备全麻后床边用物
- 术后与麻醉师交接班,完成围术期护理记录单
- 卧位,级别护理,进食时间及种类
- 妥善固定引流管
- 观察伤口出血以及肿胀情况,外敷料松紧度

术后护理
- 观察患者生命体征变化并及时记录,观察伤口渗血情况
- 观察并正确记录引流液的色、质、量
- 饮食指导:鼻饲流质,1 周后改为口饲流质饮食,逐渐过渡到半流质
- 颌间牵引护理:观察咬𬌗关系是否正常,颌间牵引和固定有无松动,牵引角度和力量是否正确
- 并发症观察及处理

健康宣教
- 指导患者正确的饮食,坚持漱口 1 个月,保持口腔清洁
- 坚持佩戴弹力头套 1 个月
- 颌间结扎护理
- 介绍出院流程,随访指导

三、颌骨畸形护理质量标准

	基 本 要 求	标准分	日期	得分	扣分原因
术前护理20分（入院1~3天）	1. 入院介绍：介绍床位医生及护士；入院评估：对患者安全、皮肤、基础疾病及相应用药情况做出评估	2			
	2. 了解患者的心理和社会背景并做好相应指导	2			
	3. 口腔清洁：漱口水漱口1天3次；头发准备：先用洗发水清洁头发，再使用0.1%苯扎溴铵溶液消毒1天2次	4			
	4. 协助医生完成手术区域照相	4			
	5. 术前准备齐全，宣教完整	8			
手术日护理40分	1. 测量患者生命体征	4			
	2. 备皮，核对患者手圈，取义齿，取下首饰等贵重物品	1分/项			
	3. 完成与手术室的交接班并签名	4			
	4. 准备全麻后床边用物	4			
	5. 术后与麻醉师交接班，完成围术期护理记录单	4			
	6. 卧位，级别护理，进食时间及种类	2分/项			
	7. 妥善固定引流管	7			
	8. 观察伤口出血以及肿胀情况，外敷料松紧度	7			
术后护理20分（术后1~3天）	1. 观察患者生命体征变化并及时记录，观察伤口渗血情况	4			
	2. 观察并正确记录引流液的色、质、量	4			
	3. 饮食指导：鼻饲流质，1周后改为由口进食流质饮食，逐渐过渡到半流质	4			
	4. 颌间牵引护理：观察咬𬌗关系是否正常，颌间牵引和固定有无松动，牵引角度和力量是否正确	4			
	5. 并发症观察及处理	4			
健康宣教20分（术后3~6天）	1. 指导患者正确的饮食，保持口腔清洁	5			
	2. 坚持佩戴弹力头套1个月	5			
	3. 颌间结扎护理	5			
	4. 介绍出院流程，随访指导	5			
总分		100			

四、颌骨畸形健康教育

1. 术前指导

（1）入院后护士会协助您完善各项化验及检查（头颅正侧位片，口腔全景片等）。护士会协助您完成口腔正畸科，定制牙模、颌板等事宜。

（2）如您术前1周不要食用有活血作用的食物，如：红花、人参等，不要服用抗凝药物，如：阿司匹林，以免增加术中出血的风险。

（3）请您保持口腔清洁，术前护士会指导您使用漱口水漱口，1天3次。

（4）术晨请您不要使用化妆品。

2. 术后指导

（1）术后护士会严密观察您的生命体征变化，如您在术后感到外敷料包扎过紧、呼吸困难等现象要及时通知医护人员，医生会及时给予处理。

（2）全麻清醒术后回到病房应保持平卧位，如有呕吐，头偏向一侧，术后可将床头抬高，这样有助于减轻面部肿胀，提高您的舒适度。

（3）术后会出现面部肿胀的情况，护士会指导您使用冰袋冷敷，持续使用至术后48小时，减轻肿胀和出血。

（4）保持负压引流通畅，请您在下床活动或者变换体位时注意保护引流管，以免造成导管的折叠、挤压或滑脱，一般术后3~5天会拔除引流管。术后护士会为您妥善固定胃管，请不要自行拔除或拉扯胃管，如有不适请您立即告知医护人员。

（6）请您保持口腔清洁，颌板放置期间护士会协助您用生理盐水或漱口水冲洗口腔，待颌板取下，每次进食后请您坚持用漱口水漱口，1天3次。

（7）术后您将留置胃管，护士会为您通过胃管注入流质饮食，如在进食过程中感到腹胀、呼吸不畅等情况，请您立即示意护士停止进食；一般于术后1周，医生会为您取下颌板并拔除胃管，此时可由口进食流质饮食（如牛奶、米汤、果汁等），1周后逐渐过渡到半流质（如粥、面条、馄饨、蒸蛋等）。

（8）术后24小时内仍需要加压包扎，2～3天后打开外敷料，更换弹力头套，并坚持佩戴1个月。请您注意头套的松紧度，如压迫过紧请您告知医护人员及时给予调整。

3. 出院康复指导

（1）拆线时间：术后10天拆线，术后1个月拆除牵引钉。

（2）出院后请您坚持佩戴弹力头套1个月，减轻面部肿胀。

（3）颌间结扎时间为1个月，请您坚持使用漱口水漱口，保持口腔清洁、无异味，促进食欲。

（4）术后3个月内忌食辛辣刺激、坚硬、过热的食物。

（5）请您术后1个月、3个月、6个月定期门诊复查。

（季佳琰　许小萍　王惠芬）

第四节　Crouzon综合征护理

一、Crouzon综合征护理概述

Crouzon综合征是一组由多发性颅部骨缝和面部骨缝早闭引起的颅部和面部复合畸形的症候群,常伴颅内压增高症。畸形主要表现为上颌骨严重后缩、突眼。其发生原因可能为多颅面缝早闭,蝶骨发育不全,导致前颅底狭窄变短、眶上缘发育不足;加之双侧冠状缝早闭,并伸展到侧颅缝和颅顶缝,造成上颌骨严重发育不足及中颅凹突入眼眶的代偿性膨出,眶腔过浅,不能容纳整个眼球,最终产生眼球突出。

1.术前护理

(1)心理护理:护士应及时和患者沟通,了解手术治疗情况,增加患者的信心。

(2)了解患者的饮食、服药以及先天性疾病等情况。

(3)协助医生完成手术区域照相,用于手术前后对比。

(4)协助患者完成术前各项检查,如头颅CT,口腔全景片、头影测量正侧位片、电子喉镜、眼科检查等。

(5)皮肤准备:剃光头,剪鼻毛,如取自体肋软骨,胸部备皮。

(6)遵医嘱备血,预防性应用抗生素及止血药。

(7)口鼻腔、眼部清洁:给予抗生素类眼药水滴眼鼻1天4次;漱口水漱1天3次。

(8)做好入监护室准备。

2.术后护理

(1)按全麻护理常规,密切观察患者生命体征及病情变化。观察患者神志、瞳孔、意识等情况,术后24～48小时若出现剧烈头痛、喷射性呕吐、嗜睡、意识不清、高热等,需警惕颅内压增高、颅内出血、脑水肿等,及时通知医生。

(2)体位:颅内外联合径路术后需去枕平卧,观察鼻腔有无透明、血性液体流出,如出现脑脊液漏,可能术中有硬脑膜损伤,应及时联系医生处理。

(3)饮食指导:术后3天给予高热量、高蛋白、易消化的流质饮食,待肠道功能恢复后进半流质饮食。如有冠状切口者,进食时不可咀嚼,有利于颞肌瓣恢复。

(4)导管护理:术后留置引流管,妥善固定,避免受压、反折及滑脱,观察记录引流液的色、质、量。

(5)保持呼吸道通畅,充分给氧,并及时清除口鼻腔分泌物,防止发生呼吸道阻塞。

(6)基础护理:保持口腔清洁,每次进食后用漱口水漱口1天3次。术后患者眼睑均有不同程度水肿,加强眼部护理及时拭去分泌物,用抗生素类眼药水滴眼,每天4～6次,夜间用抗生素类眼膏涂眼;2小时1次抬臀,预防压疮。

(7)保持大便通畅,如出现便秘,遵医嘱使用开塞露,防止用力排便引起颅内压增高。

(8)外置牵引器护理:每天2次在牵引器固定处用医用酒精消毒后,涂抹抗生素类眼膏,保持伤口和外置牵引器清洁。

3. 健康指导

(1)拆线时间:鼻部术后7天拆线,头皮术后10～14天拆线,口内伤口术后10天拆线。

(2)注意术区保护,切勿碰撞。牵引器固定处,局部给予医用酒精消毒后抗生素类眼膏涂抹,教会患者正确调节牵引器刻度,并正确记录。

(3)注意保持口鼻腔、耳部及眼部清洁,指导患者禁止擤鼻、鼻腔给药、冲洗等操作。

(4)注意保暖,避免咳嗽、用力排便等,防止颅内压增高。

(5)定期门诊随访。

二、Crouzon综合征护理流程

基本要求
- 入院介绍：介绍床位医生及护士
- 入院评估：对患者安全、皮肤、基础疾病及相应用药情况做出评估

↓

术前护理
- 了解患者的心理和社会背景并做好相应指导
- 口鼻腔、眼部清洁：抗生素类眼药水滴眼鼻1天4次，漱口水漱口1天3次
- 协助医生完成手术区域照相
- 术前准备齐全，宣教完整

↓

手术日护理
- 测量患者生命体征
- 备皮，核对患者手圈，取义齿，取下首饰等贵重物品
- 完成与手术室的交接班并签名
- 准备全麻后床边用物
- 术后与麻醉师交接班，完成围术期护理记录单
- 卧位，级别护理，进食时间及种类
- 妥善固定引流管
- 判断患者神志、瞳孔变化，观察呼吸道通畅情况

↓

术后护理
- 观察患者生命体征、神志、瞳孔、尿量变化并正确记录，观察伤口渗血情况
- 观察并正确记录引流液的色、质、量
- 饮食指导：流质饮食3天后待肠道功能恢复后改为半流质饮食
- 外置牵引器护理

↓

健康宣教
- 正确指导患者的饮食
- 注意保暖，预防感冒及中耳炎
- 指导正确牵引器调节方法
- 介绍出院流程，随访指导

三、Crouzon综合征护理质量标准

	基 本 要 求	标准分	日期	得分	扣分原因
术前护理20分（入院1~3天）	1. 入院介绍：介绍床位医生及护士；入院评估：对患者安全、皮肤、基础疾病及相应用药情况做出评估	2			
	2. 了解患者的心理和社会背景并做好相应指导	2			
	3. 口鼻腔、眼部清洁：抗生素类眼药水滴眼鼻1天4次，漱口水漱口1天3次	2			
	4. 协助医生完成手术区域照相	4			
	5. 术前准备齐全，宣教完整	10			
手术日护理40分	1. 测量患者生命体征	4			
	2. 备皮，核对患者手圈，取义齿，取下首饰贵重物品	1分/项			
	3. 完成与手术室的交接班并签名	4			
	4. 准备全麻后床边用物	4			
	5. 术后与麻醉师交接班，完成围术期护理记录单	4			
	6. 卧位、级别护理，进食时间及种类	2分/项			
	7. 妥善固定引流管	7			
	8. 判断患者神志、瞳孔变化，观察呼吸道通畅情况	7			
术后护理20分（术后1~3天）	1. 观察患者生命体征、神志、瞳孔、尿量变化并正确记录，观察伤口渗血情况	5			
	2. 观察并正确记录引流液的色、质、量	5			
	3. 饮食指导	5			
	4. 外置牵引器护理	5			
健康宣教20分（术后3~6天）	1. 正确指导患者的饮食	5			
	2. 注意保暖，预防感冒及中耳炎	5			
	3. 指导正确牵引器调节方法	5			
	4. 介绍出院流程，随访指导	5			
总分		100			

四、Crouzon 综合征健康教育

1. 术前指导

（1）请您不要在手术前2周食用活血的食物或药物。

（2）术前护士会根据手术需要为您做术区备皮，如剃光头、剪鼻毛，取肋软骨者胸部备皮。

（3）术前护士会指导您进行口鼻腔清洁，给予抗生素类眼药水滴眼鼻，1天4次；漱口水漱口，1天3次。

2. 术后指导

（1）术后入监护室观察，待病情稳定后转回病房。

（2）监护室转回病房后，护士会指导您去枕平卧位，并床栏加护。护士会协助您每2小时翻身1次，预防压疮。

（3）术后3天给予高热量、高蛋白、易消化的流质饮食（如牛奶、米汤、果汁等），待肠道功能恢复后进半流质饮食（如粥、馄饨、蒸蛋、豆腐等），第3周起可恢复正常饮食，避免辛辣刺激的食物。如有冠状切口者，请您进食时不可咀嚼。

（4）护士会密切观察您的伤口有无渗血及渗液，头部留置的负压引流球，是为了引流伤口的渗血渗液，请保持引流管通畅，勿扭曲、受压，护士会定期观察并倾倒引流液。术后3～5天医生会根据情况拔除引流管，请您配合。

（5）遵医嘱护士会为您使用心电监护仪器，以便观察病情，请您配合不要随意取下身上监测设备，以免延误病情。

（6）请您保持口腔清洁，护士会指导您进食后用漱口水漱口；注意眼部清洁，护士会为您用生理盐水消毒棉签擦拭，用抗生素类眼药水滴眼每天4～6次，夜间涂抗生素类眼膏。

（7）护士会为您做好外置牵引器护理，每天2次在牵引器固定处用医用酒精消毒后，用抗生素类眼膏涂抹，保持伤口和外置牵引器清洁、干燥。

（8）如鼻腔内出现透明、血性液体流出，请您及时告知医护人员。请您禁止擤鼻涕、鼻腔滴药、冲洗等操作，保持鼻腔通畅；避免用力打喷嚏、擤鼻、咳嗽等。

（9）保持大便通畅，如出现便秘，切忌努挣，必要时遵医嘱使用开塞露。

3. 出院健康指导

（1）拆线时间：鼻部术后7天拆线，头皮术后10～14天拆线，口内伤口术后10天拆线。

（2）放置外置式牵引器的患者应保护面部，切勿碰撞，以免影响手术效果。牵引器固定处保持清洁干燥，局部给予医用酒精消毒后用抗生素类眼膏涂抹。护士会教会您正确调节牵引器刻度，并正确记录。

（3）出院后请您禁止擤鼻涕、鼻腔滴药、冲洗，保持鼻腔通畅。保持伤口清洁、干燥。

（4）请您避免重体力劳动或对抗性运动，以免碰撞。注意保暖预防感冒，避免咳嗽、

用力排便等,防止颅内压增高。

(5)请您术后3个月、6个月、1年定期门诊随访。如出现不适或突发状况,请您及时就医以免延误病情。

(王筱菲　许小萍)

第五节　半侧颜面短小畸形护理

一、半侧颜面短小畸形护理概述

半侧颜面短小畸形（hemifacial microsomia）简称半面短小（HFM），是一种以面部多种组织结构发育不良为特点的先天性疾病，仅次于唇腭裂畸形的第二位常见的先天性颅面畸形，发生率为1/3 500 ~ 1/5 600，中国是世界三大高发地区之一。主要表现为一侧下颌骨发育不全，同时累及面部多个器官，造成面部不对称及咬骀平面不对称，目前骨延长术是唯一有效的下颌骨治疗手段。

1. 术前指导

（1）心理护理：首先评估和了解患者的心理需求，取得患者的配合，有利于手术进行。

（2）了解患者的饮食和服药情况，术前2周禁用血管扩张药、抗凝药。

（3）协助医生完成手术区域照相，包括头面部正位、侧位、45°斜位及咬骀平面，作为手术前后的对比。

（4）协助患者完成术前各项常规及特殊检查，如全头颅CT1mm平扫＋三维重建、3D打印模型及术前个性化数字设计。

（5）口腔准备：加强口腔清洁，术前洁齿并拔除病灶残牙，保证口腔黏膜无溃疡、破溃，给予漱口水漱口1天3次。小儿患者嘱多饮水。

（6）头发准备：剃除患侧环耳2指头发，先用洗发水清洁头发，再使用0.1%苯扎溴铵溶液消毒1天2次。

2. 术后指导

（1）按全麻护理常规，密切观察生命体征及病情变化。

（2）体位：术后可抬高床头，有利于血液循环，减轻面部肿胀。

（3）饮食指导：术后留置胃管，遵医嘱给予鼻饲流质2周，联系营养科共同制定个体化营养治疗方案，确保营养摄入。

（4）导管护理：引流管必须妥善固定，避免受压、反折及滑脱，观察记录引流液色、质、量。胃管必须妥善固定，避免受压、反折及滑落。每次进食前务必先确认胃管是否在胃内，采用针筒缓慢注入，每次注入量不超过200mL，防止胃潴留、误吸等并发症的发生。做好鼻腔护理1天2次，保持清洁。

（5）口腔护理1天2次，可借助口镜，用生理盐水棉球擦拭口内伤口并漱口，保持口腔清洁，预防伤口感染。

（6）牵引器护理：术后3 ~ 7天开始，协助医生指导患者运用牵引器钥匙转圈进行延长，根据手术设计旋转相应的圈数，并及时准确记录。每天牵引前进行口外伤口消毒护理，保持延长杆周围的皮肤清洁、干燥。

3. 健康指导

（1）拆线时间：口内缝线为可吸收线，无须拆除，口外缝线术后10天拆除。

（2）饮食指导：术后鼻饲流质2周，半流质2周，之后逐渐过渡到普食，加强优质蛋白的摄入，避免生硬刺激性食物。

（3）伤口护理：出院1周内，口内切口最易发生感染，应重视口腔清洁，可使用生理盐水消毒棉签进行清洁。如小儿患者无法配合，可指导患者家属使用医用针筒抽取适量生理盐水进行反复多次冲洗。

（4）牵引器的保护：避免剧烈运动及对抗性较强的体育项目，提高患儿及家长的安全防范意识。指导正确睡姿，勿压迫患侧。

（5）定期门诊随访：出院后2周开始定期门诊随访，复查口腔全景片，检查牵引是否到位有效。

二、半侧颜面短小畸形护理流程

基本要求
- 入院介绍:床位医生及护士
- 入院评估:对患者安全、皮肤、基础疾病及相应用药情况做出评估

术前护理
- 了解患者的心理和社会背景并做好相应指导
- 头发消毒:先用洗发水清洁头发,再使用 0.1% 苯扎溴铵溶液消毒 1 天 2 次
- 协助医生完成手术区域照相
- 术前准备齐全,宣教完整

手术日护理
- 测量患者生命体征
- 备皮,核对患者手圈,取义齿,取下首饰等贵重物品
- 完成与手术室的交接班并签名
- 准备全麻后床边用物
- 术后与麻醉师交接班,完成围手术期护理记录单
- 卧位,级别护理,进食时间及种类
- 妥善固定引流管及胃管
- 观察伤口外敷料包扎的松紧情况,小儿患者落实防摔跤措施

术后护理
- 观察患者生命体征变化并及时记录,观察伤口渗血情况
- 观察并正确记录引流液的色、质、量
- 饮食指导:鼻饲流质 2 周,半流质 2 周之后逐渐过渡到普食
- 口腔护理及牵引器护理
- 并发症的观察与处理

健康宣教
- 正确指导患者的饮食与运动
- 指导伤口护理及牵引器转圈延长并正确记录
- 用药宣教(遵医嘱)
- 介绍出院流程,随访指导

三、半侧颜面短小畸形护理质量标准

	基 本 要 求	标准分	日期	得分	扣分原因
术前护理 20 分（入院 1~3 天）	1. 入院介绍：介绍床位医生及护士；入院评估：对患者安全、皮肤、基础疾病及相应用药情况做出评估	2			
	2. 了解患者的心理和社会背景并做好相应指导	2			
	3. 头发消毒：先用洗发水清洁头发，再使用 0.1% 苯扎溴铵溶液消毒 1 天 2 次	2			
	4. 协助医生完成手术区域照相	4			
	5. 术前准备齐全，宣教完整	10			
手术日护理 40 分	1. 测量患者生命体征	4			
	2. 备皮，核对患者手圈，取义齿，取下首饰等贵重物品	1 分 / 项			
	3. 完成与手术室的交接班并签名	4			
	4. 准备全麻后床边用物	4			
	5. 术后与麻醉师交接班，完成围术期护理记录单	4			
	6. 卧位，级别护理，进食时间及种类	2 分 / 项			
	7. 妥善固定引流管及胃管	7			
	8. 观察伤口外敷料包扎的松紧情况，小儿患者落实防摔跤措施	7			
术后护理 20 分（术后 1~3 天）	1. 观察患者生命体征变化并及时记录，观察伤口渗血情况	4			
	2. 观察并正确记录引流液的色、质、量	3			
	3. 饮食指导：鼻饲流质 2 周，半流质 2 周之后逐渐过渡到普食	3			
	4. 口腔护理及牵引器护理	5			
	5. 并发症的观察与处理	5			
健康宣教 20 分（术后 3~6 天）	1. 正确指导患者的饮食与运动	5			
	2. 指导伤口护理及牵引器转圈延长并正确记录	5			
	3. 用药宣教（遵医嘱）	5			
	4. 介绍出院流程，随访指导	5			
总分		100			

四、半侧颜面短小畸形健康教育

1. 术前指导

（1）入院后护士会协助您完善各项化验及检查，请妥善保存好您的各类摄片，以便术后对照。

（2）如您不要在手术前2周食用人参、血管扩张药、激素类药物。

（3）术前请您配合理发，护士会指导您进行头发消毒，并清洁沐浴；术晨护士会为您梳头扎辫，充分暴露术区。

（4）请您术前做好口腔清洁工作，术前护士会指导您使用漱口水漱口，1天3次。小儿患者请多饮水。

（5）术前医生会为您照相，作为手术前后的对比。

2. 术后指导

（1）术后第1天护士会为您抬高床头，有利于血液循环，减少头部肿胀。

（2）护士会密切观察您的外敷料有无渗血及渗液，面部留置的负压引流，是为了引流伤口内的渗血渗液，防止血肿，请您在护士妥善固定后，防止引流管的折叠和牵拉，护士会定时观察并倾倒引流液。术后3~5天医生会根据情况拔除引流管，使用弹力头套，请您配合。

（3）术后会为您留置胃管，护士会为您通过胃管注入流质饮食，如在进食过程中感觉腹胀、呼吸不畅等情况，请您立即示意护士停止进食；一般于术后2周，医生会为您拔除胃管，此时口内可进食流质饮食（如米汤、果汁、豆浆等），2周后逐渐过渡到半流质（粥、面条、蒸蛋、豆腐等）。

（4）护士会为您进行口腔护理，用生理盐水棉球清洁口腔，预防感染。

（5）术后3~7天开始，根据手术设计，医护人员会教您进行牵引器转圈延长颌骨，以及如何进行牵引伤口消毒、包扎等护理，请您学会转圈方法及伤口护理方法并准确记录。

3. 出院康复指导

（1）拆线时间：口内为可吸收线，无须拆除，口外缝线术后10天拆除。

（2）术后2周请您门诊随访，复查口腔全景片，检查牵引情况。

（3）饮食：术后鼻饲流质2周，半流质2周，之后逐渐过渡到普食，多补充优质蛋白，如牛奶、鸡蛋等，避免坚硬食物。

（4）牵引器的保护：请不要参加对抗性较强的体育项目，如篮球、足球等，注意安全保护。夜间入睡时请您取健侧卧位，勿压迫。

（5）牵引器的旋转牵引及护理：

①操作前请您认真洗手，用医用酒精浸泡牵引钥匙30分钟，让患儿平躺，不要穿高领衣服，先将酒精棉球自皮肤及牵引器接触部位由内向外螺旋式擦拭2~3次，消毒范围直径10cm，清除血痂或其他污染伤口物。对牵引器金属杆、金属关节部位、切口周围进

行重点消毒。

②牵引器钥匙转圈：用镊子固定牵引器，用消毒后的牵引器钥匙对准牵引器进行转圈，以钥匙头端的锁孔为标志，每次顺时针旋转2圈。请在每次转圈后及时记录转圈的时间与圈数，便于复查时与医生交流。

③包扎方法：用1条碘仿纱布湿巾包裹牵引杆1圈，外面包绕1块无菌纱布，贴少许胶带固定纱布。

④其他情况：取下切口敷料观察，如有脓性分泌物及时联系医生复诊。在牵引至3~4周时，可能会遇到牵引阻力增大、过紧的情况，此时请您尽快来院随访，复查头颅正侧位和口腔全景片X片，由医生判断是否牵引到位。

（周慧芳　石嘉栋　周燕春）

第六节 颅骨缺损护理

一、颅骨缺损护理概述

颅骨缺损是颅脑损伤患者伤后及术后较常见的后遗症。由于脑组织失去了正常颅骨的屏障作用而易受伤,且颅骨缺损能引起各种症状和影响外观,常需行颅骨修补成形术。

1. 术前护理

(1)心理护理:患者因外貌不佳,会有自卑抑郁感,不愿与人交流,容易诱发患者过度敏感,情绪易怒。护士应及时和患者沟通,了解手术治疗情况,对整个手术过程进行详细介绍和指导,增加患者的信心,这有利于手术。

(2)了解患者的饮食、服药以及外伤史和(癫痫史)等情况。

(3)协助医生完成手术区域照相,作为手术前后对比。

(4)协助患者完善各项检查:如头颅CT等。

(5)皮肤准备:剃光头,并清洁沐浴。

(6)遵医嘱备血,预防性使用抗生素及止血药,备齐术中用物。

(7)做好术后入监护室准备。

2. 术后护理

(1)按全麻护理常规,严密观察生命体征变化、神志、瞳孔、意识等情况,术后24～48小时若出现剧烈头痛、喷射性呕吐、意识不清等,需警惕颅内压增高、颅内出血、脑水肿等可能。术后若患者意识由清醒转为嗜睡或烦躁不安,表明颅内压急剧增高,遵医嘱使用脱水药物(如甘露醇),降低颅内压;若发现有进行性的语言功能障碍及肢体肌力持续下降,则提示病情加重,应立即通知医生给予对症处理。

(2)体位:术后取平卧位,术后1天可抬高床头。

(3)饮食指导:术后进流质1天后,改为半流质,鼓励患者进食高蛋白、高维生素、易消化食物,避免辛辣刺激和硬性食物,以限制张口咀嚼活动。

(4)导管护理:引流管必须妥善固定,避免受压、反折及滑脱,观察记录引流液的色、质、量。

(5)注意外敷料有无松动、渗血等情况,观察切口周围头皮情况,有无肿胀、压痛感或皮下积液,如有异常及时通知医生处理。

(6)注意术区保护,告知患者勿用手挠抓伤口,修剪指甲。拆线后待伤口愈合后方能洗头,以预防切口感染。

(7)预防癫痫发作:术后遵医嘱给予抗癫痫药物治疗(如注射用丙戊酸钠);警惕癫痫征兆的发生,如患者突然现一侧肢体抽动或全身抽搐,意识丧失,口吐白沫等,提示患者出现继发癫痫,应立即报告医生给予处理。

3. 健康指导

（1）拆线时间：术后10天根据伤口情况拆线。

（2）头部保护：伤口愈合前勿洗头，避免抓破修补部位皮肤发生感染。在未达到骨性愈合前，注意局部保护，外出时可佩戴帽子保护伤口。避免碰撞头部，以防骨瓣错位及骨折。

（3）休息和活动：注意劳逸结合、生活有规律、饮食健康。合并肢体功能障碍者，教会其功能锻炼的方法，回家后继续坚持锻炼。如植入钛网的患者，告知不可在高温环境下长期工作，夏天外出应戴遮阳帽，头部不可长时间暴晒。

（4）癫痫预防：合并癫痫的患者，嘱出院后继续遵医嘱服用抗癫痫药物，切不可突然停药，以免诱发癫痫发作。教会家属在患者癫痫大发作时采取的急救方法，即将患者头部偏向一侧，迅速解开衣扣，以软物垫塞在牙齿之间，以防咬伤舌和颊部。应有专人守护防止坠床，不可强行按压抽搐的肢体。

（5）门诊随访：出院后1个月、6个月、1年分别复查CT，查看植入后的颅骨瓣有无异常及生长情况。

二、颅骨缺损护理流程

基本要求 { 入院介绍:介绍床位医生及护士

入院评估:对患者安全、皮肤、基础疾病及相应用药情况做出评估

术前护理 { 了解患者的心理和社会背景并做好相应指导
术前剃光头
协助医生完成手术区域照相
术前准备齐全,宣教完整

手术日护理 { 测量患者生命体征
备皮,核对患者手圈,取义齿,取下首饰等贵重物品
完成与手术室的交接班并签名
准备全麻后床边用物
术后与麻醉师交接班,完成围手术期护理记录单
卧位,级别护理,进食时间及种类
妥善固定引流管
观察伤口外敷料包扎的松紧情况

术后护理 { 观察患者生命体征变化并及时记录,观察伤口渗血情况
观察并正确记录引流液的色、质、量
饮食指导:流质饮食 1 天后改为无渣半流质饮食,1 周后进软食
并发症的观察与处理

健康宣教 { 正确指导患者的饮食
术区保护
癫痫预防
用药宣教(遵医嘱)
介绍出院流程,随访指导

三、颅骨缺损护理质量标准

	基 本 要 求	标准分	日期	得分	扣分原因
术前护理 20分（入院1~3天）	1. 入院介绍：介绍床位医生及护士；入院评估：对患者安全、皮肤、基础疾病及相应用药情况做出评估	2			
	2. 了解患者的心理和社会背景并做好相应指导	2			
	3. 术前剃光头	2			
	4. 协助医生完成手术区域照相	4			
	5. 术前准备齐全，宣教完整	10			
手术日护理 40分	1. 测量患者生命体征	4			
	2. 备皮，核对患者手圈，取义齿，取下首饰等贵重物品	1分/项			
	3. 完成与手术室的交接班并签名	4			
	4. 准备全麻后床边用物	4			
	5. 术后与麻醉师交接班，完成围术期护理记录单	4			
	6. 卧位，级别护理，进食时间及种类	2分/项			
	7. 妥善固定引流管	7			
	8. 观察伤口外敷料包扎的松紧情况	7			
术后护理 20分（术后1~3天）	1. 观察患者生命体征变化并及时记录，观察伤口渗血情况	5			
	2. 观察并正确记录引流液的色、质、量	5			
	3. 饮食指导：流质饮食1天后改为无渣半流质饮食，1周后进软食	5			
	4. 并发症的观察与处理	5			
健康宣教 20分（术后3~6天）	1. 正确指导患者的饮食	5			
	2. 术区保护及癫痫预防	5			
	3. 用药宣教（遵医嘱）	5			
	4. 介绍出院流程，随访指导	5			
总分		100			

四、颅骨缺损健康教育

1. 术前护理

（1）做好心理护理：护士会及时和您沟通，让您了解手术治疗情况，减轻焦虑。

（2）请您不要在手术前2周使用人参、血管扩张药、激素类药物。

（3）入院后护士会协助您完成手术区域照相，作为手术前后的对比。

（4）入院后护士会协助您完成各项常规化验检查。需备血的患者，护士会告知您办理相关的手续流程。

（5）根据手术部位剃除毛发，并清洁沐浴，如病灶在头面部请您配合理光头，做好个人卫生工作。

（6）护士会协助您做好术后入监护室的准备。

2. 术后护理

（1）护士会密切观察您的生命体征及病情变化。

（2）术后回到病房应保持平卧位，如有呕吐，请您头偏向一侧，术后可以将床头抬高，有助于减轻面部肿胀，提高您的舒适度。

（3）饮食的选择：请您进食流质饮食（如牛奶、米汤、果汁等）1天后，改为半流质饮食（如粥、面条、馄饨、蒸蛋等），1周后改为软食，请您尽量减少张口及咀嚼活动。

（4）保持负压引流通畅，请您在下床活动或者变换体位时注意保护引流管，以免造成导管的折叠、挤压或滑脱，护士会加强巡视观察，一般术后3~5天根据情况拔除引流管。术后若出现外敷料松动，伤口周围头皮肿胀、压痛等情况，请您及时通知医护人员。

（5）术后请您勤剪指甲，不要随意用手抓挠伤口。拆线后1个月可以洗头，预防切口感染。

3. 出院健康指导

（1）拆线时间：术后10天，根据伤口愈合情况拆线。

（2）头部保护：伤口愈合前请您不要洗头，动作宜缓慢轻柔，避免抓破修补部位皮肤。在伤口完全愈合前注意局部保护，外出时可佩戴帽子。请您尽可能避免人多嘈杂的公共场所，防止碰撞、撞击伤口。

（3）休息和活动：请您避免过度用脑，保证充足睡眠、生活有规律、饮食营养。合并肢体功能障碍的患者，护士会指导您功能锻炼的方法，并请您回家后务必坚持锻炼。如您术中植入钛网，请不要在高温环境下长期工作，夏天外出应戴遮阳帽，头部不可长时间暴晒。

（4）癫痫预防：出院后请您继续按医嘱服用抗癫痫药物，请不要突然停药，以免诱发癫痫发作。护士会在您出院前教会家属，发生癫痫时的急救方法，请您保持心情愉快，避免情绪波动。

（5）请您在出院后1个月、6个月、1年分别复查CT，定期门诊随访。

（曹璇君 姜莉华）

第七节　面瘫护理

一、面瘫护理概述

面瘫是由多种原因造成的面神经损害,是以表情功能丧失和组织营养障碍为主要表现的综合征。其临床表现为面部表情肌功能不全或丧失,导致口角歪斜,眼睑闭合不全,面部表情呆滞,言语不便,患侧口腔滞留食物,甚至患侧角膜混浊,失明,造成丑陋面容,影响了正常的工作和学习。

1. 术前护理

(1) 心理护理:在交谈中充分做到尊重、理解和接受患者的感受和想法,建立良好的护患关系。

(2) 了解患者的饮食、服药以及先天性疾病等情况。

(3) 协助医生完成手术区域照相,术前静态拍摄和动态摄像以观察患者自然言语和表情的情况,作为手术前后的对比。

(4) 协助患者完成术前各项检查,特殊检查为肌电图、三维激光扫描和血管定位B超。

(5) 皮肤准备:术前剃除患侧耳周4 ~ 5cm头发,清洗后用0.1%苯扎溴铵溶液消毒1天2次。术晨梳发,充分暴露手术区。取股薄肌者备会阴部和供区大腿,取腓肠神经者备小腿,取掌长肌腱者备前臂。

(6) 口腔准备:因手术部位邻近口腔,故术前应加强口腔清洁工作,可让患者洁齿,拔除病灶残牙,术前给予漱口水漱口1天3次。

(7) 抽烟者需戒烟。

2. 术后护理

(1) 按全麻护理常规,密切观察生命体征及病情变化。床边备吸引器。观察体温变化,避免感染。

(2) 体位:术后平卧位,勿压迫患侧面部,抬高术侧肢体;指导患者2小时1次抬臀、床上翻身以及下肢活动的方法,预防下肢深静脉血栓的发生,在病情允许情况下督促患者尽早下床活动,促进康复。

(3) 饮食指导:术后指导患者进营养丰富、清淡易消化流质饮食,忌酸辣刺激食物。行悬吊或游离肌瓣移植的患者术后避免吮吸动作,限制张口咀嚼等口周活动,可用喂食器或汤勺进食。

(4) 导管护理:①引流管必须妥善固定,避免受压、反折及滑脱,观察记录引流液的色、质、量;②导尿管必须保持导尿管通畅,妥善固定,避免受压、反折及滑脱。会阴护理1天2次,并嘱患者多饮水。

(5) 口腔护理:有口内切口患者应加强术后的口腔护理,消毒棉签清理切口表面分泌物及食物残渣。

（6）颈部制动：使用胸锁乳突肌者术后2周内起床时必须托头，颈部勿用力，转身时头和身体呈一直线，避免肌瓣收缩引起固定点松动。

（7）肌瓣监护：行游离肌瓣移植患者术后应密切关注肌瓣的血供。勿压迫血管蒂，术后患者面颊部中点、上唇区域触碰时动作轻柔，勿按摩揉压；患者返回病房时即需观察患侧咬肌-下颌骨交界处包扎松紧度是否适宜。按医嘱定时监测超声多普勒，术后第1天多普勒超声监测每小时1次，如无异常术后2天改为每2小时1次，如无异常术后3天改为每4小时1次，如无异常术后4天改为1天3次。术后医生会使用缝线标记需要听取的动脉搏动音和静脉搏动音的点（多普勒监测点多位于肌瓣所在区域的面部皮肤），多普勒超声仪涂抹凝胶后轻轻放置于标记点上，勿重压于皮肤上。动脉搏动音为尖锐的喷射音，而静脉搏动音为柔和的吹风音。由于手术刺激，患侧皮瓣及皮下肌瓣可发生反应性的组织水肿，水肿可能造成动脉搏动音和静脉搏动音偏离原本的标记点，这时可在标记点附近寻找，寻找时多普勒超声仪勿在皮肤上直接滑动，以免噪声影响判断，应当轻拿轻放，一般可很快找到原本的动脉搏动声和静脉搏动声。

（8）并发症腮腺瘘的观察与护理：术后清淡流质饮食，忌酸辣刺激性的食物，及时听取患者是否有耳周酸痛和酸胀的主诉，如有以上情况发生，及时通知医生并做好患者的解释工作。可给予耳周放置两指宽u字形分布的干棉球局部加压。

3. 健康指导

（1）拆线时间：面部7～9天；口内：至少14天或者自行脱落；发鬓内和四肢14天。

（2）术后7天内流质，2周半流质，6个月软质饮食。术后1个月内清淡饮食。

（3）大腿弹力套至少使用2个月，提高患者舒适度。

（4）注意口腔清洁，餐后使用漱口水漱口（不要超过1个月），消毒棉签轻轻滚拭伤口，去除口内伤口表面黏附物。2个月后可用儿童用软毛牙刷刷牙，动作应轻柔，避免接触口内伤口。

（5）咬牙训练：术后2个月内需要减少口角活动，2个月后开始患侧咀嚼口香糖锻炼1天2次，5分钟/次。术后出现口角活动后及时联系医生，并继续咀嚼口香糖1个月，发现力量明显增大后再次联系，预约复查。到术后3个月，口角活动明显时开始练习微笑。练习过程中注意避免单侧的过多咬合活动，以免颞颌关节疼痛。患者可以在术后6个月内，每个月将自己的恢复情况反馈给医生。

（6）神经再教育：指导患者可先对着镜子进行自我反馈式训练，控制肌肉力量的大小和运动范围的幅度。

（7）定期门诊随访。

二、面瘫护理流程

基本要求
- 入院介绍:介绍床位医生及护士
- 入院评估:对患者安全、皮肤、基础疾病及相应用药情况做出评估

↓

术前护理
- 了解患者的心理和社会背景并做好相应指导
- 术前3天头发消毒:先用洗发水清洁头发,再使用0.1%苯扎溴铵溶液消毒1天2次
- 协助医生完成手术区域照相
- 术前准备齐全,宣教完整

↓

手术日护理
- 测量患者的生命体征
- 备皮,核对患者手圈,取义齿,取下首饰等贵重物品
- 完成与手术室的交接班并签名
- 准备全麻后床边用物
- 术后与麻醉师交接班、完成围术期护理记录单
- 卧位,护理级别,进食时间及种类
- 妥善固定各类导管
- 观察伤口外敷料包扎的松紧情况
- 指导勿使用吸管,勿有吸吮动作

↓

术后护理
- 观察患者生命体征变化并及时记录,观察伤口渗血情况
- 观察并正确记录引流液的色、质、量
- 饮食指导:流质饮食1周
- 观察肌瓣血供(多普勒超声仪)
- 供区护理

↓

健康宣教
- 正确指导患者的饮食
- 伤口清洁指导
- 供区护理
- 神经再教育指导
- 介绍出院流程,随访指导

三、面瘫护理质量标准

	基本要求	标准分	日期	得分	扣分原因
术前护理20分（入院1~3天）	1. 入院介绍：介绍床位医生及护士；入院评估：对患者安全、皮肤、基础疾病及相应用药情况做出评估	2			
	2. 了解患者的心理和社会背景并做好相应指导	2			
	3. 术前3天头发消毒：先用洗发水清洁头发，再使用0.1%苯扎溴铵溶液消毒1天2次	2			
	4. 协助医生完成手术区域照相	4			
	5. 术前准备齐全，宣教完整	10			
手术日护理40分	1. 测量患者生命体征	4			
	2. 备皮，核对患者手圈，取义齿，取下首饰等贵重物品	1分/项			
	3. 完成与手术室的交接班并签名	4			
	4. 准备全麻后床边用物	4			
	5. 术后与麻醉师交接班，完成围术期护理记录单	4			
	6. 卧位，级别护理，进食时间及种类	2分/项			
	7. 妥善固定各类导管	5			
	8. 观察伤口外敷料包扎的松紧情况	4			
	9. 指导勿使用吸管，勿有吸吮动作	5			
术后护理20分（术后1~3天）	1. 观察患者生命体征变化并及时记录，观察伤口渗血情况	4			
	2. 观察并正确记录引流液的色、质、量	4			
	3. 饮食指导：流质饮食1周	4			
	4. 观察肌瓣血供（多普勒超声仪）	4			
	5. 供区护理	4			
健康宣教20分（术后2~6天）	1. 正确指导患者的饮食	4			
	2. 伤口清洁指导	4			
	3. 供区护理	4			
	4. 神经再教育指导	4			
	5. 介绍出院流程，随访指导	4			
总分		100			

四、面瘫健康教育

1. 术前护理

（1）入院后护士会协助您完成各项术前检查化验。

（2）术前请您配合医生完成摄影和摄像，作为手术前后的对比。

（3）术前请做好清洁工作，如剪短指（趾）甲，清洁沐浴等。

（4）术前请您配合理发并消毒，清洁头发后使用0.1%苯扎溴铵溶液消毒1天2次，术晨护士会为您梳发以暴露手术区域。

（5）术前您需要使用漱口水漱口1天3次，保持口腔清洁。

（6）如您抽烟，需严格戒烟。

2. 术后护理

（1）术后请您平卧位，勿压迫术侧，并抬高术侧肢体。卧床期间，护士教会您定时进行足背伸屈运动，或指导家属进行被动的足部运动，以促进小腿静脉回流。在病情允许的情况下，护士会鼓励您早期下床活动。

（2）术后7天内您需要流质饮食，清淡易消化，忌刺激和酸性食物，食用流质时请您勿使用吸管，可以使用汤勺或者喂食器。

（3）术后护士会密切观察您的外敷料有无渗血渗液，留置的负压引流球是为了引流伤口内的渗血渗液，防止血肿，请您在护士妥善固定后，防止引流管折叠和牵拉，护士会定时为您观察并倾倒引流液，术后3～5天医生会根据情况拔除引流管，请您配合。

（4）请您保持口腔清洁，护士会为您进行口腔护理。

（5）术后护士会指导您进行适当的床上活动，促进机体康复。

（6）如行胸锁乳突肌手术，请您起床时颈部勿用力，转身时保持头和身体一致。

（7）如行肌瓣手术，术后护士会为您进行血管的监测，您需要避免头颈部的折屈和扭动；避免口角的过多活动；避免面部的揉搓和受压；避免明显的疼痛、寒冷刺激和香烟味刺激。

（8）如果您觉得耳周有酸胀感，请及时告知护士。

3. 出院康复指导

（1）拆线时间：面部7～9天；口内伤口至少14天或者自行脱落；发鬓内和四肢14天。

（2）出院后请您2周内进食半流质（如粥、面条等），6个月内软质饮食。清淡饮食1个月。

（3）请您保持口腔清洁，可使用漱口水漱口（不要超过1个月），同时可使用消毒棉签轻轻擦拭伤口，去除口内伤口表面沾附物。2个月后可用儿童用软毛牙刷刷牙，动作应轻柔，避免接触口内伤口。

（4）行股薄肌术式者，术后请您坚持穿戴大腿弹力套2个月。

（5）请您术后2个月内减少口角活动；2个月后开始患侧咀嚼口香糖，5分钟/次，1

天2次。术后出现口角活动后及时联系医生，并继续咀嚼口香糖1个月，发现力量明显增大后再次联系，预约复查。练习过程中注意避免单侧的过多咬合活动，以免颞颌关节疼痛。

（6）您可先对着镜子进行自我反馈式训练，控制肌肉力量的大小和运动范围的幅度。

（7）定期门诊随访。

（石嘉栋　周燕春　卞薇薇）

第八节　骨纤维异常增殖症护理

一、骨纤维异常增殖症护理概述

骨纤维异常增生症是一种常见的骨良性损伤疾病,多见于发育期青年人,发病早,病变发展缓慢。病灶可以是单发,也可以是多发,但以单发病灶多见。颌面部、长骨、肋骨等部位均可见。病变部位骨组织出现成纤维细胞异常增生,骨钙化差。颌面部骨纤维异常增生症导致患者面部形态畸形,部分患者出现功能异常,如视力、听力障碍、咬殆功能异常等。

1. 术前护理

(1)心理护理:了解患者的心理需求和手术目的,加强疏导,做好解释工作。

(2)了解患者的饮食、服药以及先天性疾病等情况,术前2周禁用扩血管、凝血药物。

(3)协助医生完成手术区域照相,作为手术前后的对比。

(4)协助患者完成术前各项检查,特殊检查:CT、眼科检查、电子喉镜等。

(5)皮肤准备:剃除术区毛发,并清洁沐浴,如病灶在头面部,剃光头。

(6)病灶涉及口鼻或眼部,用漱口水漱口1天3次,抗生素类眼药水滴眼鼻1天4次,做好个人卫生工作。

(7)遵医嘱备血。

2. 术后护理

(1)按全麻护理常规,密切观察患者生命体征及病情变化,观察患者神志、瞳孔、意识等情况,如出现剧烈头痛、频繁呕吐,需警惕颅内压增高,及时通知医生予以对症处理。

(2)体位:健侧卧位,术后待生命体征平稳后,可置半坐卧位,以减轻面部肿胀,提高舒适度。

(3)饮食指导:给予高蛋白、高热量、富含维生素的流质饮食,口腔护理1天2次,保持口腔清洁,减少张口咀嚼活动。

(4)导管护理:①引流管必须妥善固定,避免受压、反折及滑脱,观察记录引流液的色、质、量;②保持导尿管通畅,妥善固定,避免受压、反折及滑脱。会阴护理1天2次,并嘱患者多饮水。

(5)术后24~48小时内密切观察出血情况,观察外敷料渗血、渗液以及伤口肿胀情况,渗血较多者立即通知医生处理,严防术后血肿;次日复查血象,如血红蛋白低于正常值,及时通知医生,必要时输血。

(6)密切观察眼部情况,注意有无刺痛不适或视物异常,加强眼部清洁护理,白天用抗生素类眼药水滴眼1天4次,夜间用抗生素类眼膏局封,避免强光直射。

(7)注意患者鼻部通气情况,必要时给予低流量、低浓度、持续吸氧,保持鼻腔清洁,鼻腔护理1天2次。

（8）术后48小时内可给予冰袋面部冷敷，有助于促进微血管收缩，减轻面部肿胀和出血。

3. 健康指导

（1）拆线时间：术后10天拆线；保持伤口清洁、干燥。

（2）健康饮食，根据自身恢复情况，可适量进食补血的食物，禁烟酒；注意休息，避免劳累。

（3）保持眼部和口腔清洁，做好个人卫生工作。

（4）伤口保护：避免碰撞术区，夜间注意睡姿勿长时间压迫。

（5）术后坚持佩戴弹力头套1个月，以减轻面部肿胀。

（6）定期门诊随访。

二、骨纤维异常增殖症护理流程

基本要求
- 入院介绍:介绍床位医生及护士
- 入院评估:对患者安全、皮肤、基础疾病及相应用药情况做出评估

↓

术前护理
- 了解患者的心理和社会背景并做好相应指导
- 漱口水漱口1天3次,抗生素类眼药水滴眼鼻1天4次
- 协助医生完成手术区域照相
- 备血,术前准备齐全,宣教完整

↓

手术日护理
- 测量患者生命体征
- 备皮,核对患者手圈,取义齿,取下首饰等贵重物品
- 完成与手术室的交接班并签名
- 准备全麻后床边用物
- 术后与麻醉师交接班,完成围术期护理记录单
- 卧位,级别护理,进食时间及种类
- 妥善固定引流管
- 观察外敷料渗血情况,局部冷敷

↓

术后护理
- 观察患者生命体征变化并及时记录,观察伤口渗血情况
- 观察并正确记录引流液的色、质、量
- 饮食指导:流质饮食1天后改为无渣半流质饮食,1周后进软食
- 血象监测(血常规、电解质)
- 并发症的观察与处理

↓

健康宣教
- 正确指导患者的饮食
- 伤口保护方法及护理
- 用药宣教(遵医嘱)
- 介绍出院流程,随访指导

三、骨纤维异常增殖症护理质量标准

	基 本 要 求	标准分	日期	得分	扣分原因
术前护理20分（入院1~3天）	1. 入院介绍：介绍床位医生及护士；入院评估：对患者安全、皮肤、基础疾病及相应用药情况做出评估	2			
	2. 了解患者的心理和社会背景并做好相应指导	2			
	3. 漱口水漱口1天3次，抗生素类眼药水滴眼鼻1天4次	2			
	4. 协助医生完成手术区域照相	4			
	5. 备血，术前准备齐全，宣教完整	10			
手术日护理40分	1. 测量患者生命体征	4			
	2. 备皮，核对患者手圈，取义齿，取下首饰等贵重物品	1分/项			
	3. 完成与手术室的交接班并签名	4			
	4. 准备全麻后床边用物	4			
	5. 术后与麻醉师交接班，完成围术期护理记录单	4			
	6. 卧位，级别护理，进食时间及种类	2分/项			
	7. 妥善固定引流管	7			
	8. 观察外敷料渗血情况，局部冷敷	7			
术后护理20分（术后1~3天）	1. 观察患者生命体征变化并及时记录，观察伤口渗血情况	4			
	2. 观察并正确记录引流液的色、质、量	4			
	3. 饮食指导：流质饮食1天后改为无渣半流质饮食，1周后进软食	4			
	4. 血象监测（血常规、电解质）	4			
	5. 并发症的观察与处理	4			
健康宣教20分（术后3~6天）	1. 正确指导患者的饮食	5			
	2. 伤口保护方法及护理	5			
	3. 用药宣教（遵医嘱）	5			
	4. 介绍出院流程，随访指导	5			
总分		100			

四、骨纤维异常增殖症健康教育

1. 术前护理

（1）入院后护士会协助您完善各项化验及检查。

（2）术前如需备血，护士会告知您办理备血相关的手续流程。

（3）根据手术部位剃除毛发，并清洁沐浴。

（4）如果手术部位涉及眼部或口腔，术前护士会指导您使用抗生素类眼药水滴眼，1天4次；使用漱口水漱口，1天3次。

（5）请您术前2周内勿服用血管扩张药、抗凝药物，如：阿司匹林，勿食用红花、人参等活血的食物，以免增加术中出血的风险。

2. 术后护理

（1）术后护士会严密观察您的生命体征变化。如出现剧烈头痛、频繁呕吐等情况请及时通知医护人员。

（2）术后1天护士会为您抬高床头，有利于血液循环，减少头面部肿胀。

（3）术后可进温凉、无渣流质饮食（如牛奶、无颗粒果汁、米汤等），忌辛辣刺激性食物，1周后可进食半流质饮食（如粥、面条、蒸蛋等），2周后进软食，4周后进普食。

（4）术后伤口内留置负压引流球，是为了引流伤口内的渗血渗液，请保持引流管通畅，勿扭曲、受压，呈持续负压状态，护士会定期观察并倾倒引流液，术后3～5天医生会根据情况拔除引流管，使用弹力头套，请您配合。

（5）术后您一旦出现眼睛刺痛、视物异常，请及时告知护士，护士会根据您的情况通知医生及时处理。伤口外敷料打开暴露双眼后，请注意保持眼部清洁，白天使用抗生素类眼药水滴眼，1天4次，夜间用抗生素类眼膏涂抹。

（6）请您保持口腔清洁，坚持用漱口水漱口，1天3次，避免感染。

（7）术后48小时内可以使用冰袋面部冷敷，有助于促进微血管收缩，减轻面部肿胀和出血。

3. 出院康复指导

（1）拆线时间：一般术后10天左右拆线。

（2）术后坚持用漱口水漱口1个月，保持口腔清洁、无异味，促进食欲。3周后可以用软毛牙刷刷牙，动作宜缓慢轻柔，避免触碰切口部位。

（3）术后请您坚持佩戴弹力头套1个月，减轻面部肿胀。

（4）请您进食高热量、高蛋白、富含维生素的饮食，并根据自身恢复情况，可适量进食补血的食物。

（5）定期门诊复诊随访。

（严敏曦　马宏仪　朱姿妍）

参考文献

[1] 王炜.整形外科学[M].杭州:浙江科学技术出版社,1999.

[2] 张涤生.整复外科基础与临床[M].上海:上海交通大学出版社,2011.

[3] 周燕春,石嘉栋,卞薇薇,谢惠琴.内置式颌骨延长器治疗半面短小症患儿的护理[J].解放军护理杂志,
2014,31(12):42-44.

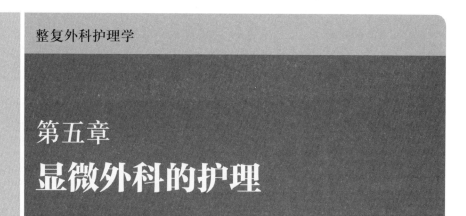

第五章
显微外科的护理

第一节　游离皮瓣移植修复术护理

一、游离皮瓣移植修复术护理概述

显微外科技术是外科医生借助于手术显微镜的放大,使用精细的显微手术器械及缝合材料,对细小的组织进行精细手术。它是一项专门的外科技术,现已广泛应用于手术学科的各个专业。皮瓣供区已发展到70处,因此皮瓣的选择更为灵活方便。可以根据受区的需要,选择较为理想的皮瓣供区。通过小血管吻合等显微外科技术修复创伤肿瘤术后以及先天性畸形所引起的组织或器官的缺损和畸形,如阴茎缺损再造术、游离足趾移植再造手指术、断指再植术等,使患者保持良好的外形及功能恢复。由于此类手术以高度精细,高度准确,和高度无创为特点,所以严密的术前准备和术后护理显得非常重要。

1. 术前护理

(1)心理护理:及时了解患者心理状态,向患者说明手术方式、术后可能发生的问题及注意事项,消除患者的顾虑,使患者保持良好的心理状态,配合手术顺利进行。向患者介绍成功案例,帮助患者树立信心,使其对风险有一定的心理准备。

(2)了解患者的饮食、服药以及慢性疾病等情况:

①全身情况:患者有无严重心、肝、肾、血液病及周围血管疾病。

②习惯和用药:吸烟可导致血管痉挛,造成移植物坏死。术前1周嘱患者停止吸烟,并禁用促使血管痉挛及血液凝固的药物。

③检查供区和受区的情况:有无局部的感染和瘢痕。

(3)协助医生完成手术区域照相,作为手术前后的对比。

(4)协助患者完成术前各项检查,如发现检查结果有异常,特别是出凝血时间和凝血酶原时间有异常及时通知医生。协助医生使用多普勒超声血流仪测定供区血管的走向并做好标识。

（5）术前3天用0.1%苯扎溴铵消毒液清洁患处1天2次，每次20分钟，严禁在供区和受区进行血管穿刺，以防血管栓塞或造成静脉炎等，夏天要防止术肢蚊虫叮咬，造成感染。

（6）术前指导患者训练床上大小便。术晨排空大便。

2. 术后护理

（1）按全麻护理常规，密切监测患者生命体征及病情变化。

（2）体位：患者术后7～10天取绝对平卧位，禁止患侧卧位，避免坐起饮食及排便。移植或再植肢体，抬高制动，有利于静脉回流，减少患肢肿胀，以免发生循环障碍。加强基础护理，定时抬臀，观察易受压部位的皮肤有无红肿、破损，使用气垫床，避免压疮发生。

（3）饮食指导：合理指导患者饮食，戒烟、酒，忌辛辣刺激性食物，多饮水，进食清淡、易消化，富含维生素、纤维素及高蛋白质、高热量的饮食。保持大便通畅，适当使用开塞露，以防腹胀造成切口张力增高而发生血管痉挛。不能经口进食的患者，遵医嘱给予鼻饲营养，必要时静脉补充营养。

（4）导管护理：①引流管保持负压引流通畅，妥善固定，避免受压、反折及滑脱，观察记录引流液色、质、量。②导尿管保持通畅，妥善固定，避免受压、反折及滑脱。会阴护理一天2次，并嘱患者多饮水。

（5）皮瓣护理及观察：观察皮瓣的皮温、肤色、毛细血管充盈情况及肿胀度。术后1～2天内每小时1次观察移植皮瓣，以后每2小时1次观察，术后5天血供良好，改为每4小时1次观察，直到手术后7～10天，根据皮瓣情况正确记录。病室安静、舒适。室内温度23～25℃，促进血液循环，湿度50%～60%，术后使用40～60W烤灯照射移植皮瓣，灯距为30～45cm，24小时持续照射7～10天。

皮瓣观察内容：①皮温：正常与健侧相似或者略高于1～2℃，低于健侧3℃以上并伴有色泽的改变应及时通知医生；②肤色：颜色与健侧相近。出现紫色或暗色则提示静脉回流受阻，苍白或灰白提示动脉血供不足；③毛细血管充盈时间正常：使用棉签棒压迫皮面使之苍白，移去棉签棒时皮色在1～2秒内恢复为正常，超过5秒或更长时间则提示动脉危象，小于1秒则提示静脉危象；④肿胀度：正常情况下术后2～3天内皮瓣呈轻度肿胀。严重的局部水肿和伤口渗出液增多，提示皮瓣坏死、液化的先兆。上述各项观察指标应互相参照，综合分析才能做出判断，及时通知医生，配合处理。

（6）并发症观察及护理：①伤口疼痛会引起皮瓣处血管的痉挛，缓解疼痛的措施：遵医嘱给予患者静脉镇痛类药物；使用镇痛泵；心理疏导分散患者注意力，减轻对疼痛的敏感性；②发热是术后最常见的并发症。由于手术创伤反应，术后患者体温会升高0.5～1℃，一般不超过38℃。术后3天逐渐恢复正常。术后3～6天的发热或体温降至正常后再度发热，提示继发感染的可能性；③血管危象一般发生于术后72小时内，尤其是术后24小时。避免诱发血管危象的各种因素，采取积极的保温、复温措施，局部使用烤灯持续照射。遵医嘱应用抗凝药物,以预防局部吻合口凝血。及时发现做好手术探查的准备。

3. 健康指导

(1)拆线时间:术后10 ~ 14天拆线,若皮瓣张力大,医生可根据情况间隔拆线。

(2)饮食指导:戒烟戒酒,忌辛辣刺激饮食。多食用高蛋白、高热量,高维生素易消化的饮食。

(3)预防瘢痕增生:拆线后1周开始使用瘢痕贴或瘢痕软化膏配合弹力套应用3 ~ 6个月,以减少水肿。并做好防晒工作,防止瘢痕过度增生。

(4)定期门诊随访:通过电话随访的方式了解患者出院后的情况并指导按时来院复诊,如有异常情况及时来院就诊。

二、游离皮瓣移植修复术护理流程

基本要求
- 入院介绍:介绍床位医生及护士
- 入院评估:对患者安全、皮肤、基础疾病及相应用药情况做出评估

↓

术前护理
- 了解患者的心理和社会背景并做好相应指导
- 术前3天用0.1%苯扎溴铵消毒液消毒患处1天2次,每次20分钟
- 协助医生完成手术区域照相
- 术前准备齐全,宣教完整,并指导、训练患者床上大小便

↓

手术日护理
- 测量患者生命体征
- 备皮,核对患者手圈,取义齿,取下首饰、挂件等贵重物品
- 完成与手术室的交接班并签名
- 准备全麻后床边用物
- 术后与麻醉师交接班,完成围术期护理记录单
- 卧位,级别护理,进食时间及种类
- 妥善固定引流管
- 皮瓣护理及观察

↓

术后护理
- 观察患者生命体征变化并及时记录,观察伤口渗血情况
- 观察并正确记录引流液的色、质、量
- 饮食指导:进食高蛋白质、高热量易消化的饮食,忌辛辣刺激性食物,戒烟戒酒
- 术后第7~10天,患者绝对卧床,做好皮瓣护理及观察

↓

健康宣教
- 正确指导患者的饮食
- 预防瘢痕增生
- 用药宣教(遵医嘱)
- 介绍出院流程,随访指导

三、游离皮瓣移植修复术护理质量标准

	基 本 要 求	标准分	日期	得分	扣分原因
术前护理 20 分（入院 1~3 天）	1. 入院介绍：介绍床位医生及护士；入院评估：对患者安全、皮肤、基础疾病及相应用药情况做出评估	2			
	2. 了解患者心理、社会背景并做好相应指导	2			
	3. 术前 3 天用 0.1% 苯扎溴铵消毒液消毒患处 1 天 2 次，每次 20 分钟	2			
	4. 协助医生完成手术区域照相	4			
	5. 术前准备齐全，宣教完整，并指导患者训练床上大小便	10			
手术日护理 40 分	1. 测量患者生命体征	4			
	2. 备皮，核对患者手圈，取义齿，取下首饰、挂件等贵重物品	1 分 / 项			
	3. 完成与手术室的交接班并签名	4			
	4. 准备全麻后床边用物	4			
	5. 术后与麻醉师交接班，完成围术期护理记录单	4			
	6. 卧位，级别护理，进食时间及种类	2 分 / 项			
	7. 妥善固定引流管	7			
	8. 皮瓣护理及观察	7			
术后护理 20 分（术后 1~10 天）	1. 观察患者生命体征变化并及时记录，观察伤口渗血情况	5			
	2. 观察并正确记录引流液的色、质、量	3			
	3. 饮食指导：进食高蛋白质、高热量易消化的饮食，忌辛辣刺激性食物，戒烟戒酒	3			
	4. 术后第 7 ~ 10 天，患者绝对卧床，做好皮瓣护理及观察	9			
健康宣教 20 分（术后 10~14 天）	1. 正确指导患者的饮食	5			
	2. 预防瘢痕增生	5			
	3. 用药宣教（遵医嘱）	5			
	4. 介绍出院流程，随访指导	5			
总分		100			

四、游离皮瓣移植修复术健康教育

1. 术前指导

（1）医生会全面了解您的病情：①全身情况：有无严重心、肝、肾、血液病及周围血管疾病；②习惯和用药：吸烟可导致血管痉挛，造成移植物坏死，术前1周请您停止吸烟，禁用促使血管痉挛及血液凝固的药物；③检查您的供区和受区的情况，有无局部的感染和瘢痕。

（2）术前3天，护士会指导您每天2次用0.1%苯扎溴铵消毒液消毒患处，每次20分钟。

（3）术前请您注意保暖，防止感冒。

（4）术前护士会指导您进行床上大小便训练。

2. 术后指导

（1）术后请您绝对卧床7～10天，禁止患侧卧位，护士会为您抬高移植或再植的肢体，以利于血液循环。

（2）术后护士会您定时测量血压、脉搏、呼吸、体温等。

（3）术后护士会观察再植肢体的皮温、肤色、毛细血管充盈等情况，有异常会及时通知医生并进行相应的处理。请您注意保暖，护士会用40～60W烤灯照射在再植肢体上，24小时持续，一般需要7～10天。

（4）护士会密切观察您的外敷料有无渗血及渗液，再植肢体处留置的负压引流，是为了引流伤口内的渗血渗液，防止血肿，请您在护士妥善固定后，防止引流管的折叠和牵拉，护士会定时观察并倾倒引流液。术后5～7天医生会根据情况拔除引流管，请您配合。

（5）术后会为您留置导尿管，请您在护士妥善固定后，防止导尿管的折叠和牵拉，并请您多饮水。

（6）术后请您进食高蛋白、高热量、高维生素易消化的食物，避免辛辣刺激性饮食，保持大便通畅，有利于伤口愈合。

（7）术后如果您有以下情况出现，请及时与护士沟通，以便及时处理：①疼痛；②呕吐；③便秘。

3. 出院康复指导

（1）术后10～14天医生根据情况会为您拆线。

（2）如您术后戒烟戒酒，忌辛辣刺激性饮食。

（3）拆线后1周，请您对术区和供区用瘢痕贴或瘢痕软化膏配合弹力套进行使用3～6个月，并做好防晒工作，预防或减轻瘢痕增生。

（4）请您按时门诊随访，有异常情况及时门诊就诊。

（凌　光　庄雷岚　卞薇薇）

第二节　换脸术护理

一、换脸术护理概述

人脸是个体与外界沟通的一扇窗户,恢复正常容貌对于患者的生活尤为重要。上海交通大学医学院附属第九人民医院整复外科李青峰教授团队历经10年不懈努力,首次建立了"自体全脸面预构重建技术",该技术简称"中国式换脸",为严重的全脸面毁损提供了有效的治疗方法。

"中国式换脸"方法,是通过利用皮肤扩张,产生额外皮肤软组织,覆盖损毁的全面部,此手术通过预构、皮肤扩张、皮瓣转移进行的修复术。该方法不使用异体组织,不服用抗免疫排斥药物,利用组织扩张、细胞移植、皮瓣等技术,使得脸面毁容患者可获得"正常人"的面貌与功能。这一技术避免了异体移植造成的伦理、心理问题与长期的抗免疫排斥治疗的问题(如感染、肿瘤等)和沉重的经济负担,减少了目前学科对异体脸面移植的依赖性,是该领域的又一创新和贡献。

1.术前护理

(1)心理护理:告知患者手术治疗时间长,使患者有充分的思想准备,以取得治疗和护理上的配合。介绍手术过程及愈后,增加治疗信心。

(2)了解患者的饮食、服药、先天性及慢性疾病等情况。

(3)协助医生完成手术区域照相,作为手术前后对比。

(4)协助患者完成术前各项检查:常规全麻术前检查、瘢痕部位细菌培养、预构手术及扩张器Ⅱ期手术需血管B超定位并标记动静脉的走行。

(5)皮肤准备:术前3天使用0.1%苯扎溴铵溶液清洁瘢痕部位皮肤1天2次,术晨双侧腋部备皮。

2.扩张器Ⅰ期术后护理

(1)按全麻护理常规,密切观察生命体征及病情变化。

(2)体位:预构部位制动1周,健侧卧位,避免过早活动影响植入血管的存活。

(3)饮食指导:术后5天内进食高热量、高蛋白富含维生素的流质饮食,少量多餐,第6天起改半流质,第10天起改普食。

(4)导管护理:①引流管必须妥善固定,避免受压、反折及滑脱。观察记录引流液的色、质、量;②导尿管保持通畅,妥善固定,避免受压、反折及滑脱。会阴护理1天2次,嘱患者多饮水。

(5)并发症的观察:观察扩张器埋置腔隙是否有波动感或高张力血肿,若扩张器埋置部位表面皮肤出现紫斑、出血点,均为术后血肿的表现,应及时通知医生予以处理。

(6)疼痛护理:做好患者疼痛评估,指导患者及家属分散注意力方法,必要时根据医嘱给予镇痛药物。如因扩张器注水超量引发疼痛,应配合医生松解外敷料或回抽注射液。

3.注水期指导

注水时选用5号头皮针以减轻疼痛和渗漏,并注意观察扩张器表面皮肤颜色和充血反应。注水后拔出针头并用无菌纱布按压注水点。注水后指导患者卧床休息,加强扩张器部位的保护,防止局部外伤,详细、正确记录注水时间和注水量。扩张皮肤持续发红应考虑回抽减压,以防局部出现血运障碍。如出现胀痛、出冷汗、虚脱等症状可暂停注水,待症状缓解后再注水。随着扩张器注水量的增多,应注意保护扩张器部位,特别是小儿患者,避免剧烈运动及碰撞。创面早期感觉迟钝,冬季注意保暖,防止冻伤。

4.扩张器Ⅱ期术后护理

(1)按全麻护理常规,密切观察患者生命体征及病情变化。换脸术后床边常规备用负压装置、气道护理盘、气切包等急救物品。

(2)体位:避免头部后仰,防止血管蒂扭转及牵拉受压影响皮瓣血液循环。

(3)饮食护理:术后2周内进食高热量、高蛋白、富含维生素的流质饮食。减少咀嚼活动。口角开大术后改为普食,进食时避免食物污染创面,预防继发性感染。

(4)导管护理:①引流管必须妥善固定,避免受压、反折及滑脱,观察记录引流液的色、质、量;②导尿管保持通畅,妥善固定,避免受压、反折及滑脱。会阴护理1天2次,并嘱患者多饮水。

(5)心理护理:眼裂封闭的患者早期不可视物,主动沟通,可采用多种沟通方式交流(言语、写字板等),鼓励患者表达内心感受,缓解焦虑心情。同时取得家属的积极配合,树立患者战胜疾病的信心。

(6)口腔护理:患者张口受限,每次进食后使用0.9%生理盐水或温开水进行口腔冲洗,嘱患者含漱数分钟,利用墙式负压进行抽吸,保持口腔清洁卫生。

(7)眼部护理:术后用抗生素类滴眼液眼部护理1天4次,及时去除眼部分泌物保持伤口清洁,分泌物多时可进行眼部冲洗。眼裂开大术后,睡眠时双眼用抗生素类眼膏局部涂封,保护角膜。

(8)鼻部护理:每日更换或清洗鼻部支撑管,及时去除血痂和分泌物,保持清洁鼻腔通畅。

(9)皮瓣护理及观察:观察面部皮瓣的皮温、肤色、毛细血管充盈情况及肿胀度。术后3~5天内每小时观察移植皮瓣血运1次,以后每2小时观察1次,术后5天后血供良好,改为每4小时观察1次,直到手术后7~10天,根据面部皮瓣血运情况正确记录。病室安静、舒适。室内温度23~25℃,促进血液循环,湿度50%~60%。皮瓣观察内容:①皮温:正常与健侧相似或者略高于1~2℃,低于健侧3℃以上并伴有色泽的改变应及时通知医生;②肤色:颜色与健侧相近,出现紫色或暗色则提示静脉回流受阻,苍白或灰白提示动脉血供不足;③毛细血管充盈时间正常:是用棉签棒压迫皮面使之苍白,移去棉签棒时皮色在1~2秒内恢复为正常,超过5秒或更长时间则提示动脉危象,小于1秒则提示静脉危象;④肿胀度:正常情况下术后2~3天内皮瓣呈轻度肿胀,严重的局部水肿和伤口渗出液增多,提示皮瓣坏死、液化的先兆。上述各项观察指标应互相参照,综合分析才能做出判断,及时通知医生,配合处理。

5.健康指导

(1)拆线时间:均术后2周拆线,Ⅰ期拆线后进行注水扩张。

(2)扩张器Ⅰ期术后注意保护扩张器植入部位,避免碰撞及外力撞击。扩张器注水期间注意保持皮肤清洁,避免感染。Ⅱ期术后面部皮瓣防止烫伤或冻伤。

(3)定期门诊随访

二、换脸术护理流程

基本要求
{ 入院介绍:介绍床位医生、床位护士
入院评估:对患者安全、皮肤、基础疾病及相应用药情况做出评估

术前护理
{ 了解患者的心理和社会背景并做好相应指导
术前3天皮肤消毒:使用0.1％苯扎溴铵消毒液清洁瘢痕部位皮肤1天2次
协助医生完成手术区域照相
术前准备齐全,宣教到位

手术日护理
{ 测量患者生命体征
备皮,核对患者手圈,取义齿,取下首饰、挂件等贵重物品
完成与手术室交接及签名
准备全麻后床边用物
术后与麻醉师交接班,完成围术期护理记录单
卧位、级别护理、进食时间及种类
妥善固定引流管、导尿管
扩张器Ⅰ期术区观察/Ⅱ期面部皮瓣观察

术后护理
{ 观察患者生命体征变化并及时记录,观察伤口渗血情况
观察并记录引流液的色、质、量
会阴护理1天2次
体位指导:预构部位制动1周,健侧卧位/扩张器Ⅱ期术后平卧1周,避免头部后仰。
饮食:①扩张器Ⅰ期:术后5天内进食高热量、高蛋白质富含维生素的流质,第6天起改半流质,第10天起改普食
②扩张器Ⅱ期:术后2周内进食高热量、高蛋白、富含维生素的流质饮食。减少咀嚼活动
疼痛护理:如因扩张器注水超量引发疼痛,应配合医生松解外敷料或回抽注射液
扩张器Ⅱ期:口腔护理:患者张口受限,每次进食后使用0.9％生理盐水或温开水进行口腔冲洗,嘱患者含漱数分钟,利用墙式负压进行抽吸
鼻部护理:每日更换或清洗鼻部支撑管,及时去除血痂和分泌物,保持清洁鼻腔通畅
眼部护理:术后用抗生素类滴眼液眼部护理1天4次,睡眠时双眼用抗生素类眼膏局部涂封,保护角膜
Ⅰ期术区观察及注水期的护理/Ⅱ期皮瓣观察护理

健康教育
{ 正确指导患者的饮食
扩张器Ⅰ期术区保护/Ⅱ期预防面部皮瓣自我保护
注水期间护理指导/皮瓣保护指导
用药指导(遵医嘱)
介绍出院流程,随访指导

三、换脸术护理质量标准

	基本要求	标准分	日期	得分	扣分原因
术前护理20分（入院1~3天）	1. 入院介绍：介绍床位医生及护士；入院评估：对患者安全、皮肤、基础疾病及相应用药情况做出评估	2			
	2. 了解患者心理和社会背景并做好相应指导	2			
	3. 术前3天皮肤消毒：使用0.1%苯扎溴铵溶液清洁瘢痕部位皮肤1天2次	2			
	4. 协助医生完成手术区域照相	4			
	5.术前准备齐全，宣教到位	10			
手术日护理20分	1. 测量患者生命体征	1			
	2. 备皮，核对患者手圈，取义齿，取下首饰、挂件等贵重物品	1分/项			
	3. 完成手术患者交接及签名	1			
	4. 准备全麻后床边用物	1			
	5. 术后与麻醉师交接班，完成围手术期护理记录单	2			
	6. 卧位、级别护理、进食时间及种类	1分/项			
	7. 妥善固定引流管、导尿管	1分/项			
	8. 扩张器Ⅰ期术区观察/Ⅱ期面部皮瓣观察	6			
术后护理40分（术后1~3天）	1. 观察患者生命体征变化并及时记录，观察伤口渗血情况	4			
	2. 观察并记录引流液的色、质、量	2			
	3. 会阴护理1天2次	2			
	4. 体位指导：预构部位制动1周，健侧卧位/扩张器Ⅱ期术后平卧1周，避免头部后仰。	4			
	5. 饮食：①扩张器Ⅰ期：术后5天内进食高热量、高蛋白、富含维生素的流质，第6天起改半流质，第10天起改普食 ②扩张器Ⅱ期：术后2周内进食高热量、高蛋白、富含维生素的流质饮食。减少咀嚼活动	4			
	6. 疼痛护理：如因扩张器注水超量引发疼痛，应配合医生松解外敷料或回抽注射液	2			
	7. 扩张器Ⅱ期：口腔护理：患者张口受限，每次进食后使用0.9%生理盐水或温开水进行口腔冲洗，嘱患者含漱数分钟，利用墙式负压进行抽吸	4			
	8. 鼻部护理：每日更换或清洗鼻部支撑管，及时去除血痂和分泌物，保持清洁鼻腔通畅	4			
	9. 眼部护理：术后用抗生素类滴眼液眼部护理1天4次，睡眠时双眼用抗生素类眼膏局部涂封，保护角膜	4			
	10. Ⅰ期术区观察及注水期的护理/Ⅱ期皮瓣观察护理	10			
健康宣教20分（术后2~6天）	1. 正确指导患者的饮食	4			
	2. 扩张器Ⅰ期术区保护/Ⅱ期预防面部皮瓣自我保护	4			
	3. 注水期间护理指导/皮瓣保护指导	4			
	4. 用药指导（遵医嘱）	4			
	5. 介绍出院流程，随访指导	4			
总分		100			

四、换脸术健康教育

1. 术前护理

（1）预构手术及扩张器Ⅱ期手术前医生会为您进行血管B超定位,并标记动静脉的走行,请您勿将标记线擦去。

（2）术前护士会指导您进行瘢痕部位消毒,术前3天使用0.1%苯扎溴铵溶液清洁皮肤,1天2次,消毒溶液护士会为您提供。

（3）手术当天晨,护士会为您剃除双腋毛发,请您做好皮肤清洁。

2. 扩张器Ⅰ期术后护理

（1）请您配合术后卧床1周,健侧卧位,避免过早活动以免影响植入血管的存活。

（2）如您术后5天内进食高热量、高蛋白富含维生素的流质饮食,少量多餐。第6天起改半流质,第10天起改普食。

（3）如您发现扩张器埋置部位表面皮肤出现紫斑、出血点,请及时告知护士我们会尽快通知医生进行处理。

（4）请您翻身时注意不要压迫、折叠引流管,保持引流管通畅。医生会根据引流量的情况进行拔除,特殊情况例外。

（5）如您术后疼痛请及时告知护士,有时包扎过紧、扩张器注水超量均会引起术区疼痛,需及时松解包扎或抽出超量注射液,可减轻疼痛。必要时遵医嘱给予您相应药物使用,改善症状。

3. 注水期间护理

同整复外科门诊扩张器注水期间护理。

4. 扩张器Ⅱ期术后护理

（1）术后请您注意避免头部后仰位,防止血管蒂转及牵拉受压,影响皮瓣血液循环。

（2）如您术后2周内进食高热量、高蛋白富含维生素的流质饮食。减少咀嚼活动。口角开大术后改为普食,进食时避免食物污染创面,预防继发性感染。

（3）护士会密切观察您的外敷料有无渗血及渗液,留置负压引流是为了引流伤口内的渗血渗液,防止血肿,请您在护士妥善固定后,防止引流管的折叠及牵拉,护士会定时观察并倾倒引流液。术后3~5天医生会根据情况拔除引流管。

（4）术后如您留置导尿管,请您多饮水,防止尿路感染。请您在护士妥善固定后,防止导尿管的折叠及牵拉。

（5）术后请您放松心情,正确认识病情继而缓解不良情绪,减轻心理负担,积极配合治疗及护理。

（6）由于术后您张口受限,请您每次进食后使用0.1%生理盐水或温开水进行漱口,每次需含漱数分钟,护士会使用吸痰管将其吸出,以此来保持口腔卫生。

（7）眼裂封闭早期不能视物,请您注意自我保护。眼裂打开后,用抗生素类滴眼液眼部护理1天4次,睡眠时请您双眼用抗生素类眼膏进行局部涂封,保护角膜。

5. 健康指导

（1）术后2周医生会给您拆除缝线。

（2）扩张器Ⅰ期术后请您注意保护扩张器植入部位，避免碰撞及外力撞击。

（3）扩张器注水期间请您注意保持皮肤清洁，避免感染。

（4）Ⅱ期面部皮瓣感觉未恢复前，请您注意保护面部皮瓣，防止烫伤或冻伤。

（5）请您定期门诊随访。

（钱　佳　周　叶　卞薇薇）

第三节 阴茎再造术护理

一、阴茎再造术护理概述

阴茎是男性第一性别特征,包括阴茎体、龟头、尿道和支撑体。随着显微外科技术的发展,身体有许多游离的供区可移植进行阴茎再造。阴茎再造术临床应用于:①阴茎短小综合征;②阴茎缺损(先天性畸形、创伤、肿瘤所致的缺损);③变性手术(女变男)等。

1. 术前护理

(1)心理护理:保护患者隐私,了解患者的心理需求和手术目的,做好解释工作。向患者介绍手术方法、过程及愈后效果,增加治疗信心。

(2)了解患者的饮食、服药及先天性疾病等情况。禁烟、酒及停用扩血管药物。

(3)协助医生完成手术区域照相,作为手术前后的对比。

(4)协助医生完成术前各项检查:常规全麻术前检查、血管超声检测。

(5)专科特殊指导内容:①肠道准备:术前1天流质饮食,术前晚及术晨清洁灌肠1次。②皮肤准备:(腹部、季肋区、前臂、足背、大腿、会阴部)备皮。

2. 术后护理

(1)按全麻护理常规,密切观察生命体征及病情变化。

(2)体位。绝对卧床10天,床上护架、气垫床应用,预防褥疮及深静脉血栓护理。

(3)饮食指导。术后第1天进食流质,第3天起改半流质,第4天改为软食,逐渐过渡到普食。

(4)导管护理。①引流管必须妥善固定,避免受压、反折及滑脱,观察记录引流液的色、质、量。②导尿管保持通畅,妥善固定,避免受压,反折及滑脱。会阴护理1天2次,嘱患者多饮水。

(5)皮瓣护理及观察:观察再造阴茎皮瓣的皮温、肤色、毛细血管充盈情况及肿胀度。术后1～2天内每小时1次观察移植皮瓣血运,以后每2小时1次观察,术后3天血供良好,改为每4小时1次观察,直到术后7～10天,根据皮瓣血运情况正确记录。病室安静、舒适。室温23～25℃,促进血液循环,湿度50%～60%,术后可用40～60W烤灯照射移植皮瓣,灯距为30～45㎝,24小时持续7～10天左右。皮瓣观察内容:①皮温:正常与健侧相似或者略高于1～2℃,低于健侧3℃以上并伴有色泽的改变应及时通知医生;②肤色:颜色与腹部或大腿肤色相近,出现紫色或暗色则提示静脉回流受阻,苍白或灰白提示动脉血供不足;③毛细血管充盈时间正常:是用棉签棒压迫皮面使之苍白,移去棉签棒时皮色在1～2秒内恢复为正常,超过5秒或更长时间则提示动脉危象,小于1秒则提示静脉危象;④肿胀度:正常情况下术后2～3天内皮瓣呈轻度肿胀,严重的局部水肿和伤口渗出液增多,提示皮瓣坏死、液化的先兆。上述各项观察指标应互相参照,综合分析才能做出判断,及时通知医生,配合处理。

(6)特殊用药护理:使用扩血管药物者做好防摔跤、相关药物指导及措施。

(7)疼痛护理:正确评估疼痛情况,遵医嘱镇痛,防止血管痉挛。

3.健康指导

(1)拆线时间:术后10 ~ 14天拆线。

(2)拆线后少渣饮食1周,忌烟酒。保持会阴部清洁,穿戴内裤松紧度适宜,再造阴茎呈上举位。3个月内禁止骑跨动作,避免对阴茎的挤压、撞击。

(3)定期门诊随访,术后3个月、6个月、1年各随访1次。

二、阴茎再造术护理流程

基本要求
- 入院介绍:介绍床位医生及护士
- 入院评估:对患者安全、皮肤、基础疾病及相应用药情况做出评估

↓

术前护理
- 了解患者的心理和社会背景并做好相应指导
- 了解患者饮食和服药情况(禁烟、酒、服血管扩张药术前 2 周停药)
- 肠道准备:术前 1 天流质饮食,术前晚及术晨清洁灌肠 1 次
- 协助医生完成手术区域照相,血管超声检测
- 术前准备齐全,宣教完整

↓

手术日护理
- 测量患者生命体征
- 备皮,核对患者手圈,取义齿,取下首饰、挂件等贵重物品
- 完成与手术室的交接班并签名
- 准备全麻后床边用物,病室准备(室温、湿度、烤灯等)
- 术后与麻醉师交接班,完成围术期护理记录单
- 卧位、护理级别、进食时间及种类
- 气垫床、护架应用
- 妥善固定引流管及导尿管
- 观察并准确记录再造阴茎皮瓣血运情况

↓

术后护理
- 观察患者生命体征变化并及时记录
- 观察并正确记录引流液的色、质、量
- 饮食指导:术后第 1 天进食流质,第 3 天起改半流质,第 4 天改为软食,逐渐过渡到普食
- 会阴护理:1 天 2 次
- 皮瓣的观察与护理
- 特殊药物用药后观察

↓

健康教育
- 正确指导患者的饮食,禁烟、酒
- 穿戴内裤时再造阴茎保持上举位,防碰撞
- 用药宣教(遵医嘱)
- 介绍出院流程,随访指导

三、阴茎再造术的护理质量标准

	基本要求	标准分	日期	得分	扣分原因
术前护理 20 分（入院 1~3 天）	1. 入院介绍：介绍床位医生及护士；入院评估：对患者安全、皮肤、基础疾病及相应用药情况做出评估	2			
	2. 了解患者的心理和社会背景并做好相应指导	2			
	3. 了解患者饮食和服药情况（禁烟、酒、服血管扩张药术前 2 周停药）	2			
	4. 肠道准备：术前 1 天流质饮食，术前晚及术晨清洁灌肠 1 次	2			
	5. 协助医生完成手术区域照相，血管超声检测	2			
	6. 术前准备齐全，宣教完整	10			
手术日护理 40 分	1. 测量患者生命体征	5			
	2. 备皮，核对患者手圈，取义齿，取下首饰、挂件等贵重物品	1 分/项			
	3. 完成与手术室的交接班并签名	5			
	4. 准备全麻后床边用物，病室准备（室温、相对湿度、烤灯等）	4			
	5. 术后与麻醉师交接班，完成围术期护理记录单	5			
	6. 卧位、级别护理、进食时间及种类	1 分/项			
	7. 气垫床、护架应用	4			
	8. 妥善固定引流管及导尿管	4			
	9. 观察并准确记录再造阴茎皮瓣血运情况	6			
术后护理 20 分（术后 1~3 天）	1. 观察患者生命体征变化并及时记录	4			
	2. 观察并正确记录引流液的色、质、量	4			
	3. 饮食指导：术后第 1 天进食流质，第 3 天起改半流质，第 4 天改为软食，逐渐过渡到普食	6			
	4. 会阴护理：1 天 2 次	2			
	5. 皮瓣的观察与护理	2			
	6. 特殊药物用药后观察	2			
健康宣教 20 分（术后 2~6 天）	1. 正确指导患者的饮食，禁烟、酒	5			
	2. 穿戴内裤时再造阴茎保持上举位，防碰撞	5			
	3. 用药宣教（遵医嘱）	5			
	4. 介绍出院流程，随访指导	5			
总分		100			

四、阴茎再造术健康教育

1. 术前指导

（1）请您术前2周停止使用人参、血管扩张类药物，禁止吸烟。

（2）术前晚和术晨护士会指导您进行皮肤消毒及肠道准备。

（3）请您术前做好皮肤清洁沐浴，护士会术晨为您剃除会阴部、腹部、季肋区、前臂及大腿、足背毛发。

（4）请您根据护士指导术前1天进流质饮食，术前晚及术日晨护士会为您灌肠排空大便，避免术中污染伤口而继发感染。

2. 术后指导

（1）请您术后绝对平卧10天，避免过早下床活动，防止血管痉挛。护士会给予您床上气垫及床上护架应用。

（2）请您术后流质饮食2天，如牛奶、果汁、米汤等，第3天起半流质，如稀饭、烂面、馄饨，第4天起软食，逐渐改为普食。请不要服用活血类的保健品，禁烟、禁酒，防止血管痉挛，影响伤口愈合。

（3）术后如您留置导尿管，请您多饮水，防止尿路感染。请您在护士妥善固定后，防止导尿管的折叠及牵拉。如您留置引流管，请您在护士妥善固定后，防止引流管的折叠及牵拉，护士会定时观察并倾倒引流液。

（4）术后护士会给您再造阴茎处进行烤灯照射，以利于促进血液循环，请您不要随意开关烤灯及移动照射距离。

3. 出院康复指导

（1）术后10～14天医生会为您拆除缝线。

（2）请您拆线后进少渣饮食1周，保持大便通畅，避免排便时过分用力过度而影响伤口愈合。

（3）请您保持会阴部清洁干燥，选择透气性好的棉质平角内裤，再造阴茎呈上举位。穿戴松紧度适宜，勿碰撞，勿做骑跨姿势。

（4）请您按医生要求定期门诊随访，术后3个月、6个月、1年各随访1次。

（邵　静　张海莹　王海蓉）

第四节　阴道再造术护理

一、阴道再造术护理概述

阴道是软产道的重要组成部分及女性性生活的重要器官,阴道缺失或缺损严重影响女性的生活质量。阴道再造的术手术方法包括皮片移植法、带蒂皮瓣移植法、肠管移植法及生物补片替代等。临床常用于:①先天发育畸形(先天性无阴道、阴道闭锁、阴道狭窄);②各种损伤或肿瘤切除后盆腔清扫等后天因素造成的阴道缺失或缺损;③女性假两性畸形;④男变女变性术。

1. 术前护理

(1)心理护理:主动沟通,了解患者的心理要求和手术目的,做好解释工作。向患者介绍手术方法、过程及预后效果,取得患者理解及配合治疗和护理。保护患者个人隐私,不在公众场合讨论患者病情。

(2)了解患者的饮食、服药及先天性疾病等情况。

(3)协助医生完成手术区域照相,作为手术前后的对比。

(4)协助医生完成术前各项检查,常规全麻术前检查。

(5)专科特殊指导内容:①肠道准备:术前3天服用肠道抗菌药物1天2次,术前1天流质饮食,术前晚及术晨清洁灌肠1次;②皮肤准备:腹部、两侧大腿、会阴部备皮;③阴道模具:根据个体差异选择不同尺寸及硬度的阴道模具。

2. 术后护理

(1)按全麻护理常规,密切观察生命体征及病情变化。

(2)体位:绝对卧床7天,避免过早下床活动,防止再造阴道脱垂。床上护架、气垫床应用,做好预防压疮及深静脉血栓护理。

(3)饮食指导:术后第1天进食流质,第3天起改为半流质,第4天改为软食,逐渐过渡到普食。

(4)导管护理:保持导尿管通畅,妥善固定,避免受压、反折及滑脱。会阴护理1天2次,并嘱患者多饮水。做好拔除导尿管后排尿指导(指导患者下床排尿时要用手向里按压阴道模型,以防腹压加大时阴道模型滑脱)。

(5)观察人工阴道渗血情况,会阴护理1天2次,冲洗后填塞阴道模具,穿着丁字带固定。操作时动作轻柔,避免损伤人工阴道,以防止生物补片、皮片或皮瓣挛缩。

3. 健康指导

(1)拆线时间:术后10～14天拆线。

(2)拆线后坚持佩戴阴道模具3～6个月。如模具放置困难,可在模具表面涂消毒润滑剂或使用避孕套以增加润滑度,减轻疼痛感。保持会阴部清洁干燥,用妇科冲洗液冲洗阴道1天2次。3个月内避免剧烈运动,3～6个月后方可开始性生活。

(3)定时门诊随访:术后1个月复诊,检查阴道上皮生长情况。术后3个月、6个月、1年各随访1次,1年后每年随访1次,了解再造阴道有无狭窄或闭锁。

二、阴道再造术护理流程

基本要求
- 入院介绍：介绍床位医生及护士
- 入院评估：对患者安全、皮肤、基础疾病及相应用药情况做出评估

↓

术前护理
- 了解患者的心理和社会背景并做好相应指导
- 肠道准备：术前 3 天服用肠道抗菌药物 1 天 2 次，术前 1 天流质饮食，术前晚及术晨清洁灌肠 1 次
- 协助医生完成手术区域照相
- 术前准备齐全，宣教完整

↓

手术日护理
- 测量患者生命体征
- 备皮，核对患者手圈，取义齿，取下首饰、挂件等贵重物品
- 完成手术室的交接并签名
- 准备全麻后床边用物
- 术后与麻醉师交接班，完成围术期护理记录单
- 卧位、护理级别、进食时间及种类
- 气垫床、护架应用
- 妥善固定导尿管

↓

术后护理
- 观察患者生命体征变化并及时记录
- 观察伤口渗血情况
- 饮食指导：术后第 1 天进食流质，第 3 天起改为半流质，第 4 天改为软食，逐渐过渡到普食
- 人工阴道的观察与护理

↓

健康教育
- 正确指导患者的饮食
- 人工阴道护理
- 用药宣教（遵医嘱）
- 介绍出院流程，随访指导

三、阴道再造术护理质量标准

	基本要求	标准分	日期	得分	扣分原因
术前护理 20 分（入院 1~3 天）	1. 入院介绍：介绍床位医生及护士；入院评估：对患者安全、皮肤、基础疾病及相应用药情况做出评估	2			
	2. 了解患者的心理和社会背景并做好相应指导	2			
	3. 肠道准备：术前 3 天服用肠道抗菌药物 1 天 2 次，术前 1 天流质饮食，术前晚及术晨清洁灌肠 1 次	2			
	4. 协助医生完成手术区域照相	4			
	5. 术前准备齐全，宣教完整	10			
手术日护理 40 分	1. 测量患者生命体征	5			
	2. 备皮，核对患者手圈，取义齿，取下首饰、挂件等贵重物品	1 分 / 项			
	3. 完成与手术室的交接班并签名	5			
	4. 准备全麻后床边用物	5			
	5. 术后与麻醉师交接班，完成围术期护理记录单	5			
	6. 卧位，级别护理，进食时间及种类	2 分 / 项			
	7. 气垫床、护架的应用	5			
	8. 妥善固定导尿管	5			
术后护理 20 分（术后 1~3 天）	1. 观察患者生命体征变化并及时记录	5			
	2. 观察伤口渗血情况	5			
	3. 饮食指导：术后第 1 天进食流质，第 3 天起改为半流质，第 4 天改为软食，逐渐过渡到普食	2			
	4. 人工阴道的观察与护理	8			
健康宣教 20 分（术后 2~6 天）	1. 正确指导患者的饮食	5			
	2. 人工阴道的观察与护理	5			
	3. 用药宣教（遵医嘱）	5			
	4. 介绍出院流程，随访指导	5			
总分		100			

四、阴道再造术健康教育

1. 术前指导

（1）术前护士会指导您进行皮肤消毒，术前3天清洁沐浴，清洗会阴皮肤，每天2次，动作轻柔，避免损伤尿道口，请您穿棉柔宽松内裤。术前3天服用肠道抗菌药物1天2次。

（2）护士会为您术晨进行皮肤准备，剃除您腹部及两侧大腿、会阴部毛发。

（3）请您根据护士指导术前1天流质饮食，术前晚及手术日晨护士会为您进行灌肠，避免术中污染伤口而继发感染。

2. 术后指导

（1）术后请您绝对平卧7天，避免过早下床活动，防止再造阴道脱垂。

（2）请您术后根据护士指导第1天进食流质，如牛奶、果汁、米汤等，第3天起改为半流质，如稀饭、糊面、馄饨，第4天改为软食，逐渐过渡到普食。

（3）术后如您留置引流管，请在护士妥善固定后，防止引流管的折叠或牵拉，护士会定时观察并倾倒引流液。术后如您留置导尿管，多饮水，防止尿路感染。请您在护士妥善固定后，防止导尿管的折叠及牵拉。导尿管拔除后请您在护士指导下床排尿，排尿时要用手向里按压阴道模型，以防腹压加大时阴道模型滑脱。每次排尿后做好会阴部伤口清洁。

（4）请您更换模具时做到动作轻柔、充分润滑、方向正确，避免损伤人工阴道。

（5）术后使用模具填塞阴道，并丁字带固定，请您不要随意取出。冲洗阴道每天2次。

3. 出院康复指导

（1）请您术后3个月内坚持使用妇科冲洗液进行阴道冲洗，每天2次。

（2）请您坚持放置阴道模具3～6个月，保持会阴清洁干燥。

（3）请您术后3个月内避免剧烈运动，3～6个月后方可开始性生活。

（4）请您术后按时门诊随访：术后1个月复诊，检查阴道上皮生长情况，再造阴道有无狭窄或闭锁。术后3个月、6个月、1年各随访1次，1年以后每年随访1次。

（邵　静　张海莹　王海蓉）

第五节 断指再植术护理

一、断指再植术护理概述

断指是手外伤中最严重的创伤之一,不仅影响患者社会生活,而且造成患者身心伤害。断指临床常分为完全性离断及不完全性离断两类。断指再植术是将完全或不完全断离的指体在光学显微镜的助视下,将断离的血管重新吻合,彻底清创,并进行骨、神经、肌腱及皮肤的整复术。

1. 术前护理

(1)心理护理:主动与患者沟通,了解受伤原因,安抚患者紧张情绪。

(2)了解患者饮食、服药以及先天性疾病等情况。

(3)协助患者完成术前各项检查:常规全麻术前检查、备血、远端肢体X线片。

(4)专科特殊指导内容:①密切观察患者生命体征及全身皮肤完整性,失血过多者及时给予补液扩容,预防失血性休克;②将保存的离断手指送手术室施行手术;③破伤风注射。

2. 术后护理

(1)按全麻护理常规,密切观察生命体征及病情变化。

(2)体位:绝对卧床1周,严禁患侧卧位。患肢抬高、制动,高于心脏水平位。加强巡视,督促患者保持体位。做好预防压疮、深静脉血栓护理。

(3)饮食指导:进食高蛋白、高热量、粗纤维饮食,防止便秘,忌烟酒。

(4)导尿管护理:保持导尿管通畅,妥善固定,避免受压、反折及滑脱。会阴护理1天2次,嘱患者多饮水。

(5)疼痛护理:正确评估患者疼痛情况,必要时遵医嘱给予止痛药物,预防再植指端痉挛缺血。

(6)特殊用药护理:注意观察抗凝药物的不良反应。使用扩血管药物的患者做好防跌倒、碰伤以及相关药物指导及护理措施。

(7)克氏针护理:妥善固定,定时观察克氏针有无松动、滑脱。

(8)再植断指护理及观察:观察再植断指的皮温、肤色、毛细血管充盈情况及肿胀度。术后1～3天内每小时1次观察移植皮瓣血运,以后每2小时1次观察,术后7天若血供良好,改为1天4次观察,直到手术后8～10天,根据皮瓣血运情况正确记录。病室保持安静、舒适。室内温度23～25℃,以促进血液循环,湿度50%～60%,术后可用40～60W烤灯照射移植皮瓣,灯距为30～45cm,24小时,持续8～10天。皮瓣观察内容:①皮温:正常应与健侧相似或者略高于1～2℃,如皮温低于健侧3℃以上并伴有色泽的改变应及时通知医生;②肤色:颜色与健侧相近,出现紫色或暗色则提示静脉回流受阻,苍白或灰白提示动脉血供不足;③毛细血管充盈时间:用棉签棒压迫皮面使之苍白,移去棉签棒时皮色应在1 ~ 2秒内恢复为正常,超过5秒或更长时间则提示动脉危象,小于1秒则提示静脉危象;④肿胀度:正常情况下术后2 ~ 3天内皮瓣呈轻度肿胀,严重的局部水肿和伤口渗出液的增多,提示皮瓣坏死、液化的先兆。上述各项观察指标应互相参照,综合分析才能做出判断,及时通知医生,配合处理。

3. 健康指导

(1)拆线时间:术后10 ~ 14天拆除缝线,3 ~ 6周拔除克氏针。

(2)3个月内忌烟酒。预防再植断指烫伤或冻伤。术后8周后每天进行主动及被动功能锻炼,如活动拉伸指间关节、掌指关节等。使用手部支架3 ~ 6个月,夜间持续佩戴保持功能位,防止肌腱粘连,抑制瘢痕增生。

(3)定期门诊随访。

二、断指再植术护理流程

基本要求
- 入院介绍：介绍床位医生、床位护士
- 入院评估：采集护理资料
  基础疾病评估，记录用药情况

↓

术前护理
- 了解患者的心理和社会背景，并做好相应指导
- 破伤风注射剂药敏试验及注射
- 密切观察患者生命体征及全身皮肤完整性
- 术前准备齐全，宣教到位

↓

手术日护理
- 测量患者生命体征
- 备皮，核对患者手圈，取义齿，取下首饰、挂件等贵重物品
- 完成手术室的交接及签名
- 准备全麻后床边用物
- 术后与麻醉师交接班，完成围术期护理记录单
- 卧位、级别护理、进食时间及种类
- 妥善固定导尿管
- 观察及记录再植断指血运（皮温、肤色、肿胀度、毛细血管充盈时间）

↓

术后护理
- 观察患者生命体征变化并及时记录，观察伤口渗血情况
- 会阴护理 1 天 2 次
- 饮食指导：进食高蛋白、高热量、粗纤维饮食，忌烟酒
- 体位指导：绝对卧床 1 周，严禁患侧卧位，患肢抬高、制动，高于心脏水平位
- 皮瓣护理
- 克氏针的护理
- 疼痛及特殊用药后的观察及护理

↓

健康教育
- 正确指导患者的饮食
- 正确指导再植断指的保护
- 正确指导患指功能锻炼的指导
- 手部支架的使用
- 用药宣教（遵医嘱）
- 介绍出院流程，随访指导

三、断指再植术护理质量标准

	基本要求	标准分	日期	得分	扣分原因
术前护理20分（入院1~3天）	1. 入院介绍：介绍床位医生及护士；入院评估：生命体征及皮肤；基础疾病及相应用药情况评估	2			
	2. 了解患者的心理和社会背景，并做好相应指导	2			
	3. 破伤风注射剂药敏试验及注射	2			
	4. 密切观察患者生命体征及全身皮肤完整性	4			
	5. 术前准备齐全，宣教到位	10			
手术日护理40分	1. 测量患者生命体征	4			
	2. 核对患者手圈、取下首饰等贵重物品、取义齿等	1分/项			
	3. 完成与手术室的交接并签名	3			
	4. 准备全麻后床边用物	3			
	5. 术后与麻醉师交接班，完成围术期护理记录单	4			
	6. 卧位，级别护理，进食时间及种类	2分/项			
	7. 患肢抬高，高于心脏水平位	2			
	8. 观察再植断指血运	10			
	9. 特殊用药的指导及护理	2			
	10. 克氏针的保护指导	2			
术后护理20分（术后1~3天）	1. 观察患者生命体征变化并及时记录	3			
	2. 观察有无并发症	3			
	3. 观察再植断指血运，作为动态记录	10			
	4. 卧位及饮食指导	1分/项			
	5. 观察引流液的色、质、量并记录	2			
健康宣教20分（术后2~6天）	1. 再植断指保护的指导	4			
	2. 指导术后正确的功能锻炼方式	4			
	3. 手支架使用的指导	4			
	4. 用药宣教（遵医嘱）	4			
	5. 介绍出院流程，随访指导	4			
总分		100			

四、断指再植手术健康教育

1. 术前指导

（1）请您放松心情等待手术。

（2）请您配合医护人员完成急诊手术前各项相关检查。

（3）请您配合完成破伤风注射剂药敏试验及注射。

2. 术后指导

（1）请您保持病室安静、整洁，放松心情，充分休息。

（2）请您进食高蛋白、高热量、粗纤维饮食，防止便秘。您及陪护人员禁止吸烟，防止血管痉挛。

（3）请您配合手术后卧床1周，严禁患侧卧位，减少不必要的活动和起坐解便，避免过早活动引发血管反射性痉挛及压迫患侧血管吻合处。卧床期间请您定时抬臂活动，保持皮肤干燥，预防压疮。

（4）术后护士会为您抬高患肢，高于心脏水平位，利于血液循环，减少患肢肿胀。

（5）术后护士会给您患肢烤灯照射，请您不要随意开关及移动照射距离。

（6）如您手术后感觉剧烈疼痛或排便困难等，请您及时告知护士，护士将遵医嘱给予使用相应药物，防止血管痉挛发生。

（7）术后如留置导尿管，请您多饮水，防止尿路感染。请您在护士妥善固定导尿管后，防止导尿管的折叠及牵拉。

3. 出院康复指导

（1）术后10～14天医生会为您拆除缝线，6～8周拔除克氏针。

（2）术后再植手指感觉未恢复前，请您注意保护患指，防止烫伤或冻伤。

3个月内请您禁忌烟酒。

（3）请您拆线后开始进行患指功能锻炼，加强主动和被动活动，练习患指屈伸、内收、外展等功能位练习。

（4）请您佩戴手部支架3～6个月，夜间坚持佩戴，防止肌腱粘连，抑制瘢痕增生。

（5）请您出院后定期门诊随访。

（杨佳菲　屠菁玮　王惠芬）

第六节　乳房再造术护理

一、乳房再造术护理概述

乳房再造是乳腺癌序列治疗的一部分,能使患者在形体、功能及心理上得到康复,从而减轻手术给患者带来的身心痛苦,提高术后的生活质量。在自体组织移植乳房再造手术中,以横行腹直肌皮瓣(TRAM)、腹壁下动脉穿支(DIEP)皮瓣及背阔肌皮瓣最为常用。

1. 术前护理

(1)心理护理:讲解术前准备、手术方式、效果等,使患者充分知情,降低心理压力。

(2)了解患者饮食、服药及先天性疾病等情况:术前2周禁用扩血管、激素类药物,戒烟酒。

(3)术前协助医生完成手术区域照相,作为手术前后对比。

(4)协助患者完成术前各项检查:常规全麻术前检查、血管B超、三维激光扫描。

(5)专科特殊指导内容:①DIEP患者术前进行屈髋屈膝位训练,以适应术后体位要求;②皮肤准备:腹部、会阴部及患侧腋部备皮。

2. 术后护理

(1)按全麻护理常规,密切观察生命体征及病情变化。

(2)体位:绝对卧床1周。DIEP患者取屈髋屈膝位,背阔肌患者患侧肩部制动。预防压疮、深静脉血栓等并发症的发生。

(3)饮食指导:给予高热量、高蛋白、易消化软食,防止便秘。

(4)导管护理:①引流管须妥善固定,避免受压、反折及滑脱,观察记录引流液的色、质、量;②保持导尿管通畅,妥善固定,避免受压、反折及滑脱。会阴护理1天2次,并嘱患者多饮水。

(5)疼痛护理:正确评估患者疼痛情况,必要时给予止痛药,防止皮瓣痉挛缺血。

(6)特殊药物护理:运用扩血管药物时,做好防跌倒与防摔跤相关药物的指导和护理措施。

(7)皮瓣护理及观察:观察再造乳房皮瓣的皮温,肤色、毛细血管充盈情况及肿胀度。术后1～3天内每小时1次观察移植皮瓣血运,以后每4小时1次观察,直到手术后7天,根据皮瓣血运情况正确记录。病室安静、舒适。室内温度23～25℃,促进血液循环,湿度50%～60%,术后可用40～60W烤灯照射移植皮瓣,灯距30～45cm,24小时持续7～10天。皮瓣观察内容:①皮温:正常与健侧相似或者略高于1～2℃,低于健侧3℃以上并伴有色泽的改变应及时通知医生;②肤色:颜色与健侧相近,出现紫色或暗色则提示静脉回流受阻,苍白或灰白提示动脉血供不足;③毛细血管充盈时间正常:是用棉签棒压迫皮面使之苍白,移去棉签棒时皮色在1～2秒内恢复为正常,超过5秒

或更长时间则提示动脉危象,小于1秒则提示静脉危象;④肿胀程度:正常情况下术后
2～3天内皮瓣呈轻度肿胀,严重的局部水肿和伤口渗出液增多,提示皮瓣坏死、液化的
先兆。上述各项观察指标应互相参照,综合分析才能做出判断,及时通知医生,配合处
理。

3. 健康宣教

(1)拆线时间:术后2周皮瓣间隔拆线,3周全部拆除,供区3周拆线。

(2)预防再造乳房烫伤或冻伤。

(3)DIEP患者术后腹带应用3个月,随后使用塑身裤半年。腹部拆线前弯腰活动,
术后8周每天2次腹肌锻炼。

(4)定期门诊随访。

二、乳房再造术护理流程

基本要求
- 入院介绍：介绍床位医生及护士
- 入院评估：对患者安全、皮肤、基础疾病及相应用药情况做出评估

↓

术前护理
- 了解患者的心理和社会背景并做好相应指导
- 术前进行屈髋屈膝位训练
- 协助医生完成手术区域照相
- 术前准备齐全，宣教完整

↓

手术日护理
- 测量患者生命体征
- 备皮，核对患者手圈，取义齿，取下首饰、挂件等贵重物品
- 完成与手术室的交接班并签名
- 准备全麻后床边用物
- 术后与麻醉师交接班，完成围术期护理记录单
- 卧位，级别护理，进食时间及种类
- 妥善固定引流管、尿管
- 疼痛护理及特殊药物用药后的观察及防范
- 观察及记录再造乳房皮瓣血运（皮温、肤色、肿胀度、毛细血管充盈时间）

↓

术后护理
- 观察患者生命体征变化并及时记录
- 卧位指导：绝对卧床1周，DIEP患者取出屈髋屈膝位
- 饮食指导：给予高热量、高蛋白、易消化软食，防止便秘
- 观察并正确记录引流液的色、质、量
- 观察皮瓣血运

↓

健康教育
- 指导患者正确饮食
- 皮瓣保护指导
- 用药宣教（遵医嘱）
- 介绍出院流程，随访指导

三、乳房再造术的护理质量标准

	基本要求	标准分	日期	得分	扣分原因
术前护理 20 分（入院 1~3 天）	1. 入院介绍：介绍床位医生及护士；入院评估：对患者安全、皮肤、基础疾病及相应用药情况做出评估	2			
	2. 了解患者的心理和社会背景并做好相应指导	2			
	3. 术前进行屈髋屈膝位训练	2			
	4. 协助医生完成手术区域照相	4			
	5. 术前准备齐全，宣教完整	10			
手术日护理 40 分	1. 测量患者生命体征	2			
	2. 备皮，核对患者手圈，取义齿，取下首饰、挂件等贵重物品	1 分 / 项			
	3. 完成与手术室的交接并签名	4			
	4. 准备全麻术后床边用物	4			
	5. 与麻醉师交接班，完成围手术期护理记录单	4			
	6. 卧位安置，级别护理，进食时间及种类	4			
	7. 妥善固定各类导管，指导相关注意事项	5			
	8. 疼痛护理及特殊药物用药后的观察及防范	5			
	9. 观察及记录皮瓣血运	8			
术后护理 20 分（术后 1~3 天）	1. 观察患者生命体征变化并及时记录	2			
	2. 卧位指导：绝对卧床 1 周，DIEP 患者取屈髋屈膝位	2			
	3. 饮食指导：给予高热量、高蛋白、易消化软食，防止便秘	4			
	4. 观察并记录引流液的色、质、量	8			
	5. 观察皮瓣血运	4			
健康宣教 20 分（术后 2~5 天）	1. 指导患者正确的饮食	5			
	3. 再造乳房皮瓣保护指导	5			
	4. 用药宣教（遵医嘱）	5			
	5. 介绍出院流程，随访指导	5			
总分		100			

四、乳房再造术健康教育

1. 术前护理

（1）请您放松心情,调节好心态,保持充足睡眠,以良好的状态迎接手术。

（2）术前2周请您禁用扩血管、激素类药物,戒烟、戒酒。

（3）术前请您进行床上排便训练,如取DIEP皮瓣请进行屈髋屈膝卧位训练。

（4）术晨护士会为您备皮,请您做好皮肤清洁。

2. 术后护理

（1）请您配合术后卧床休息1周（DIEP患者取屈髋屈膝位,背阔肌患者患侧肩部制动）。

（2）请您术后摄入高热量、高蛋白、高维生素的软食,多食用蔬菜、水果等含纤维丰富的食物,多饮水,防止便秘。

（3）请您在护士妥善固定引流管后,防止引流管的折叠和牵拉,护士会定时观察并倾倒引流液。

（4）术后留置导尿管,请您多饮水,护士会妥善固定导尿管,防止导尿管的折叠及牵拉。

（5）请您卧床期间进行双下肢活动,防止深静脉血栓的发生,每2小时抬臀活动或按摩臀部,以避免压疮发生。如有咳嗽请您适当轻按腹部,避免切口裂开,减轻疼痛。

（6）术后护士会为您在再造乳房处使用烤灯,请不要随意开关及移动烤灯距离。

3. 康复指导

（1）术后2周医生会为您拆除皮瓣部分缝线,3周全部拆除,供区3周拆线。

（2）术后请您注意劳逸结合。擦洗时注意水温,防止烫伤或冻伤。佩戴无钢托的胸罩3个月,避免大幅度运动（如跑步等）。

（3）DIEP患者术后2周请您保持屈膝屈髋位,使用腹带加压包扎3个月,随后使用塑身裤半年。下床活动早期,请您将上身前倾,逐步恢复直立行走。术后8周后每天2次腹肌锻炼,以后逐渐增加锻炼次数。

（4）取背阔肌患者请您术后1周做肩关节被动活动,每次2～3遍,每天2～3次。拔除引流管后,若无积液发生,则可每天增加两次。拆线后恢复肩关节正常活动。

（5）定期门诊随访。

（董莉萍 王海蓉）

第七节　鼻翼缺损修复术护理

一、鼻翼缺损修复术护理概述

鼻翼缺损在临床上其病因有外伤、肿瘤、手术、炎性坏死后遗症、先天发育异常等，以前两种病因居多。患者不仅外观受影响，发音、呼吸等功能往往也受到一定程度影响，故需进行手术修复。

1. 术前护理

（1）心理护理：向患者讲解术前准备、手术方式、效果等，使患者充分知情，降低心理压力。

（2）了解患者饮食、服药以及先天性疾病等情况：术前2周禁用扩血管、激素类药物，戒烟酒。上呼吸道感染、鼻炎发作期禁忌手术。

（3）术前协助医生完成手术区域照相，作为手术前后对比。

（4）协助患者完成术前各项检查：常规全麻术前检查、血管B超、三维激光扫描。

（5）专科特殊指导内容：①术前3天用抗生素类滴眼液滴鼻1天4次；②术晨修剪鼻毛，清洁鼻腔，剃胡须及耳周3指毛发。

2. 术后护理

（1）按全麻护理常规，密切观察生命体征及病情变化。

（2）体位：术后绝对卧床1周，健侧卧位或平卧位。预防深静脉血栓、压疮等并发症的发生。

（3）饮食指导：给予高热量、高蛋白半流质饮食。

（4）导管护理：①引流管须妥善固定，避免受压、反折及滑脱，观察记录引流液的色、质、量；②保持导尿管通畅，妥善固定，避免受压、反折及滑脱。会阴护理1天2次，嘱患者多饮水。

（5）疼痛护理：正确评估患者疼痛情况，必要时给予止痛药，防止皮瓣痉挛缺血。

（6）特殊药物护理：注意观察抗凝药物的不良反应。运用扩血管药物时做好防跌倒、防摔跤相关药物的指导及护理措施。

（7）鼻部护理：3%过氧化氢、0.9%氯化钠清洁伤口血痂、鼻支撑管及鼻腔分泌物每天1次，保持鼻腔通畅。

（8）皮瓣的观察与护理：观察鼻部皮瓣的皮温，肤色、毛细血管充盈情况及肿胀度。术后1～3天内每小时1次观察移植皮瓣血运，以后每4小时1次观察，直到手术后5天，根据皮瓣血运情况正确记录。病室安静、舒适。室内温度23℃～25℃，湿度50%～60%，术后可用40～60W烤灯照射移植皮瓣，灯距约为30～45cm，24小时持续7～10天。皮瓣观察内容：①皮温：正常与健侧相似或者略高于1℃～2℃，低于健侧3℃以上并伴有色泽的改变应及时通知医生；②肤色：颜色与健侧相近，出现紫色或暗色则提示静脉回流受阻，苍白或灰白提示动脉血供不足；③毛细血管充盈时间：用棉签棒压迫皮瓣使之苍白，移去棉签棒时皮色在 1 ~ 2 秒内恢复为正常，超过 5 秒或更长时间则提示动脉危象，小于 1 秒则提示静脉危象；④肿胀程度：正常情况下术后 2 ~ 3 天内皮瓣呈轻度肿胀，严重的局部水肿和伤口渗出液增多，提示皮瓣坏死、液化的先兆。上述各项观察指标应互相参照，综合分析才能做出判断，及时通知医生，配合处理。

3. 健康指导

（1）拆线时间：术后 2 周拆线。

（2）注意休息，戒烟酒，防止上呼吸道感染。术侧鼻孔用鼻支撑管固定 3 ~ 6 个月，鼻支撑管每天做好清洁。防止冻伤、烫伤、撞伤等意外发生。

（3）定期门诊随访。

二、鼻翼缺损修复术护理流程

基本要求 {
入院介绍：介绍床位医生、床位护士
入院评估：采集护理资料
　　　　　对基础疾病作出评估，记录用药情况
}

↓

术前护理 {
了解患者的心理和社会背景并做好相应指导
术前 3 天用抗生素类滴眼液滴鼻 1 天 4 次
协助医生完成手术区域照相
术前准备齐全，宣教完整
}

↓

手术日护理 {
测量患者生命体征
备皮，核对患者手圈，取义齿，取下首饰、挂件等贵重物品
完成手术室的交接及签名
准备全麻后床边用物
术后与麻醉师交接班，完成围手术期护理记录单
卧位、护理级别、进食时间及种类
妥善固定引流管、导尿管
观察及记录皮瓣血运（肤色、皮温、肿胀度、毛细血管充盈时间）
}

↓

术后护理 {
观察患者生命体征变化并及时记录，观察伤口渗血情况
观察并正确记录引流液的色、质、量
会阴护理 1 天 2 次
饮食指导：给予高热量、高蛋白半流质饮食
体位指导：绝对卧床 1 周，健侧卧位或平卧位
鼻部护理：3% 过氧化氢、0.9% 氯化钠清洁伤口血痂、鼻支撑管及鼻
　　　　　腔分泌物每小时 1 次，保持鼻腔通畅
特殊药物用药后的观察
皮瓣护理
}

↓

健康教育 {
正确指导患者的饮食
正确指导鼻部皮瓣的保护
正确指导鼻腔支撑管使用
用药宣教（遵医嘱）
介绍出院流程，随访指导
}

三、鼻翼缺损修复术护理质量标准

基本要求		标准分	日期	得分	扣分原因
术前护理 20 分（入院 1~3 天）	1. 入院介绍：介绍床位医生及护士；入院评估：对患者安全、皮肤、基础疾病及相应用药情况做出评估	2			
	2. 了解患者的心理和社会背景并做好相应指导	2			
	3. 术前 3 天用抗生素类滴眼液滴鼻 1 天 4 次	2			
	4. 协助医生完成手术区域照相	4			
	5. 术前准备齐全，宣教完整	10			
手术日护理 40 分	1. 测量患者生命体征	2			
	2. 备皮，核对患者手圈，取义齿，取下首饰、挂件等贵重物品	1 分 / 项			
	3. 完成手术室的交接及签名	4			
	4. 准备全麻术后床边用物	4			
	5. 与麻醉师交接班，完成围手术期护理记录单	4			
	6. 卧位，护理级别，进食时间及种类	2 分 / 项			
	7. 妥善固定导尿管、引流管	3 分 / 项			
	8. 观察及记录皮瓣血运（肤色、皮温、肿胀度、毛细血管充盈时间）	10			
术后护理 20 分（术后 1~3 天）	1. 观察患者生命体征变化并及时记录，观察伤口渗血情况	2			
	2. 观察并正确记录引流液的色、质、量	2			
	3. 会阴护理 1 天 2 次	2			
	4. 饮食指导：给予高热量、高蛋白半流质饮食	2			
	5. 卧位指导：绝对卧床 1 周，健侧卧位或平卧位	2			
	6. 鼻部护理：3% 过氧化氢、0.9% 氯化钠清洁伤口血痂、鼻支撑管及鼻腔分泌物每天 1 次，保持鼻腔通畅	2			
	7. 特殊药物用药后的观察	2			
	8. 皮瓣护理	6			
健康宣教 20 分（术后 2~5 天）	1. 正确指导的饮食	4			
	2. 正确指导鼻部皮瓣的保护	4			
	3. 正确指导鼻腔支撑管使用	4			
	4. 用药宣教（遵医嘱）	4			
	5. 介绍出院流程，随访指导	4			
总分		100			

四、鼻翼缺损修复术健康教育

1. 术前护理

（1）请您放松心情，调节好心态，保持充足睡眠，以良好的状态迎接手术。

（2）请您术前2周禁用扩血管、激素类药物，戒烟、戒酒。

（3）术晨护士会为您修剪鼻毛，清洁鼻腔，剃胡须及耳周3指毛发。

（4）请您术前3天根据护士指导进行鼻腔清洁（抗生素类滴眼液滴鼻1天4次）。

2. 术后护理

（1）术后请您配合卧床休息1周，健侧卧位或平卧位。

（2）请您术后摄入高热量、高蛋白、高维生素和易消化的软食，多食蔬菜、水果，多饮水，防止便秘。

（3）术后护士会为您使用烤灯，请不要随意开关及移动烤灯距离。

（4）请您注意保暖，防止上呼吸道感染，禁止吸烟。

（5）护士会密切观察您的外敷料有无渗血及渗液，留置负压引流是为了引流伤口内的渗血渗液，防止血肿，请您在护士妥善固定后，防止引流管的折叠及牵拉，护士会定时观察并倾倒引流液。术后3 ~ 5天医生会根据情况拔除引流管。

（6）术后如您留置导尿管，多饮水，防止尿路感染。在护士妥善固定后，防止导尿管的折叠及牵拉。

3. 健康指导

（1）术后2周医生会为您拆除缝线。

（2）请您注意休息，戒烟酒，防止上呼吸道感染。

（3）术侧鼻孔请您用鼻支撑管固定3 ~ 6个月，鼻支撑管需每天做好清洁消毒。

（4）请您防止冻伤、烫伤、撞伤等意外发生。

（5）出院后请您定期门诊随访。

（董莉萍　王海蓉）

第八节　足底软组织缺损修复术护理

一、足底软组织缺损修复术护理概述

足底软组织缺损常伴有骨骼、肌腱、神经、血管的外露,创面经久难愈,临床常见外伤、溃疡、糖尿病足等所致。足底部是人体主要的负重区域,此处组织缺损的修复要求较高,修复的好坏直接影响患者的生活质量。皮瓣是由血液供应的皮肤及其附着的皮下脂肪组织组成。足底软组织缺损通过移植皮瓣来覆盖创面,可恢复良好的形态和功能。

1. 术前护理

(1)心理护理:了解患者的心理要求和手术目的,做好解释工作。向患者介绍手术方法、过程及愈后效果,增加治疗信心。

(2)了解患者饮食、服药以及先天性疾病等情况,术前2周禁烟酒及停用扩血管药物。

(3)协助医生完成手术区域照相,作为手术前后对比。

(4)协助患者完成术前各项检查:常规全麻术前检查、糖尿病患者5点法监测血糖、血管造影、下肢动脉计算机断层扫描血管造影(CTA)、缺损部位细菌培养。

(5)皮肤准备:距手术部位10 ~ 15cm范围备皮。

2. 术后护理

(1)按全麻护理常规,密切观察患者生命体征及病情变化。

(2)体位:绝对卧床1周,严禁患侧卧位。患肢抬高、制动,高于心脏水平位。加强巡视,督促患者保持体位。预防褥疮。

(3)饮食指导:进食高蛋白、高热量、粗纤维饮食,防止便秘,忌烟酒。糖尿病患者按糖尿病饮食要求进食。

(4)导管护理:①引流管须妥善固定,避免受压、反折及滑脱,观察记录引流液的色、质、量;②保持导尿管通畅,妥善固定,避免受压、反折及滑脱。会阴护理1天2次,并嘱患者多饮水。

(5)疼痛护理:正确评估患者疼痛情况,必要时给予止痛药物,预防足底皮瓣痉挛缺血。

(6)特殊用药护理:使用扩血管药物者做好防跌倒及相关药物指导和护理措施。

(7)皮瓣护理及观察:观察足底皮瓣的皮温,肤色、毛细血管充盈情况及肿胀度。术后1 ~ 3天内每小时1次观察移植皮瓣血运,以后每2小时1次观察,术后5 ~ 7天后血供良好,改为每4小时1次观察,直到手术后7 ~ 10天,根据皮瓣血运情况正确记录。病室保持安静、舒适,室内温度23 ~ 25℃,以促进血液循环,湿度50% ~ 60%。术后可用40 ~ 60W烤灯照射移植皮瓣,灯距约为30 ~ 45cm,24小时持续7 ~ 10天。皮瓣观察包括：①皮温：正常与健侧相似或者略高于1～2℃，低于健侧3℃以上并伴有色泽的改变应及时通知医生；②肤色：颜色与健侧相近，出现紫色或暗色则提示静脉回流受阻，苍白或灰白提示动脉血供不足；③毛细血管充盈时间：用棉签棒压迫皮面使之苍白，移去棉签棒时皮色在1～2秒内恢复为正常，超过5秒或更长时间则提示动脉危象，小于1秒则提示静脉危象；④肿胀度：正常情况下术后2～3天内皮瓣呈轻度肿胀，严重的局部水肿和伤口渗出液增多，提示皮瓣坏死、液化的先兆。上述各项观察指标应互相参照，综合分析才能做出判断，及时通知医生，配合处理。

3. 健康指导

（1）拆线时间：术后10～14天根据伤口情况予以间断或全部缝线拆除。

（2）预防足底皮瓣烫伤或冻伤。戒烟酒。拆线后进行主动及被动功能锻炼，促进肌力恢复、推动血液及淋巴液回流。穿合适鞋码，3个月内避免过久站立及重体力劳作。

（3）定期门诊随访。

二、足底软组织缺损修复术护理流程

基本要求 {
入院介绍:介绍床位医生、床位护士

入院评估:对患者安全、皮肤、基础疾病及相应用药情况做出评估
}

↓

术前护理 {
了解患者的心理和社会背景并做好相应指导
术前 2 周戒烟酒及停用扩血管药物
术前准备齐全,宣教到位
术前照相,作为术后对照
}

↓

手术日护理 {
测量患者生命体征
备皮,核对患者手圈,取义齿,取下首饰、挂件等贵重物品
完成手术室的交接及签名
准备全麻后床边用物
术后与麻醉师交接班,完成围手术期护理记录单
卧位、级别护理、进食时间及种类
妥善固定引流管、导尿管
观察及记录足底皮瓣血运(皮温、肤色、肿胀度、毛细血管充盈时间)
}

↓

术后护理 {
观察患者生命体征变化并及时记录,观察伤口渗血情况
观察并正确记录引流液的色、质、量
会阴护理 1 天 2 次
饮食指导:进食高蛋白、高热量、粗纤维饮食,防止便秘,忌烟酒
　　　　　糖尿病患者按糖尿病饮食要求进食
疼痛护理及特殊药物用药后的观察及防范
皮瓣护理
}

↓

健康教育 {
正确指导患者饮食
正确指导皮瓣保护:防烫伤及冻伤;穿合适鞋码,3 个月内避免过久
　　　　　　　　　站立及重体力劳作
正确指导患肢功能锻炼
用药宣教(遵医嘱)
介绍出院流程,随访指导
}

三、足底软组织缺损修复术护理流程

基本要求		标准分	日期	得分	扣分原因
术前护理20分（入院1~3天）	1. 入院介绍：介绍床位医生及护士；入院评估：对患者安全、皮肤、基础疾病及相应用药情况做出评估	2			
	2. 了解患者的心理和社会背景并做好相应指导	2			
	3. 术前2周戒烟酒及停用扩血管药物	2			
	4. 术前准备齐全，宣教到位	4			
	5. 术前照相，作术后对照	10			
手术日护理40分	1. 测量患者生命体征	4			
	2. 备皮，核对患者手圈，取义齿，取下首饰、挂件等贵重物品	2分/项			
	3. 完成手术室的交接及签名	2			
	4. 准备全麻后床边用物	2			
	5. 术后与麻醉师交接班，完成围手术期护理记录单	4			
	6. 卧位，级别护理，进食时间及种类	2分/项			
	7. 妥善固定引流管、导尿管	4			
	8. 观察及记录足底皮瓣血运（皮温、肤色、肿胀度、毛细血管充盈时间）	10			
术后护理20分（术后1~3天）	1. 观察患者生命体征变化并及时记录，观察伤口渗血情况	2			
	2. 观察并正确记录引流液的色、质、量	2分/项			
	3. 会阴护理1天2次	2			
	4. 饮食指导：进食高蛋白、高热量、粗纤维饮食，防止便秘，忌烟酒。糖尿病患者按糖尿病饮食要求进食。	3			
	5. 疼痛护理及特殊药物用药后的观察及防范	2			
	6. 皮瓣护理	5			
健康宣教20分（术后2~6天）	1. 正确指导患者饮食	4			
	2. 正确指导皮瓣保护：防烫伤及冻伤；穿合适鞋码，3个月内避免过久站立及重体力劳作	4			
	3. 正确指导患肢功能锻炼	4			
	4. 用药宣教（遵医嘱）	4			
	5. 介绍出院流程，随访指导	4			
总分		100			

四、足底软组织缺损修复术健康教育

1. 术前指导

（1）请您术前2周禁烟酒及停用扩血管药物，防止术中出血及预防术后血管危象。

（2）您如果是糖尿病患者，请您按时用药（降糖药或胰岛素），控制好自身血糖。

（3）术晨护士会为您剃去手术区域范围的毛发，请您做好皮肤清洁。

2. 术后指导

（1）请您进食高蛋白、高热量、粗纤维饮食，防止便秘。请您及陪护人员禁止吸烟，防止血管痉挛。如您是糖尿病患者，请按糖尿病饮食进食（低糖、低热量、控制胆固醇等。）

（2）请您配合手术后卧床1周，减少不必要的活动和起坐解便，严禁患侧卧位，避免过早活动引发血管反射性痉挛及压迫患侧血管吻合处。卧床期间请您定时抬臀活动，保持皮肤干燥，预防压疮。

（3）术后护士会为您抬高患肢，高于心脏水平位，利于血液循环，减少患肢肿胀。

（4）术后足底皮瓣处护士会给您烤灯照射，请您不要随意开关及移动照射距离。

（5）护士会密切观察您的外敷料有无渗血及渗液，留置负压引流是为了引流伤口内的渗血渗液，防止血肿，请您在护士妥善固定引流管后，防止引流管的折叠及牵拉，护士会定时观察并倾倒引流液。术后3～5天医生会根据情况拔除引流管。

（6）术后留置导尿管，请您多饮水，防止尿路感染。请您在护士妥善固定导尿管后，防止导尿管的折叠及牵拉。

（7）如您手术后感觉剧烈疼痛或排便困难等，请您及时告知，护士将遵医嘱给予您相应药物使用，防止血管痉挛发生。

3. 出院康复指导

（1）术后10～14天医生会根据您伤口的愈合情况予以间断或全部缝线拆除。

（2）请您戒烟、戒酒，养成良好的生活习惯。糖尿病患者按时服用降糖药（或注射胰岛素）。

（3）术后皮瓣感觉未恢复前，请您注意保护足底皮瓣，防止烫伤或冻伤。

（4）请您拆线后开始主动和被动功能锻炼，练习屈伸、内收，外展等活动，促进肌力恢复、推动血液及淋巴液回流

（5）请您穿合适的鞋码，3个月内避免过久站立及重体力劳动。

（6）请您出院后定期门诊随访。

（杨佳菲　钱　佳　屠菁玮）

第九节　头部肿瘤溃疡切除修复术护理

一、头部肿瘤溃疡切除修复术护理概述

头皮恶性肿瘤以鳞癌、基底细胞癌为多发,侵犯头部正常组织,并可向远处转移。尽早彻底手术切除为头皮肿物患者首选的治疗方法,范围包括瘤体及其周围的一定范围。切除后一般采用皮瓣修复,可选择头皮局部皮瓣、带蒂皮瓣和游离皮瓣。

1. 术前护理

(1)心理护理:讲解术前准备、手术方式、效果并告知可能发生的意外情况等,使患者充分知情,降低心理压力。

(2)了解患者的饮食、服药及先天疾病情况,术前2周戒烟酒及停用扩血管药物。

(3)协助医生完成手术区域照相,作为手术前后对比。

(4)协助患者做好术前各项检查:常规全麻术前检查、头颅三维CT、血管B超检查、溃疡面细菌培养。

(5)皮肤准备:剃除全头毛发,供区10 ～ 15cm范围备皮。

2. 术后护理

(1)按全麻护理常规,密切观察生命体征及病情变化。

(2)体位:绝对卧床1周,健侧体位。预防压疮、深静脉血栓等并发症的发生。

(3)饮食指导:给予高热量、高蛋白、高维生素、易消化富含营养的软食。

(4)导管护理:①引流管须妥善固定,避免受压、反折及滑脱,观察记录引流液的色、质、量;②保持导尿管通畅,妥善固定,避免受压、反折及滑脱。会阴护理1天2次,嘱患者多饮水。

(5)疼痛护理:正确评估患者疼痛情况,必要时给予止痛药,防止皮瓣痉挛缺血。

(6)特殊药物护理:注意观察抗凝药物的不良反应。运用扩血管药物时做好防跌倒、防摔跤相关药物的指导及护理措施。

(7)皮瓣护理及观察:观察头部皮瓣的皮温,肤色、毛细血管充盈情况及肿胀度。术后1 ～ 3天内每小时1次观察移植皮瓣血运,以后每2小时1次观察,术后5天后血供良好,改为每4小时1次观察,直到手术后7 ～ 10天,根据皮瓣血运情况正确记录。病室保持安静、舒适。室内温度23 ～ 25℃,促进血液循环,相对湿度50% ～ 60%,术后可用40 ～ 60W烤灯照射移植皮瓣,灯距为30 ～ 45cm,24小时持续7 ～ 10天。皮瓣观察包括:①皮温:正常与健侧相似或者略高于1 ～ 2℃,低于健侧3℃以上并伴有色泽的改变应及时通知医生;②肤色:颜色与健侧相近,出现紫色或暗色则提示静脉回流受阻,苍白或灰白提示动脉血供不足;③毛细血管充盈时间正常:是用棉签棒压迫皮面使之苍白,移去棉签棒时皮色在1 ～ 2秒内恢复为正常,超过5秒或更长时间则提示动脉危象,小于1秒则提示静脉危象;④肿胀程度:正常情况下术后2 ～ 3天内皮瓣呈轻度肿胀,

严重的局部水肿和伤口渗出液增多,提示皮瓣坏死、液化的先兆。上述各项观察指标应互相参照,综合分析才能做出判断,及时通知医生,配合处理。

3. 健康指导

(1)拆线时间:术后10 ~ 14天拆除缝线。

(2)预防头部皮瓣烫伤或冻伤。天冷外出时佩戴帽子,注意头部保暖。忌烟酒。

(3)定期门诊随访。

二、头部肿瘤溃疡切除修复术护理流程

基本要求
- 入院介绍：介绍床位医师及护士
- 入院评估：对患者安全、皮肤、基础疾病及相应用药情况做出评估

↓

术前护理
- 了解患者的心理和社会背景并做好相应指导
- 了解患者的饮食、服药以及先天疾病情况，术前2周戒烟酒及停用扩血管药物
- 协助医生完成手术区域照相
- 术前准备齐全，宣教完整

↓

手术日护理
- 测量患者生命体征
- 备皮，核对患者手圈，取义齿，取下首饰、挂件等贵重物品
- 完成与手术室的交接班并签名
- 准备全麻后床边用物
- 术后与麻醉师交接班，完成围手术期护理记录单
- 卧位，级别护理，进食时间及种类
- 妥善固定引流管、导尿管
- 观察及记录头部皮瓣血运（皮温、肤色、肿胀度、毛细血管充盈时间）

↓

术后护理
- 观察患者生命体征变化并及时记录
- 饮食指导：给予高热量、高蛋白、高维生素、易消化富含营养的软食
- 观察并正确记录引流液的色、质、量
- 疼痛护理及特殊药物用药后的观察及防范
- 观察皮瓣血运

↓

健康教育
- 正确指导患者的饮食
- 皮瓣保护指导
- 用药宣教（遵医嘱）
- 介绍出院流程，随访指导

三、头部肿瘤溃疡切除修复术护理质量标准

	基本要求	标准分	日期	得分	扣分原因
术前护理 20分（入院 1~3 天）	1. 入院介绍：介绍床位医生及护士；入院评估：对患者安全、皮肤、基础疾病及相应用药情况做出评估	2			
	2. 了解患者的心理和社会背景并做好相应指导	2			
	3. 了解患者的饮食、服药以及先天疾病情况，术前 2 周戒烟酒及停用扩血管药物	4			
	4. 协助医生完成手术区域照相	6			
	5. 术前准备齐全，宣教完整	6			
手术日护理 40分	1. 测量患者生命体征	4			
	2. 备皮，核对患者手圈，取义齿，取下首饰、挂件等贵重物品	1分/项			
	3. 完成与手术室的交接并签名	4			
	4. 准备全麻后床边用物	4			
	5. 术后与麻醉师交接班，完成围术期护理记录单	4			
	6. 卧位，级别护理，饮食指导	2分/项			
	7. 妥善固定各类导管，指导相关注意事项	6			
	8. 观察皮瓣血运	8			
术后护理 20分（术后 1~3 天）	1. 观察患者生命体征变化并及时记录	4			
	2. 饮食指导：给予高热量、高蛋白、高维生素、易消化富含营养的软食	4			
	3. 观察记录引流液的色、质、量	2			
	4. 疼痛护理及特殊药物用药后的观察及防范	4			
	5. 伤口渗血情况及移植皮瓣血运观察	6			
健康宣教 20分（术后 2~6 天）	1. 指导患者正确的饮食	5			
	2. 皮瓣保护的指导	5			
	3. 用药宣教（遵医嘱）	5			
	4. 介绍出院流程，随访指导	5			
总分		100			

四、头部肿瘤溃疡切除修复术健康教育

1. 术前指导

（1）请您放松心情,调节好心态,保持充足睡眠,以良好的状态迎接手术。

（2）请您注意保暖,预防上呼吸道感染,如有感冒、咳嗽、发热等及时通知医生。

（3）请您术前2周戒烟酒及停用扩血管药物。

（4）请您剃除全头毛发。术晨护士会为您进行供区备皮,请您做好皮肤清洁。

2. 术后指导

（1）请您配合术后卧床休息1周。进行床上大小便,减少不必要的活动。

（2）请您术后摄入高热量、高蛋白、高维生素和易消化的软食,多食用蔬菜、水果等含纤维丰富的食物,多饮水,防止便秘。忌烟酒。

（3）请您在护士妥善固定引流管后,防止引流管的折叠和牵拉,护士会定时观察并倾倒引流液。

（4）术后留置导尿管,请您饮水,护士会妥善固定导尿管,防止导尿管的折叠及牵拉。

（5）请您术后卧床期间进行双下肢运动,防止深静脉血栓的发生,每2小时1次做抬臀或按摩臀部,以避免压疮发生。

（6）术后头部皮瓣处护士会给您烤灯照射,请您不要随意开关或移动照射距离。

3. 出院康复指导

（1）术后10～14天医生会为您拆线。

（2）请您在擦洗时注意水温,防止头部皮瓣烫伤或冻伤。天冷外出时,请您出门可佩戴帽子,注意头部保暖。

（3）请您定期门诊随访。

（董莉萍　沈添怡　王海蓉）

第十节 乳癌术后带淋巴结复合组织瓣游离修复术护理

一、乳癌术后带淋巴结复合组织瓣游离修复术护理概述

上肢淋巴水肿是乳癌腋窝淋巴结清扫术后最常见并发症之一。淋巴水肿的形成使患肢活动度受限,产生不同程度的疼痛、肿胀、麻木等不适反应,严重降低了患者的生命质量。因此进行带淋巴结复合组织瓣游离修复术能有效改善乳癌术后上肢淋巴水肿症状。

1. 术前护理

(1)心理护理:术前了解患者需求,介绍手术方法、愈后效果,增加患者治疗信心。

(2)了解患者的饮食、服药以及先天性疾病情况,术前2周停服活血或抗凝药物、戒烟酒,避开月经期。

(3)协助医生完成手术区域照相,作为手术前后对比。

(4)协助患者完成术前各项检查:常规全麻术前检查,女性癌症标志物检测(AFP、CEA、CA199、CA125、CA153)、腹股沟B超显像检查及上肢磁共振淋巴管造影。

(5)专科特殊指导内容:①术前做好供区的皮肤和血管的保护,禁止静脉穿刺;②皮肤准备:患侧腋毛及会阴部备皮;③配合医生做好淋巴水肿手术部位水肿围度测量。

2. 术后护理

(1)按全麻护理常规,密切观察患者生命体征及病情变化。

(2)体位:绝对卧床1周,严禁患侧卧位。患肢抬高、制动,高于心脏水平位,石膏托外展位呈60°～90°角。预防褥疮的发生。

(3)饮食指导:进食高蛋白、高热量、粗纤维素饮食,忌烟酒。

(4)导管护理:①引流管须妥善固定,避免受压、反折及滑脱,观察并记录引流液的色、质、量;②保持导尿管通畅,妥善固定,避免受压,反折及滑脱。术后3天内因显影剂(亚甲蓝)未吸收,尿液显蓝绿色,做好解释工作,会阴护理1天2次,并嘱患者多饮水。

(5)皮瓣护理及观察:观察腋下皮瓣的皮温、肤色、毛细血管充盈情况及肿胀度。术后1～2天内每1小时1次观察移植皮瓣血运,以后每2小时1次观察,术后3天后血供良好,改为每4小时1次观察,直到手术后7～10天,根据皮瓣血运情况正确记录。病室安静、舒适。室内温度23～25℃,促进血液循环,相对湿度50%～60%,术后可用40～60W烤灯照射移植皮瓣,灯距约为30～45cm,24小时持续7～10天。皮瓣观察内容包括:①皮温:正常与健侧相似或者略高于1～2℃,低于健侧3℃以上并伴有色泽的改变应及时通知医生;②肤色:颜色与健侧相近,出现紫色或暗色则提示静脉回流受阻,苍白或灰白提示动脉血供不足;③毛细血管充盈时间正常:是用棉签棒压迫皮面使之苍白,移去棉签棒时皮色在1～2秒内恢复为正常,超过5秒或更长时间则提示动脉危象,小于1秒则提示静脉危象;④肿胀度:正常情况下术后2～3天内皮瓣呈轻度肿

胀,严重的局部水肿和伤口渗出液增多,提示皮瓣坏死、液化的先兆。上述各项观察指标应互相参照,综合分析才能做出判断,及时通知医生,配合处理。

（6）特殊药物护理:运用扩血管药物时,做好防跌倒及相关药物指导及护理措施。

3. 健康指导

（1）拆线时间:术后10 ~ 14天间隔拆线。

（2）忌烟、酒。长期佩戴无钢圈的胸罩,不要做重体力活。做好淋巴水肿的预防及日常自我的维护,进行康复锻炼,改善淋巴循环。

（3）定期门诊复诊。

二、乳癌术后带淋巴结复合组织瓣游离修复术护理流程

基本要求 {
入院介绍：介绍床位医生、床位护士

入院评估：对患者安全、皮肤、基础疾病及相应用药情况做出评估
}

↓

术前护理 {
了解患者的心理和社会背景并做好相应指导

术前做好供区的皮肤和血管的保护，禁止静脉穿刺

协助医生完成手术区域照相

术前准备齐全，宣教到位
}

↓

手术日护理 {
测量患者生命体征

备皮，核对患者手圈，取义齿，取下首饰、挂件等贵重物品

完成手术患者交接及签名

准备全麻后床边用物

术后与麻醉师交接班，完成围手术期护理记录单

卧位，级别护理、进食时间及种类

妥善固定引流管、导尿管

观察及记录腋下皮瓣血运（皮温、肤色、肿胀程度、毛细血管充盈时间）
}

↓

术后护理 {
观察患者生命体征变化并及时记录，观察伤口渗血情况

观察并记录引流液的色、质、量

会阴护理1天2次

体位指导：绝对卧床1周，严禁患侧卧位。患肢抬高、制动，高于
心脏水平位，石膏托外展位60°～90°角

饮食指导：进食高蛋白、高热量、粗纤维素饮食，忌烟酒

皮瓣护理

疼痛及特殊药物用药后的观察
}

↓

健康教育 {
正确指导患者饮食

正确指导淋巴水肿的预防及日常自我的维护，进行康复锻炼

长期佩戴无钢圈的胸罩，不要做重体力活

用药指导（遵医嘱）

介绍出院流程，随访指导
}

三、乳癌术后带淋巴结复合组织瓣游离修复术护理质量标准

	基本要求	标准分	日期	得分	扣分原因
术前护理 20 分（入院 1~3 天）	1. 入院介绍：介绍床位医生及护士；入院评估：对患者安全、皮肤、基础疾病及相应用药情况做出评估	2			
	2. 了解患者的心理和社会背景并做好相应指导	2			
	3. 术前做好供区的皮肤和血管的保护，禁止静脉穿刺	2			
	4. 协助医生完成手术区域照相	4			
	5. 术前准备齐全，宣教到位	10			
手术日护理 40 分	1. 测量患者生命体征	2 分			
	2. 备皮，核对患者手圈，取义齿，取下首饰、挂件等贵重物品	2 分 / 项			
	3. 完成手术患者交接及签名	4			
	4. 准备全麻后床边用物	2			
	5. 术后与麻醉师交接班，完成围术期护理记录单	4			
	6. 卧位，级别护理、进食时间及种类	2 分 / 项			
	7. 妥善固定引流管、导尿管	2 分 / 项			
	8. 观察及记录腋下皮瓣血运（皮温、肤色、肿胀度、血管充盈时间）	10			
术后护理 20 分（术后 1~3 天）	1. 观察患者生命体征变化并及时记录，观察伤口渗血情况	4			
	2. 观察并记录引流液的色、质、量	5			
	3. 会阴会理 1 天 2 次	2			
	4. 位指导：绝对卧床 1 周，严禁患侧卧位。患肢抬高、制动，高于心脏水平位，石膏托外展位 60° ~ 90° 角	2			
	5. 饮食指导：进食高蛋白、高热量、粗纤维素饮食，忌烟酒	1			
	6. 皮瓣护理	5			
	7. 疼痛及特殊药物用药后的观察	1			
健康宣教 20 分（术后 2~6 天）	1. 正确指导患者饮食	4			
	2. 正确指导淋巴水肿的预防及日常自我的维护，进行康复锻炼	4			
	3. 长期佩戴无钢圈的胸罩，不要做重体力活	4			
	4. 用药指导（遵医嘱）	4			
	5. 介绍出院流程，随访指导	4			
总分		100			

四、乳癌术后带淋巴结复合组织瓣游离修复术健康教育

1. 术前护理

（1）请您术前两周停服活血或抗凝药物。戒烟、戒酒。

（2）请您配合我们做好供区的皮肤和血管的保护，患肢禁止穿刺。

（3）手术当日晨护士会为您剃除患侧腋毛及会阴部毛发，请您做好皮肤清洁。

2. 术后护理

（1）请您保持病室安静、整洁，放松心情，充分休息。

（2）请您进食高蛋白、高热量、粗纤维素饮食，防止便秘。

（3）请您及陪护人员不要吸烟，防止血管痉挛。术后护士会对您的患肢进行烤灯照射，请您不要随意开关及移动烤灯。

（4）请您配合术后卧床1周，严禁患侧卧位，抬高患肢，制动，高于心脏水平位，石膏托固定外展位60°～90°角减少不必要的活动和起坐解便，以利于皮瓣血运，并注意保暖。

（5）护士会密切观察您的外敷料有无渗血及渗液，留置负压引流是为了引流伤口内的渗血渗液，防止血肿，请您在护士妥善固定引流管后，防止引流管的折叠及牵拉，护士会定时观察并倾倒引流液。术后3～5天医生会根据情况拔除引流管。

（6）术后如您留置导尿管，护士会妥善固定导尿管，防止导尿管的折叠及牵拉。由于术后3天内亚甲蓝未吸收，尿液呈蓝绿色，为正常现象，请您不需要担心，多饮水，保持会阴清洁即可。

（7）如您手术后感觉疼痛或排便困难等情况，请您及时告知，护士将遵医嘱给予您使用相应药物，防止血管痉挛发生。

3. 健康指导

（1）术后10～14天医生会为您间隔拆线。

（2）请您忌烟、酒，长期佩戴无钢圈的胸罩，不要做重体力活。做好淋巴水肿的预防及日常自我的维护，进行康复锻炼，有助于改善淋巴循环。

（3）请您定期门诊复诊。

（陆　玮　陆楚楚　王海蓉）

第十一节 头皮撕脱伤显微修复术护理

一、头皮撕脱伤护理概述

头皮撕脱伤多见于青年女性,多为发辫被卷入高速转动的机器所致。撕脱伤可局限于一侧或整个头皮,头皮呈完全游离或有蒂部与头部相连。一旦发生头皮撕脱伤应正确做好应急护理,其损伤特点是失血多,易感染。早期急救治疗包括抗休克,抗感染及创面闭合。晚期处理以局部清创和换药为主,加强营养,纠正贫血,抗感染,增强机体抵抗力。

1. 早期创伤护理

(1)严密观察患者生命体征、瞳孔及病情变化,注意有无合并脑外伤、颈椎外伤、休克和其他脏器损伤。应先抢救,待全身情况好转再行整复手术。治疗时应首先控制感染,应用抗生素,予以输液、输血,增加营养,以改善全身状况。

(2)对撕脱头皮可置低温下保存,在无休克的情况下应早期清创。准备头皮要迅速、无菌,这是保证植皮成活的关键。

(3)常规注射破伤风抗毒素。

2. 术前准备

(1)心理护理:由于创伤造成患者恐惧心理,接待护士应加强心理疏导。

(2)协助医生完成手术区域照相。

(3)协助患者完成术前各项检查;遵医嘱备血。

(4)皮肤准备:剃光头。

3. 术后护理

(1)按全麻护理常规,密切观察生命体征及病情变化。

(2)体位:平卧位时须每30分钟转动头部1次,以防止枕后头皮长时间压迫造成坏死;生命体征平稳置半卧位,以减轻面部肿胀。指导患者每2小时抬臀1次、床上翻身以及下肢活动的方法,预防下肢深静脉血栓的发生,在病情允许情况下督促尽早下床活动,促进康复。

(3)饮食指导:给予高蛋白、高热量、高维生素流质饮食,并联系营养科共同制定个体化营养治疗方案,少食多餐保证足够营养供给。病室内严格禁烟。

(4)导管护理:引流管须妥善固定,避免受压,反折及滑脱,观察记录引流液的色、质、量。保持导尿管通畅,妥善固定,避免受压,反折及滑脱。会阴护理1天2次,并嘱患者多饮水。

(5)皮瓣护理及观察:观察皮瓣的皮温、肤色、毛细血管充盈情况及肿胀度。术后1~2天内每小时1次观察移植皮瓣,以后每2小时1次观察,术后5天血供良好,改为每4小时观察,直到手术后7~10天,根据皮瓣情况正确记录。保持病室安静、舒适、室内温度23 ～ 25℃,促进血液循环,湿度50% ～ 60%,术后使用40 ～ 60W烤灯照射移植皮瓣,灯距为30 ～ 45cm,24小时持续照射7 ～ 10天。

（6）皮瓣观察内容:①皮温:正常与健侧相似或者略高于1 ～ 2℃,低于健侧3℃以上并伴有色泽的改变应及时通知医生;②肤色:颜色与健侧相近,出现紫色或暗色则提示静脉回流受阻,苍白或灰白提示动脉血供不足;③毛细血管充盈时间正常:使用棉签棒压迫皮面使之苍白,移去棉签棒时皮色在1 ～ 2秒内恢复为正常,超过5秒或更长时间则提示动脉危象,小于1秒则提示静脉危象;④肿胀度:正常情况下术后2 ～ 3天内皮瓣呈轻度肿胀,严重的局部水肿和伤口渗出液增多,提示皮瓣坏死、液化的先兆。上述各项观察指标应互相参照,综合分析才能做出判断,及时通知医生,配合处理。

（7）遵医嘱特殊用药时加强巡视,做好用药指导。

（8）术后加强心理护理,注意观察患者情绪变化。

4. 健康指导

（1）拆线时间:术后7 ～ 10天或根据伤口愈合情况适当延长。

（2）出院后注意保暖,移植头皮早期感觉迟钝,注意保护,不要烫伤或冻伤。饮食要营养丰富,促进机体早日康复。

（3）定期门诊随访。

二、头皮撕脱伤护理流程

早期创伤护理
- 严密观察患者生命体征,注意有无合并脑外伤,休克和其他脏器损伤
- 撕脱头皮低温下保存
- 注射破伤风抗毒素

术前护理
- 了解患者的心理和社会背景并做好相应指导
- 遵医嘱备血,完成术区备皮
- 协助医生完成手术区域照相
- 术前准备齐全,宣教完整

手术日护理
- 测量患者生命体征
- 备皮,核对患者手圈,取义齿,取下首饰、挂件等贵重物品
- 完成与手术室的交接班并签名
- 准备全麻后床边用物
- 术后与麻醉师交接班,完成围术期护理记录单
- 卧位,级别护理,进食时间及种类
- 妥善固定引流管
- 观察伤口外敷料包扎的松紧情况,落实防摔跤措施

术后护理
- 观察患者生命体征变化并及时记录,观察伤口渗血情况
- 观察并正确记录引流液的色、质、量
- 卧位指导、饮食指导
- 再植皮瓣的观察,烤灯的距离

健康教育
- 正确指导患者的饮食
- 再植头皮保护,伤口护理
- 用药宣教(遵医嘱)
- 介绍出院流程,随访指导

三、头皮撕脱伤护理质量标准

	基 本 要 求	标准分	日期	得分	扣分原因
术前护理20分（入院1~3天）	1. 早期创伤护理	5			
	2. 了解患者的心理和社会背景并做好相应指导	2			
	3. 遵医嘱备血,完成术区备皮	3			
	4. 协助医生完成手术区域照相	2			
	5. 术前准备齐全,宣教完整	8			
手术日护理40分	1. 测量患者生命体征	4			
	2. 备皮,核对患者手圈,取义齿,取下首饰、挂件等贵重物品	1分/项			
	3. 完成与手术室的交接班并签名	4			
	4. 准备全麻后床边用物	4			
	5. 术后与麻醉师交接班,完成围术期护理记录单	4			
	6. 卧位,级别护理,进食时间及种类	2分/项			
	7. 妥善固定引流管	7			
	8. 观察伤口外敷料包扎的松紧情况,落实防摔跤措施	7			
术后护理20分（术后1~3天）	1. 观察患者生命体征变化并及时记录,观察伤口渗血情况	5			
	2. 观察并正确记录引流液的色、质、量	5			
	3. 卧位指导、饮食指导	5			
	4. 再植皮瓣的观察,烤灯的距离	5			
健康宣教20分（术后3~6天）	1. 正确指导患者的饮食	5			
	2. 再植头皮保护,伤口护理	5			
	3. 用药宣教（遵医嘱）	5			
	4. 介绍出院流程,随访指导	5			
总分		100			

四、头皮撕脱伤健康教育

1. 术前指导

（1）请您积极配合医护人员做好术前准备工作。

（2）护士会告知您办理备血相关的手续流程,请您配合护士完成相关手续。

2. 术后指导

（1）术后患者取平卧位时,患者每30分钟转动头部1次。待全麻完全清醒后可更换成半卧位,以减少头部肿胀。卧床期间,护士教会您定时进行足背伸屈运动,或指导家属进行被动的足部运动,以促进小腿静脉回流。在病情允许的情况下,护士会鼓励您早期下床活动。

（2）请您进食高蛋白、高热量、高维生素的流质饮食（如蛋白质粉、牛奶、果汁、米汤等）,少食多餐,保证足够的营养供给,促进伤口愈合。病室内严格禁烟。

（3）请您注意保暖,以促进血液循环。烤灯应用时,护士会事先调整好距离,请您不要擅自调节距离和开关,注意水分的补充。

（4）请您保持负压引流通畅,在下床活动或者变换体位时注意保护,以免造成导管的折叠、挤压或滑脱,护士会加强巡视,医生会根据引流量拔除引流管。

（5）留置导尿管时,请您多饮水,保持管道通畅,翻身或活动时勿压迫。

（6）请您保持心情舒畅,积极配合医护人员的工作,如有任何疑问请及时告知,护士会尽力为您答疑解惑。

3. 出院康复指导

（1）拆线时间:术后7～10天或根据伤口愈合情况,医生会适当延长拆线的时间,请您做好个人卫生工作,保持伤口周围清洁。

（2）出院后请您注意保暖,移植头皮的早期感觉较为迟钝,请注意保护,不要烫伤或冻伤,如冬天可以佩戴帽子加以保护。

（3）请您选择清淡、柔软、易消化的食物,注意荤素搭配,严格戒烟戒酒。

（4）请您定期门诊随访。

（马宏仪　严敏曦）

参考文献

[1]张涤生.整复外科学[M].上海；上海科学技术出版社,2002.

[2]王炜.整复外科学[M].杭州：浙江科学技术出版社,2008.

[3]李青峰.头面部烧伤重建外科[M].上海：上海交通大学出版社,2013.

[4]张涤生.颅面外科学[M].上海：上海科学技术出版社,1997.

[5]胡志红.整形美容外科护理学[M].北京：中国协和医科大学出版社,2011.

[6]张涤生.整复外科基础与临床[M].上海：上海交通大学出版社,2011.

第六章
皮肤软组织扩张术的护理

第一节　头部软组织扩张术护理

一、头部软组织扩张术护理概述

瘢痕性秃发是指各种原因造成的毛囊损伤性头皮缺损,经瘢痕愈合或经植皮修复后产生的秃发畸形。常用的手术方法有4种:瘢痕切除缝合法、头皮游离移植法、头皮瓣转位法和头皮扩张法。目前头部软组织扩张术是修复秃发区最理想的方法。手术分为Ⅰ期头部扩张器置入,Ⅱ期扩张器取出、头皮瘢痕切除、扩张皮瓣转移修复头皮缺损。

1. 术前护理

(1)心理护理:由于扩张治疗的手术需分2期完成,期间需较长时间注水扩张,除影响生活和外貌外还会有扩张器感染、失败的风险,做好患者的心理护理,根据患者的心理状态,有针对性地进行疏导。

(2)了解患者的饮食、服药以及相关疾病的情况。

(3)协助医生完成手术区域照相,作为手术前后对比。

(4)协助患者完成术前各项检查。

(5)皮肤准备:术前检查头部有无皮肤疾患,如有应先予以治疗以减少术后感染。术前1天头部备皮,并清洁消毒头皮1天2次。

(6)扩张器准备:术前协助医生对所需扩张头皮面积进行测量,决定置入扩张器个数及大小。

2. 术后护理

(1)按全麻护理常规,密切观察患者生命体征及病情变化。患者出现高热伴头疼时,考虑出现排异反映,及时通知医生,采取有效措施。

(2)体位:仰卧或健侧卧位,避免手术区受压,术后抬高床头,以减轻头面部肿胀。

(3)饮食指导:指导患者进食高热量、高蛋白、高维生素、易消化的普食。

（4）导管护理：负压引流管妥善固定，避免受压、反折及滑脱，观察记录引流液的色、质、量。引流液颜色为深色血性液体，24小时内单侧引流量大于100mL，及时通知医生处理。

（5）注水期护理：注水时选用5号头皮针以减轻疼痛和渗漏，并注意观察扩张器表面皮肤颜色和充血反应。注水后拔出针头并用无菌纱布按压注水点。注水后指导患者卧床休息，加强扩张器部位的保护，防止局部外伤，详细、正确记录注水时间和注水量。扩张皮肤持续发红应考虑回抽减压，以防局部出现血运障碍。如出现胀痛、出冷汗、虚脱等症状可暂停注水，待症状缓解后再注水。随着扩张器注水量的增多，应注意保护扩张器部位，特别是小儿患者，避免剧烈运动及碰撞。创面早期感觉迟钝，冬季注意保暖，防止冻伤。

（6）并发症护理：观察植入区切口出血情况，包括皮肤色泽、温度、张力、肿胀程度及伤口外敷料包扎的松紧度。观察扩张器埋置或取出扩张器间隙是否有波动感及肿胀程度，扩张器埋置部位表面皮肤是否出现紫斑、出血点，提示为术后血肿及时通知医生处理。

3. 健康指导

（1）拆线时间：术后12～14天拆线，如伤口愈合较慢可间隔拆线。

（2）Ⅰ期手术患者拆线后1周开始注水，如伤口愈合较慢，可推迟拆线和注水时间，或先少量注水，待伤口愈合后再拆线。1周注水2次。

（3）定期门诊随访。

二、头部软组织扩张术护理流程

基本要求 {
　入院介绍：介绍床位医生及护士

　入院评估：对患者安全、皮肤、基础疾病及相应用药情况做出评估
}

术前护理 {
　了解患者的心理和社会背景并做好相应指导
　术区皮肤 1 天 2 次清洁及消毒；告知患者购买扩张器大小及数量
　协助医生完成手术区域照相
　术前准备齐全，宣教完整
}

手术日护理 {
　测量患者生命体征
　备皮，核对患者手圈，取义齿，取下首饰、挂件等贵重物品
　完成与手术室的交接班并签名
　准备全麻术后床边用物
　术后与麻醉师交接班，完成围手术期护理记录单
　卧位，级别护理，进食时间及种类
　妥善固定引流管
　观察伤口外敷料包扎的松紧情况，有无血肿
}

术后护理 {
　观察患者生命体征变化并及时记录，观察伤口渗血情况
　观察并正确记录引流液的色、质、量
　饮食指导：术后进食高热量、高蛋白、高维生素、易消化的普食
　指导伤口护理及注水器护理方法
}

健康宣教 {
　正确指导患者的饮食
　注水期护理及注意事项
　用药宣教（遵医嘱）
　介绍出院流程，随访指导
}

三、头部软组织扩张术护理质量标准

基 本 要 求		标准分	日期	得分	扣分原因
术前护理 20分（入院 1~3 天）	1. 入院介绍：介绍床位医生及护士；入院评估：对患者安全、皮肤、基础疾病及相应用药情况做出评估	2			
	2. 了解患者的心理和社会背景并做好相应指导	2			
	3. 术区皮肤清洁及消毒，1 天 2 次；告知患者购买扩张器大小及数量	2			
	4. 协助医生完成手术区域照相	4			
	5. 术前准备齐全，宣教完整	10			
手术日护理 40分	1. 测量患者生命体征	4			
	2. 备皮，核对患者手圈，取义齿，取下首饰、挂件等贵重物品	1分/项			
	3. 完成与手术室的交接班并签名	4			
	4. 准备全麻术后床边用物	4			
	5. 术后与麻醉师交接班，完成围术期护理记录单	4			
	6. 卧位，级别护理，进食时间及种类	2分/项			
	7. 妥善固定引流管	7			
	8. 观察伤口外敷料包扎的松紧情况，有无血肿	7			
术后护理 20分（术后 1~3 天）	1. 观察患者生命体征变化并及时记录，观察伤口渗血情况	5			
	2. 观察并正确记录引流液的色、质、量	5			
	3. 饮食指导：进食高热量、高蛋白、高维生素、易消化的普食	5			
	4. 指导伤口护理及注水器护理方法	5			
健康宣教 20分（术后 3~6 天）	1. 正确指导患者的饮食	5			
	2. 注水期护理及注意事项	5			
	3. 用药宣教（遵医嘱）	5			
	4. 介绍出院流程，随访指导	5			
总分		100			

四、头部软组织扩张术健康教育

1. 术前指导

（1）请您注意保暖，预防上呼吸道感染（感冒）。

（2）手术当天会有护士来替您备皮和协助医生为您拍摄术前留档照片。

（3）术前您要做好皮肤的准备，请剃光头并洗头，1天2次。

（4）术前有医生为您选择扩张器的数量和大小。

2. 术后指导

（1）您返回病房后请仰卧位或健侧卧位并根据护士的指导早期床上活动，避免手术区受压，术后抬高床头，以减轻头面部的肿胀。

（2）睡觉时您可以平睡也可头往没做手术的那边偏，随着头部扩张器注水量的增多，扩张器逐渐变大，应注意保护，特别是小朋友，避免剧烈运动及碰撞。因创面早期感觉迟钝，冬季注意保暖，防止冻伤。

（3）饮食方面请食用高热量、高蛋白、高维生素、易消化的普食，如鱼类、鸡蛋等。

（4）护士会密切观察您的外敷料有无渗血及渗液，头部留置的负压引流，是为了引流伤口内的渗血渗液，防止血肿，请您在护士妥善固定引流管后，防止引流管的折叠和牵拉，护士会定时观察并倾倒引流液。术后3～5天医生会根据情况拔除引流管，请您配合。

（5）术后伤口外敷料加压包扎，您可能会觉得头部有些不适感，护士会来观察外敷料的松紧度，如有异常会通知医生及时处理。

（6）注水期护理：注水期间请保持注射区域的清洁干燥，按时按量注水，注水过程可能会出现一些不适反应（如胀痛、出冷汗、虚脱等），请立即告知护士。注水后您可能会有局部轻度不适感，并伴轻度皮肤发红现象，如能在24小时内消失，则属正常。

3. 出院康复指导

（1）头部伤口的缝线一般12～14天拆线，根据医生的评估也可以分2次间隔拆线，请您配合。

（2）Ⅰ期手术伤口缝线拆线后1周开始注水，医生会根据伤口愈合的情况推迟注水时间，或先少量注水，请您根据医生安排注水。

（3）请您按时门诊随访，注水期间护士会通过电话回访来询问您的情况，您有任何异常情况请随时来门诊就诊。

（杨晓敏　庄雷岚）

第二节　颈部、躯干部软组织扩张术护理

一、颈部、躯干部软组织扩张术护理概述

皮肤软组织扩张术需进行二期手术完成,是利用皮肤扩张器植于正常皮肤软组织下(Ⅰ期)注水扩张,产生"额外"皮肤软组织覆盖所需修复部位(Ⅱ期)。扩张后的皮瓣具有与邻近皮肤颜色、质地等相似特点。临床可用于瘢痕修复及大面积黑毛痣修复。

1. 术前护理

(1)心理护理:讲解手术过程及预后,树立信心,争取家属的理解及支持。

(2)了解患者的饮食、服药及先天性疾病等情况,指导患者术前2周戒烟及停用扩血管药物,避开月经期。

(3)协助医生完成手术区域照相,作为手术前后对比。

(4)协助患者完成术前各项检查:常规全麻术前检查、血管超声定位。

(5)皮肤准备:术前晚清洁沐浴,术晨距手术部位10～15cm范围备皮。

2. 术后护理

(1)按全麻护理常规,密切观察生命体征及病情变化。颈部扩张器患者注意呼吸。

(2)体位:健侧卧位。四肢术区者患肢抬高,高于心脏水平位。行Ⅰ期者卧位时勿压迫埋置扩张器处。行Ⅱ期者术区制动1周,勿压迫血管蒂。

(3)注水护理:观察扩张器表面皮肤颜色和充血反应。注水后用无菌纱布按压注水点。加强埋置部位保护,防外伤,详细、正确记录注水量及时间。注水时如出现出冷汗、虚脱等症状暂停注水,待症状缓解后再注水。

(4)饮食指导:进食高蛋白、高热量、易消化饮食,禁食辛辣食物,忌烟酒。行Ⅱ期颈部术区患者术后3天内给予流质饮食,逐渐过渡至普食。

(5)导管护理:①引流管须妥善固定,避免受压、反折及滑脱,观察记录引流液的色、质、量;②保持导尿管通畅,妥善固定,避免受压、反折及滑脱。会阴护理1天2次,嘱患者多饮水。

(6)皮瓣护理及观察:观察皮瓣的皮温,肤色、毛细血管充盈情况。术后1～2天内每小时1次观察移植皮瓣血运,以后每2小时1次观察,术后5天后血供良好,改为每4小时1次观察,直到手术后7～10天,根据皮瓣血运情况正确记录。病室保持安静、舒适。室内温度23～25℃,促进血液循环,湿度50%～60%,术后可用40～60W烤灯照射移植皮瓣,灯距为30～45cm,24小时持续7～10天。皮瓣观察内容:①皮温:正常与健侧相似或者略高于1～2℃,低于健侧3℃以上并伴有色泽的改变应及时通知医生;②肤色:颜色与健侧相近,出现紫色或暗色则提示静脉回流受阻,苍白或灰白提示动脉血供不足;③毛细血管充盈时间正常:是用棉签棒压迫皮面使之苍白,移去棉签棒时皮色在1～2秒内恢复为正常,超过5秒或更长时间则提示动脉危象,小于1秒则提示静脉

危象；④肿胀度：正常情况下术后2～3天内皮瓣呈轻度肿胀，严重的局部水肿和伤口渗出液增多，提示皮瓣坏死、液化的先兆。上述各项观察指标应互相参照，综合分析才能做出判断，及时通知医生，配合处理。

3. 健康指导

（1）拆线时间：行Ⅰ期者术后10天拆线。行Ⅱ期者术后10～14天根据伤口情况拆除缝线。

（2）忌烟酒。注水期间注意皮肤清洁，避免感染。扩张皮瓣预防烫伤或冻伤。四肢手术者拆线后加强关节部位功能锻炼。颈部手术者拆线后使用弹力套或颈托。

（3）定期门诊随访。

二、颈部、躯干部软组织扩张术护理流程

基本要求 {
入院介绍:介绍床位医生、床位护士

入院评估:对患者安全、皮肤、基础疾病及相应用药情况做出评估
}

↓

术前护理 {
了解患者的心理和社会背景并做好相应指导
术前2周戒烟及停用扩血管药物
协助医生完成手术区域照相
术前准备齐全,宣教到位
}

↓

手术日护理 {
测量患者生命体征
备皮,核对患者手圈,取义齿,取下首饰、挂饰等贵重物品
完成手术患者交接及签名
准备全麻后床边用物
术后与麻醉师交接班,完成围手术期护理记录单
卧位、级别护理、进食时间及种类
妥善固定各引流管、导尿管
扩张器Ⅰ期术区观察/Ⅱ期面部皮瓣观察
}

↓

术后护理 {
观察患者生命体征变化并及时记录,观察伤口渗血情况
观察并正确记录引流液的色、质、量
会阴护理1天2次
饮食指导:进食高蛋白、高热量、易消化饮食,禁食辛辣食物,忌烟酒。
　　　　行Ⅱ期颈部术区患者术后3天内给予流质饮食,逐渐过渡至普食
　　　　Ⅰ期术区观察及注水期的护理/Ⅱ期皮瓣观察护理
}

↓

健康教育 {
正确指导患者饮食
正确指导扩张器(扩张皮瓣)保护的指导
注水期间护理指导/正确指导皮瓣术后患肢功能锻炼
用药宣教(遵医嘱)
介绍出院流程,随访指导
}

三、颈部、躯干部软组织扩张术护理质量标准

	基本要求	标准分	日期	得分	扣分原因
术前护理20分（入院1~3天）	1. 入院介绍：介绍床位医生及护士；入院评估：对患者安全、皮肤、基础疾病及相应用药情况做出评估	2			
	2. 了解患者的心理和社会背景并做好相应指导	2			
	3. 术前2周戒烟及停用扩血管药物	2			
	4. 协助医生完成手术区域照相	4			
	5. 术前准备齐全，宣教到位	10			
手术日护理40分	1. 测量患者生命体征	4			
	2. 备皮，核对患者手圈，取义齿，取下首饰、挂件等贵重物品	2分/项			
	3. 完成手术患者交接及签名	2			
	4. 准备全麻后床边用物	2			
	5. 术后与麻醉师交接班，完成围术期护理记录单	2			
	6. 卧位，级别护理，进食时间及种类	2分/项			
	7. 妥善固定各引流管、导尿管	3分/项			
	8. 扩张器Ⅰ期术区观察/Ⅱ期面部皮瓣观察	10			
术后护理20分（术后1~3天）	1. 观察患者生命体征变化并及时记录，观察伤口渗血情况	4			
	2. 观察并正确记录引流液的色、质、量	4			
	3. 会阴护理，1天2次	4			
	4. 饮食指导：进食高蛋白、高热量、易消化饮食，禁食辛辣食物，忌烟酒。行Ⅱ期颈部术区患者术后3天内给予流质饮食，逐渐过渡至普食。	2			
	5. Ⅰ期术区观察及注水期的护理/Ⅱ期皮瓣观察护理	6			
健康宣教20分（术后2~6天）	1. 正确指导患者饮食	4			
	2. 正确指导扩张器（扩张皮瓣）保护的指导	4			
	3. 注水期间护理指导/正确指导皮瓣术后患肢功能锻炼	4			
	4. 用药宣教（遵医嘱）	4			
	5. 介绍出院流程，随访指导	4			
总分		100			

四、颈部、躯干部软组织扩张术健康教育

1. 术前指导

（1）请您术前2周禁烟及停用扩血管药物。

（2）术前1天请您清洁沐浴，做好皮肤清洁。

（3）术晨护士会为您剃去手术区域毛发。

2. 术后指导

（1）请您术后卧床休息1周，取健侧卧位（除扩张器扩张治疗者），如您手术部位于四肢区域，术后护士会为您抬高患肢，利于肿胀消除，请您保持体位。

（2）请您术后进食高热量、高蛋白、易消化饮食，禁辛辣食物、忌烟、酒。

（3）护士会密切观察您的外敷料有无渗血及渗液，留置负压引流是为了引流伤口内的渗血渗液，防止血肿，请您在护士妥善固定后，防止引流管的折叠及牵拉，护士会定时观察并倾倒引流液。术后3~5天医生会根据情况拔除引流管。

（4）术后如您留置导尿管，请您多饮水，防止尿路感染。请您在护士妥善固定导尿管后，防止导尿管的折叠及牵拉。

（5）请您按照护士指导做好扩张器注水期间护理（勿碰撞，按时注水），定时观察您的扩张皮肤血运（颜色、温度、毛细血管充盈反应及肿胀情况），如有异常及时通知医生给予处理。

3. 出院康复指导

（1）术后10 ～ 14天医生会为您拆除缝线。

（2）请您做好手术部位的保护，请您注意防范烫伤、冻伤，术后1个月内勿用力擦拭。

（3）如您为面部手术，请您术后3个月内不要使用化妆品，避免阳光下暴晒，预防皮片色素沉着。

（4）请您在创面愈合后1年内，持续使用抑制瘢痕增生的药品或敷料，同时使用弹力套加压包扎，关节部位加强功能锻炼，预防瘢痕增生。

（5）请您定期门诊随访。

（傅莹婕　周　叶　王海蓉）

参考文献

[1] 张涤生.整复外科学[M].上海：上海科学技术出版社,2002.
[2] 李青峰.头面部烧伤重建外科[M].上海：上海交通大学出版社,2015.

第七章
美容外科术的护理

第一节　脂肪抽吸术护理

一、脂肪抽吸术护理概述

随着社会的不断进步,人们生活水平的不断提高,饮食结构随之发生改变,肥胖已成为现代人的疾病。爱美之心人皆有之,苗条迷人的身材更是许多肥胖患者的追求。脂肪抽吸术是去除局部蓄积脂肪,打造良好人体塑形的美容整形外科手术,成为许多减肥患者的首选。

1. 术前护理

(1)心理护理:了解患者紧张,恐惧情绪,要做好心理疏导。介绍手术方法、愈后效果,增加治疗信心。

(2)了解患者饮食、服药及先天性疾病等情况:排除严重器官性疾病、出凝血疾病、糖尿病、免疫性疾病及神经运动功能障碍。术前检查手术部位皮肤完整性,指导患者术前2周停服活血或抗凝药物。女性患者手术避开月经期。

(3)协助医生完成手术区域照相,作为手术前后对比。

(4)协助患者完成术前各项检查:常规全麻术前检查。

(5)专科特殊指导内容:①抽脂部位围度测量,配合医生标记抽脂部位(脂肪堆积的位置、脂肪厚度);②皮肤准备:距手术部位10～15cm范围备皮。

2. 术后护理

(1)按全麻护理常规,密切观察患者生命体征及病情变化。

(2)体位:四肢抽吸部位者患肢抬高,高于心脏水平位。

(3)饮食指导:进食高蛋白质、高维生素、易消化的食物,防止便秘,忌烟酒,术后2周内禁食辛辣刺激性食物。

(4)专科护理:①术后穿着塑身衣裤,松紧适宜,以不妨碍呼吸为度;②术后定时观察患者伤口渗血及渗液情况,加强腹部脂肪抽吸术后下腹部积液好发部位的观察;③听取患者主诉,如患者主诉手术部位肿胀、酸痛,出现青紫、有触痛、发硬、感觉迟钝麻木等均属正常现象,做好解释工作。

3. 健康指导

(1)拆线时间:术后7～10天拆线。

(2)术后1个月内24小时穿着塑身衣裤。术后第2个月起12小时穿着,维持3～6个月。腹部脂肪抽吸术后第2周起进行腹部皮肤按摩1天3次,每次15分钟,坚持按摩1个月,促进皮肤血液循环,增强皮肤活力。养成规律的生活起居,合理饮食,控制热量摄入。适度加强锻炼,如行腰腹部脂肪抽吸术者,加强侧腰、弯腰运动,对于脂肪抽吸后体型塑造有重要的辅助作用。

(3)出院后定期门诊随访。

二、脂肪抽吸术护理流程

基本要求
- 入院介绍：介绍床位医生、床位护士
- 入院评估：对患者安全、皮肤、基础疾病及相应用药情况做出评估

术前护理
- 了解患者的心理和社会背景并做好相应指导
- 皮肤准备：距手术部位 10～15cm 范围备皮
- 围度测量：配合医生标记抽脂部位（脂肪堆积的位置、厚度）
- 协助医生完成手术区域照相
- 术前准备齐全，宣教完整

手术日护理
- 测量患者生命体征
- 备皮，核对患者手圈，取义齿，取下首饰、挂件等贵重物品
- 完成与手术室的交接并签名
- 准备全麻后床边用物
- 术后与麻醉师交接，完成围术期护理记录单
- 卧位、护理级别、进食时间及种类
- 观察抽脂部位渗血、渗液情况

术后护理
- 观察患者生命体征变化并及时记录
- 饮食指导：高蛋白饮食，忌烟酒、辛辣刺激食物
- 指导手术部位塑身衣裤的正确穿着
- 手术部位肿胀度的观察、听取主诉

健康教育
- 正确指导患者的饮食
- 腹部脂肪抽吸术后第 2 周起进行腹部皮肤按摩 1 天 3 次，每次 15 分钟，坚持按摩 1 个月
- 指导塑身衣、裤的正确使用方法及穿着时间
- 用药宣教（遵医嘱）
- 介绍出院流程，随访指导

三、脂肪抽吸术护理质量标准

	基本要求	标准分	日期	得分	扣分原因
术前护理 20分 (入院 1~3 天)	1. 入院介绍：介绍床位医生及护士；入院评估：对患者安全、皮肤、基础疾病及相应用药情况做出评估	4			
	2. 了解患者的心理和社会背景并做好相应指导	2			
	3. 术前测量所抽吸部位的围度	2			
	4. 协助医生完成手术区域照相	2			
	5. 术前准备齐全,宣教完整	10			
手术日护理 40分	1. 测量患者生命体征	5			
	2. 备皮,佩戴患者手圈,取义齿,取下首饰等贵重物品	1分/项			
	3. 完成与手术室的交接班并签名	5			
	4. 准备全麻后床边用物	5			
	5. 术后与麻醉师交接班,完成围术期护理记录单	5			
	6. 卧位,级别护理,进食时间及种类	2分/项			
	7. 观察抽脂部位渗血、渗液情况	10			
术后护理 20分 (术后 1~3 天)	1. 观察患者生命体征变化并及时记录	5			
	2 饮食指导：高蛋白饮食,忌烟酒、辛辣刺激食物	5			
	3. 指导手术部位塑身衣裤的正确穿着	5			
	4. 手术部位肿胀度的观察、听取主诉	5			
健康宣教 20分 (术后 2~6 天)	1. 正确指患者的饮食	4			
	2. 腹部脂肪抽吸术后第2周起进行腹部皮肤按摩1天3次,每次15分钟,坚持按摩1个月	5			
	3. 指导塑身衣、裤的穿着及使用时间	5			
	4. 用药宣教(遵医嘱)	2			
	5. 介绍出院流程,随访指导	4			
总分		100			

四、脂肪抽吸术健康教育

1. 术前指导

（1）请您手术前2周停用人参、活血及抗凝药物。

（2）手术前请您配合护士完善各项常规检查，术前2周请戒烟、戒酒，女性患者请避开月经期。

（3）术前请配合护士和医生给您标记抽脂部位及拍照。

2. 术后指导

（1）请您术后24小时穿着塑身衣裤，护士会替您调整松紧，以不妨碍呼吸为度。

（2）护士会定时观察您的伤口渗血、渗液情况。如有不适请您及时通知我们。术后如您手术部位肿胀、酸痛、出现青紫、触痛、发硬、感觉迟钝麻木均属正常现象，不要紧张，这些情况会随着时间的推移而消失。

（3）请您忌烟酒，2周内禁食辛辣刺激性食物。

3. 出院康复指导

（1）术后7 ～ 10天医生会为您拆除缝线。

（2）请您术后1个月内24小时穿着塑身衣裤，此后第2个月起12小时穿着，维持3 ～ 6个月。

（3）请您在腹部脂肪抽吸术后2周开始做腹部皮肤按摩，每天3次，每次15分钟，坚持按摩1个月，有利于皮肤血液循环，增强皮肤活力。

（4）请您养成规律的生活起居，合理饮食，控制热量过多摄入。

（5）请您适度锻炼。如您行腰腹部脂肪抽吸术，请加强侧腰、弯腰运动，有利于脂肪抽吸后体型塑造。

（陆　玮　陆楚楚　王海蓉）

第二节 脂肪填充术护理

一、脂肪填充术护理概述

自体脂肪移植是指应用负压抽吸技术,将人体较丰厚部位(一般为腹部或大腿)的脂肪抽吸取出来,经过离心或静置后,收集脂肪颗粒,注射至需要填充的区域,如面部、乳房等,从而使受区达到丰满塑型的效果。相较于人工组织代用品、异体及异种材料,自体脂肪来源丰富,取材方便、安全、无免疫和排异反应、手感柔软、外形自然、无毒无害,是最为理想的自体软组织填充材料,受到广大关注者的喜爱。

1. 术前护理

(1)心理护理:了解患者心理要求和手术目的,做好解释工作,取得患者理解及配合治疗和护理。

(2)了解患者的饮食、服药以及先天性疾病等情况,指导患者手术前2周戒烟、戒酒,停用扩血管或抗凝药物,女性患者手术避开月经期。

(3)协助医生完成手术区域照相,包括正位、45°角侧位、90°角侧位,作为手术前后对比。

(4)协助患者完成术前各项检查、常规手术术前检查、三维激光扫描。

(5)专科特殊指导内容:①皮肤准备:乳房填充者双腋备皮,面部填充者扎头发,暴露注射部位;②面部填充者术晨禁用化妆品。

2. 术后护理

(1)按全麻/局麻护理常规,密切观察生命体征及病情变化。

(2)体位:半卧位,面部填充患者减轻面部肿胀,乳房填充患者可降低胸部张力,缓解术区疼痛及憋气症状。

(3)饮食指导:进食高热量、高蛋白饮食,禁食辛辣食物、忌烟、酒。面部填充患者术后2周避免食用过硬食物。

(4)专科护理:①使用弹力衣裤或腹带加压包扎抽脂区,压迫止血预防水肿,使用弹力网套或绷带加压包扎注射区塑形;②密切观察伤口有无红、肿、热、痛、波动感、表面凹凸不平等,防止血肿、脂肪液化、填充不均匀等并发症的发生;③面部填充注射后48小时内,应避免大笑、痛哭等面部肌肉的频繁运动,以保持注射物均匀分布,注射后6小时内不要沾水、洗脸等;24小时内全面部不可使用化妆品;注射后72小时内不得在注射部位和注射周边部位涂抹外用药物、化妆品以及其他刺激性物品。

3. 健康指导

(1)拆线时间:术后7～9天拆除缝线。忌辛辣食物,忌烟酒。

(2)抽脂部位建议穿弹力衣裤或腹带3个月,可以帮助收紧皮肤,防止术区出血及皮肤松垂。

（3）面部填充术后2周内避免阳光暴晒。术后注射部位皮肤肿胀,感觉迟缓,预防烫伤、冻伤。

（4）乳房填充拆线后佩戴无钢圈软质胸罩。术后1个月内禁止按摩,睡觉时尽量仰卧,避免俯卧位,3周后可恢复性生活,避免对乳房压迫造成伤害。备孕者,最好在术后6个月待乳房形态稳定后怀孕。

（5）定期门诊随访。

二、脂肪填充术护理流程

基本要求
{
入院介绍：介绍床位医生、床位护士

入院评估：对患者安全、皮肤、基础疾病及相应用药情况做出评估
}

↓

术前护理
{
了解患者的心理和社会背景并做好相应指导

皮肤准备：乳房填充者双腋备皮，面部填充者扎头发，暴露注射部位，面部填充者术晨禁用化妆品

协助医生完成手术区域照相

术前准备齐全，宣教完整
}

↓

手术日护理
{
测量患者生命体征

备皮，核对患者手圈，取义齿，取下首饰、挂件等贵重物品

完成与手术室的交接班并签名

准备全麻后床边用物

与麻醉师交接班，完成围术期护理记录单

卧位，护理级别，进食时间及种类

专科指导：正确穿戴弹力衣裤

脂肪填充部位的护理指导
}

↓

术后护理
{
观察患者生命体征变化并及时记录

饮食指导

脂肪填充部位护理指导

伤口护理

并发症的观察与护理
}

↓

健康教育
{
正确指导患者的饮食

指导术后正确穿戴弹力衣裤，脂肪填充部位的保护指导

用药宣教（遵医嘱）

介绍出院流程，随访指导
}

三、脂肪填充术护理质量标准

	基本要求	标准分	日期	得分	扣分原因
术前护理20分（入院1~3天）	1. 入院介绍：介绍床位医生及护士；入院评估：对患者安全、皮肤、基础疾病及相应用药情况做出评估	2			
	2. 了解患者的心理和社会背景并做好相应指导	2			
	3. 皮肤准备：乳房填充者双腋备皮，面部填充者扎头发，暴露注射部位，术晨禁用化妆品	2			
	4. 协助医生完成手术区域照相	4			
	5. 术前准备齐全，宣教完整	10			
手术日护理40分	1. 测量患者生命体征	4			
	2. 备皮，佩戴患者手圈，取义齿，取下首饰等贵重物品	1分/项			
	3. 完成与手术室的交接班并签名	5			
	4. 准备全麻后床边用物	5			
	5. 术后与麻醉师交接班，完成围术期护理记录单	5			
	6. 卧位，级别护理，进食时间及种类	2分/项			
	7. 专科指导：指导正确穿戴弹力衣裤	5			
	8. 脂肪填充部位的护理指导	6			
术后护理20分（术后1~3天）	1. 观察患者生命体征变化并及时记录	4			
	2. 饮食指导	4			
	3. 脂肪填充部位护理指导	4			
	4. 伤口护理	4			
	5. 并发症的观察与护理	4			
健康宣教20分（术后3~6天）	1. 正确指导患者正确的饮食	4			
	2. 指导术后正确穿戴弹力衣裤	4			
	3. 脂肪填充部位的保护指导	4			
	4. 用药宣教（遵医嘱）	4			
	5. 介绍出院流程，随访指导	4			
总分		100			

四、脂肪填充术健康教育

1. 术前指导

（1）请您手术前2周戒烟、戒酒，停用活血或抗凝药物，女性患者手术避开月经期。

（2）术前医护人员会为您标记脂肪抽吸的部位及凹陷区需填充的范围，请您不要去除。

（3）请您术前做好皮肤清洁。手术当日晨我们会为您剃去手术区域毛发，面部填充者术晨护士会为您梳理头发。

（4）如您为面部填充者请您手术当天禁止化妆。

2. 术后指导

（1）请您术后半卧位，利于减轻面部肿胀。

（2）请您术后进食高热量、高蛋白饮食，面部填充者术后2周避免食用过硬食物。忌烟、酒。

（3）请您术后穿着弹力衣、裤或腹带加压吸脂部位，头面部网套加压注射部位，预防水肿和塑形。

（4）请您在面部填充注射后48小时内，应避免大笑、大哭泣等面部肌肉的频繁运动，以保持注射物均匀分布。注射后6小时不要沾水、洗脸等；24小时不使用化妆品；72小时内不得在注射部位和注射周边部位涂抹外用药物、化妆品及其他刺激性物品。

（5）术后填充部位皮肤略高于周围组织，请您放心那属于正常现象，会逐渐消退。

3. 出院康复指导

（1）术后7天医生会为您拆除缝线。

（2）乳房注射填充者请在拆线后佩戴无钢圈软质胸罩。

（3）请您在面部填充术后2周内避免阳光暴晒。

（4）术后注射部位皮肤肿胀，感觉迟缓，请您做好烫伤、冻伤预防。

（5）请您抽脂部位穿弹力衣裤或腹带3个月，可以帮助收紧皮肤，防止术区出血及凹凸不平。乳房填充术后1个月内禁止按摩，睡觉时尽量仰卧，避免俯卧位，3周后可恢复性生活，但仍应慎重为之，避免对乳房压迫造成伤害。如准备怀孕，最好在术后6月待乳房形状稳定后怀孕。

（6）请您出院后定期门诊随访。

（傅莹婕　乔　敏　王海蓉）

第三节　下颌骨截骨术护理

一、下颌骨截骨术护理概述

下颌角肥大在东方民族中是一个比较常见容貌特点,以骨性肥大为主,伴有或不伴有不同程度的咬肌肥大。常见于青春发育期后,其特征为方形脸,下颌角突出肥大,下颌平面角平直。大多数为双侧,也可呈不对称单侧性肥大。由于患者下颌骨肥大,使面部轮廓呈现上小下大的形态,有悖于东方人以瓜子脸、鹅蛋脸为美的审美观,尤其是女性患者认为影响美观,导致患者在工作生活中心理压力较大,因此要求改变方形面部轮廓进行下颌骨缩小。

1. 术前护理

(1)心理护理:了解患者的心理需求和手术目的,帮助树立正确的审美观,取得患者的配合,有利于手术进行。

(2)了解患者的饮食、服药以及先天性疾病等情况。术前2周禁用抗凝药物,勿食用红花、人参等活血食物,以免增加术中出血的风险。

(3)协助医生完成手术区域照相,作为手术前后对比。

(4)协助患者完成术前各项检查:头影测量正侧位片、头颅CT+三维重建、口腔全景片等。

(5)皮肤准备:术前3天头发消毒,先用洗发水清洁头发,再使用0.1%苯扎溴铵溶液消毒1天2次。

(6)口腔准备:口内切口者加强口腔清洁,术前洁齿并拔除病灶残牙,保证口腔黏膜无溃疡、破溃,给予漱口水漱口1天3次。

2. 术后护理

(1)按全麻护理常规,密切观察生命体征及病情变化,尤其呼吸和血氧饱和度。

(2)体位:全麻清醒后取平卧位,头偏向一侧防止误吸,给予床头抬高,以利于静脉回流,减轻面部肿胀,提高患者舒适度。

(3)饮食指导:术后进温凉、无渣流质饮食1周,半流质2周,逐步过渡到普食,鼓励患者多饮水,忌辛辣刺激、坚硬的食物。

(4)导管护理:引流管须妥善固定,避免受压,反折及滑落,观察记录引流液的色、质,量。

(5)术后头面部需加压包扎,应注意松紧度,主动听取患者主诉,避免包扎过紧影响呼吸;遵医嘱给予患者鼻导管吸氧。

(6)术后由于局部肿胀导致吞咽困难、口腔分泌物过多等,容易造成误吸,需及时清除口鼻腔分泌物,保持呼吸道通畅;痰液黏稠者,可遵医嘱给予雾化吸入。

(7)面颊部局部冷敷,遵医嘱持续使用至术后48小时,促进微血管收缩,减轻肿胀和出血。

（8）由于加压包扎致张口困难，影响口腔自身防御能力易造成感染，口腔护理1天2次，坚持用漱口水漱口1天3次。

（9）口内切口患者，由于术中牵拉易导致口角红肿、糜烂，术后应保持口周清洁、干燥，并予以抗生素类眼膏涂抹，如口角溃疡严重者，可用喷外用细胞生长因子。

（10）并发症观察与护理：术后24小时内加强巡视，严防术区血肿导致呼吸困难甚至窒息的发生，床边备气切包、环甲膜穿刺包、吸引器等抢救用物。可通过评估面部肿胀程度、与患者对话、观察生命体征等方法，及时、准确判断患者当前情况，一旦发生可能危及生命情况，应立即通知医生并配合投入抢救。

3. 健康指导

（1）拆线时间：术后10天拆线。

（2）指导患者术后1个月内进软食，限制张口咀嚼运动，忌偏侧咀嚼。

（3）坚持用漱口水漱口1个月，保持口腔清洁，3周后可用软毛牙刷刷牙，动作缓慢轻柔。

（4）坚持佩戴弹力头套1个月，减轻面部肿胀。

（5）定期门诊随访。

二、下颌骨截骨术护理流程

基本要求 {
入院介绍:介绍床位医生及护士

入院评估:对患者安全、皮肤、基础疾病及相应用药情况做出评估
}

术前护理 {
了解患者的心理和社会背景并做好相应指导

口腔清洁:漱口水漱口1天3次,术前3天头发消毒:先用洗发水清洁头发,再使用0.1%苯扎溴铵溶液消毒1天2次

协助医生完成手术区域照相

术前准备齐全,宣教完整
}

手术日护理 {
测量患者生命体征

备皮,核对患者手圈,取义齿,取下首饰、挂件等贵重物品

完成与手术室的交接班并签名

准备全麻后床边用物

术后与麻醉师交接班,完成围手术期护理记录单

卧位,级别护理,进食时间及种类

妥善固定引流管

观察伤口外敷料包扎的松紧情况
}

术后护理 {
观察患者生命体征变化并及时记录,观察伤口渗血情况,并发症观察及处理(血肿)

观察并正确记录引流液的色、质、量

饮食指导:流质饮食1周后改为无渣半流质饮食,2周后进软食

口腔护理1天2次,口角溃疡护理
}

健康教育 {
正确指导患者的饮食,坚持漱口1个月,保持口腔清洁

坚持佩戴弹力头套1个月

用药宣教(遵医嘱)

介绍出院流程,随访指导
}

三、下颌骨截骨术护理质量标准

	基 本 要 求	标准分	日期	得分	扣分原因
术前护理20分（入院1~3天）	1. 入院介绍：介绍床位医生及护士；入院评估：对患者安全、皮肤、基础疾病及相应用药情况做出评估	2			
	2. 了解患者的心理和社会背景并做好相应指导	2			
	3. 口腔清洁：漱口水漱口1天3次，术前3天头发消毒：先用洗发水清洁头发，再使用0.1%苯扎溴铵溶液消毒1天2次	2			
	4. 协助医生完成手术区域照相	4			
	5. 术前准备齐全，宣教完整	10			
手术日护理40分	1. 测量患者生命体征	4			
	2. 备皮，核对患者手圈，取义齿，取下首饰、挂件等贵重物品	1分/项			
	3. 完成与手术室的交接班并签名	4			
	4. 准备全麻后床边用物	4			
	5. 术后与麻醉师交接班，完成围术期护理记录单	4			
	6. 卧位，级别护理，进食时间及种类	2分/项			
	7. 妥善固定引流管	7			
	8. 观察伤口外敷料包扎的松紧情况	7			
术后护理20分（术后1~3天）	1. 观察患者生命体征变化并及时记录，观察伤口渗血情况，并发症观察及处理（血肿）	5			
	2. 观察并正确记录引流液的色、质、量	5			
	3. 饮食指导：流质饮食1周后改为无渣半流质饮食，2周后进软食	5			
	4. 口腔护理1天2次，口角溃疡护理	5			
健康宣教20分（术后3-6天）	1. 正确指导患者的饮食，坚持漱口1个月，保持口腔清洁	5			
	2. 坚持佩戴弹力头套1个月	5			
	3. 用药宣教（遵医嘱）	5			
	4. 介绍出院流程，随访指导	5			
总分		100			

四、下颌骨截骨术健康教育

1. 术前指导

（1）请您术前2周勿服用抗凝药物，勿食用红花、人参等活血的食物，以免增加术中出血的风险。

（2）入院后护士会协助您完善各项化验及检查（摄头影测量正侧位片、头颅CT+三维重建、口腔全景片等），以便术后对照。

（3）请您术前做好口腔清洁工作，术前护士会指导您使用漱口水漱口，1天3次。

（4）术前护士会指导您头发消毒，先用洗发水清洁头发，再使用0.1%苯扎溴铵溶液消毒1天2次。

（5）术晨请您不要使用化妆品。

2. 术后指导

（1）术后护士会严密观察您的生命体征变化，如您在术后感到外敷料包扎过紧、呼吸困难等现象要及时通知医护人员，医生会及时给予处理。

（2）术后回到病房应保持平卧位，如有呕吐，头偏向一侧，术后可以将床头抬高，有助于减轻面部肿胀，提高您的舒适度。

（3）术后48小时内护士会指导您使用冰袋冷敷面部，有助于促进微血管收缩，减轻面部肿胀和出血。

（4）术后口内会留置负压引流球，是为了引流伤口内的渗血渗液，请保持引流管通畅，勿扭曲、受压，持续负压状态，护士会定期观察并倾倒引流液，术后3～5天医生会根据情况拔除引流管，使用弹力头套，请您配合。

（5）术后可进温凉、无渣流质饮食（如牛奶、无颗粒果汁、米汤等），忌辛辣刺激性食物，1周后可进食半流质饮食（如粥、面条、蒸蛋等），2周后进软食，4周后进普食。

（6）由于伤口在口内，保持口腔清洁很重要，请您多饮水，每次进食后可用漱口水漱口。术后可能会出现口角红肿、糜烂，请您保持口周清洁、干燥，护士会指导您使用抗生素类眼膏涂抹口角处，如口角溃疡严重的患者，可使用外用细胞生长因子喷拭。

3. 出院康复指导

（1）拆线时间：一般术后10天左右拆线。

（2）术后请您坚持使用漱口水漱口1个月，保持口腔清洁、无异味，促进食欲。3周后可以用软毛牙刷刷牙，动作宜缓慢轻柔，避免触碰切口部位。

（3）术后请您坚持佩戴弹力头套1个月，减轻面部肿胀。

（4）定期门诊复诊随访。

（黄璋珺　曹璇君　袁卫军）

第四节　颧骨颧弓整复术护理

一、颧骨颧弓整复术护理概述

颧骨是上颌骨和颅骨之间的主要连接支架,对构成面部的外形具有重要的作用。由于颧骨在面中部骨骼中处于突出位置,所以易遭受外伤而发生骨折。颧骨于上颌骨,额骨,蝶骨和颞骨相连接,其中上颌骨的连接面最大,故颧骨骨折常伴有上颌骨骨折。颧骨的颞突与颞骨的颧突连接,构成颧弓,位于颜面两侧,较细窄而突出,更易发生骨折。对颧骨骨折和颧弓骨折,应积极早期复位,如延误治疗,则常遗留颜面畸形及眼的并发症。

颧骨颧弓肥大多见于东亚人,主要表现为颧突和颧弓高凸,不符合东方人以"瓜子脸"的审美标准,因此要求通过手术缩小肥大的颧骨颧弓以改善脸型者日趋增多。

1. 术前护理

(1)心理护理:了解患者的心理需求和手术目的,帮助树立正确的审美观,取得患者的配合,有利于手术进行。

(2)了解患者的饮食、服药以及先天性疾病等情况。

(3)协助医生完成手术区域照相,作为手术前后对比。

(4)协助患者完成术前各项检查,根据病情需要协助完成特殊检查,如头颅CT+三维重建等。

(5)头发准备:术前3天头发消毒:先用洗发水清洁头发,再使用0.1%苯扎溴铵溶液消毒,1天2次。

(6)口腔准备:术前给予漱口水漱口1天3次,保持口腔清洁,治疗口腔病灶,预防感染。

2. 术后护理

(1)按全麻护理常规,密切观察生命体征及病情变化,保持呼吸道通畅,防窒息的发生。听取患者主诉,有无呼吸困难、心悸、胸闷等症状,严重者可根据呼吸困难的程度给予鼻导管或面罩吸氧。

(2)体位:术后床头抬高,以促进静脉回流,减轻面部肿胀。

(3)饮食指导:术后1周进食高蛋白、高热量、高维生素的冷流质,2周后给予软食,由于局部软组织肿胀,可导致张口受限,应指导患者用喂食器进食,避免进食过热、辛辣、刺激性的食物。

(4)导管护理:引流管须妥善固定,避免受压,反折及滑落,观察记录引流液的色,质,量。

(5)由于术区需要加压包扎,术后应密切观察鼻背部皮肤的压迫情况,注意外敷料的松紧度,防止引起压疮。

（6）口腔护理：切口为口内入路者，保持口腔清洁对预防伤口感染极为重要；颧骨复合体骨折固定后，因疼痛导致张口活动以及患者表情肌运动能力受限，自洁作用差，应重视口腔清洁护理，术后口腔护理1天2次，并坚持使用漱口水漱口1天3次。

（7）口角皮肤黏膜护理：口内切口患者，由于术中牵拉易导致口角红肿、糜烂，术后应保持口周清洁、干燥，并予以抗生素类眼膏涂抹，如口角溃疡严重者，可用外用细胞生长因子喷拭。

3. 健康指导

（1）拆线时间：术后10天左右拆线。

（2）颧骨复合体骨折的愈合需要3～6个月，出院后注意口腔清洁，进软食为宜，坚持用漱口水漱口1个月。

（3）坚持使用弹力面罩1个月。

（4）对颧骨复合体骨折的患者术后1周进行张口训练，锻炼咀嚼肌功能，张口度由小到大逐渐递增，逐步恢复至正常张口度。

（5）定期门诊随访。

二、颧骨颧弓整复术护理流程

基本要求 {
　入院介绍:介绍床位医生及护士

　入院评估:对患者安全、皮肤、基础疾病及相应用药情况做出评估
}

术前护理 {
　了解患者的心理和社会背景并做好相应指导

　口腔清洁:漱口水漱口 1 天 3 次,术前 3 天头发消毒:先用洗发水清洁头发,再使用 0.1% 苯扎溴铵溶液消毒 1 天 2 次

　协助医生完成手术区域照相

　术前准备齐全,宣教完整
}

手术日护理 {
　测量患者生命体征

　备皮,核对患者手圈,取义齿,取下首饰、挂件等贵重物品

　完成与手术室的交接班并签名

　准备全麻后床边用物

　术后与麻醉师交接班,完成围手术期护理记录单

　卧位,级别护理,进食时间及种类

　妥善固定引流管

　观察伤口外敷料包扎的松紧情况,落实防摔跤措施
}

术后护理 {
　观察患者生命体征变化并及时记录,观察伤口渗血情况,并发症观察及处理

　观察并正确记录引流液的色、质、量

　饮食指导:流质饮食 1 周后改为无渣半流质饮食,2 周后进软食

　口腔护理 1 天 2 次,口角溃疡护理
}

健康宣教 {
　正确指导患者的饮食,坚持漱口 1 个月,保持口腔清洁

　功能锻炼

　坚持佩戴弹力头套 1 个月

　用药宣教(遵医嘱)

　介绍出院流程,随访指导
}

三、颧骨颧弓整复术护理质量标准

	基　本　要　求	标准分	日期	得分	扣分原因
术前护理20分（入院1~3天）	1. 入院介绍：介绍床位医生及护士；入院评估：对患者安全、皮肤、基础疾病及相应用药情况做出评估	2			
	2. 了解患者的心理和社会背景并做好相应指导	2			
	3. 口腔清洁：漱口水漱口1天3次，术前3天头发消毒：先用洗发水清洁头发，再使用0.1%苯扎溴铵溶液消毒1天2次	2			
	4. 协助医生完成手术区域照相	4			
	5. 术前准备齐全，宣教完整	10			
手术日护理40分	1. 测量患者生命体征	4			
	2. 备皮，核对患者手圈，取义齿，取下首饰、挂件等贵重物品	1分/项			
	3. 完成与手术室的交接班并签名	4			
	4. 准备全麻后床边用物	4			
	5. 术后与麻醉师交接班，完成围术期护理记录单	4			
	6. 卧位，级别护理，进食时间及种类	2分/项			
	7. 妥善固定引流管	7			
	8. 观察伤口外敷料包扎的松紧情况，落实防摔跤措施	7			
术后护理20分（术后1~3天）	1. 观察患者生命体征变化并及时记录，观察伤口渗血情况，并发症观察及处理	5			
	2. 观察并正确记录引流液的色、质、量	5			
	3. 饮食指导：流质饮食1周后改为无渣半流质饮食，2周后进软食	5			
	4. 口腔护理1天2次，口角溃疡护理	5			
健康宣教20分（术后3~6天）	1. 正确指导患者的饮食，坚持漱口1个月，保持口腔清洁	4			
	2. 功能锻炼	4			
	3. 坚持佩戴弹力头套1个月	4			
	4. 用药宣教（遵医嘱）	4			
	5. 介绍出院流程，随访指导	4			
总分		100			

四、颧骨颧弓整复术健康教育

1. 术前指导

（1）入院后护士会协助您完善各项化验及检查，请妥善保存好您的各类摄片（如头影测量正侧位片、头颅CT+三维重建、口腔全景片等），以便术后对照。

（2）如您术前2周内不要服用抗凝药物，不要食用桂圆、人参等活血的食物，以免增加术中出血。

（3）术前3天请您清洗头发及沐浴，做好个人卫生工作。

（4）术前请您做好口腔清洁工作，护士会指导您使用漱口水漱口，1天3次。

2. 术后指导

（1）术后护士会严密观察您的生命体征变化，注意您的呼吸情况。

（2）护士会密切观察您的外敷料包扎是否压住鼻背部皮肤，如您感觉鼻部有压痛不适，请立即告知医护人员，医生会及时为您处理。

（3）请您保持口腔清洁，这样能更好地预防伤口感染，请您坚持用漱口水漱口，1天3次，能有效减少细菌滋生，促进伤口愈合。

（4）术后1周请您进食高蛋白、高热量、高维生素的冷流质饮食（如牛奶、豆浆、果汁等），2周后改为软食；如您在进食过程中出现疼痛导致张口受限，可用喂食器进食。

（5）护士会为您妥善固定负压引流，确保引流通畅，请您在翻身或下床活动时注意保护引流管，以免造成导管的折叠、挤压或滑脱，护士会定期观察并倾倒引流液，术后3～5天医生会根据情况拔除引流管，使用弹力头套，请您配合。

（6）口内切口的患者，术后可能会出现口角红肿、糜烂，请您保持口周清洁、干燥，护士会指导您使用抗生素类眼膏涂抹口角处，如口角溃疡严重的患者，可使用外用细胞生长因子喷拭。

3. 出院康复指导

（1）拆线时间：一般术后10天左右拆线。

（2）由于颧骨复合体骨折的愈合需要3～6个月，出院后需注意口腔清洁，进软食，请您继续使用漱口水漱口1个月。

（3）请您坚持使用弹力头套1个月。

（4）出院后请做好眼部清洁，如有分泌物时可用生理盐水消毒棉签擦拭，防止结膜炎和角膜炎，如有不适，请您及时就医。

（5）对颧骨复合体骨折的患者，请您于术后1周进行张口训练。护士会指导您正确的训练方法，张口度由小到大逐渐递增，直至正常张口度。

（6）门诊定期随访。

（黄璋珺　季佳琰）

第五节　歪鼻畸形整复术护理

一、歪鼻畸形护理概述

歪鼻畸形是一种常见的鼻畸形,常伴有鼻中隔向一侧或两侧弯曲,或鼻中隔一侧或两侧局部突起,引起鼻腔、鼻窦生理功能障碍并产生症状(如鼻塞、鼻出血、头痛等)者,称为鼻中隔偏曲。好发人群中有鼻外伤史、儿童期患腺样体肥大、有家族史、鼻息肉、肿瘤患者。较严重的鼻畸形和缺损,还会造成呼吸和语音功能的障碍。

1. 术前护理

(1)心理护理:向患者介绍手术的目的及意义,说明术中可能出现的状况,如何配合及术后注意事项,使患者有思想准备,减轻焦虑。

(2)了解患者的饮食、服药、既往史以及外伤史等情况。术前2周禁烟酒、刺激性饮食及活血药物和食物。

(3)协助医生完成手术区域照相,作为手术前后对比。

(4)协助患者完成术前各项检查,根据病情需要协助完成各类特殊检查,如鼻部X线、鼻腔内镜检查等。

(5)皮肤准备:根据手术区域备皮,如剪鼻毛,取肋软骨者胸部备皮,嘱患者清洁沐浴。

(6)术前给予抗生素类眼药水滴鼻1天4次,清洁鼻腔。

(7)术前评估患者有无鼻塞、流涕、鼻腔黏膜肿胀、扁桃体肥大等情况。

2. 术后护理

(1)按全麻护理常规,密切观察患者生命体征及病情变化。观察全麻反应:如恶心、呕吐,尿潴留等,床边备负压吸引器、氧气装置,避免呕吐物污染敷料。

(2)体位:全麻术后取半坐卧位,减轻头面部肿胀,提高患者舒适度。

(3)饮食指导:全麻术后进食温凉流质或半流质,少量多餐,保证营养,避免辛辣刺激的食物。

(4)导管护理:引流管须妥善固定,避免受压、反折及滑脱,观察记录引流液的色、质、量。

(5)注意观察鼻腔渗血情况,鼻腔护理1天2次,及时拭去血痂以及分泌物,保持呼吸道通畅;避免用力咳嗽或打喷嚏,以免鼻腔内填塞物松动或脱出引起出血。

(6)鼻部手术后,眼部肿胀尤为明显,应做好患者宣教并加强眼部清洁护理,及时拭去分泌物,并用抗生素类眼药水滴眼1天4次。

(7)保持口腔清洁,嘱患者多饮水,口腔护理1天2次。

(8)注意保护鼻部勿受外力碰撞,避免外固定夹板或敷料松脱,防止出血或影响术后效果。

（9）遵医嘱使用抗生素预防感染,注意保暖预防感冒。

3. 健康指导

（1）拆线时间：鼻部术后7天拆线,胸部术后10天拆线。

（2）劳逸结合,避免重体力劳动或对抗性运动,适量运动增强体质。

（3）出院后坚持使用鼻夹1个月,保持鼻腔清洁。

（4）伤口保护：运动或工作时,注意保护鼻部免受外力撞击。

（5）纠正不良卫生习惯,避免用力抠鼻、揉鼻等动作;注意保暖预防感冒,3个月内避免用力擤鼻涕、打喷嚏。

（6）定期门诊随访。

二、歪鼻畸形护理流程

基本要求
- 入院介绍：介绍床位医生及护士
- 入院评估：对患者安全、皮肤、基础疾病及相应用药情况做出评估

↓

术前护理
- 了解患者的心理和社会背景并做好相应指导
- 清洁鼻腔：给予抗生素类眼药水滴鼻 1 天 4 次
- 协助医生完成手术区域照相
- 术前准备齐全，宣教完整

↓

手术日护理
- 测量患者生命体征
- 备皮，核对患者手圈，取义齿，取下首饰、挂件等贵重物品
- 完成与手术室的交接班并签名
- 准备全麻后床边用物
- 术后与麻醉师交接班，完成围手术期护理记录单
- 卧位，级别护理，进食时间及种类
- 妥善固定引流管
- 观察伤口，注意鼻腔渗血情况

↓

术后护理
- 观察患者生命体征变化并及时记录，观察伤口渗血情况
- 观察并正确记录引流液的色、质、量
- 卧位，饮食指导，基础护理（鼻部、眼部）
- 并发症的观察及处理

↓

健康宣教
- 正确指导患者的饮食
- 纠正不良卫生习惯，注意伤口保护及护理
- 用药宣教（遵医嘱）
- 介绍出院流程，随访指导

三、歪鼻畸形护理质量标准

基本要求		标准分	日期	得分	扣分原因
术前护理20分（入院1~3天）	1. 入院介绍：介绍床位医生及护士；入院评估：对患者安全、皮肤、基础疾病及相应用药情况做出评估	2			
	2. 了解患者的心理和社会背景并做好相应指导	2			
	3. 清洁鼻腔：剪鼻毛，给予抗生素类眼药水滴鼻1天4次	2			
	4. 协助医生完成手术区域照相	4			
	5. 术前准备齐全，宣教完整	10			
手术日护理40分	1. 测量患者生命体征	4			
	2. 备皮，核对患者手圈，取义齿，取下首饰、挂件等贵重物品	1分/项			
	3. 完成与手术室的交接班并签名	4			
	4. 准备全麻后床边用物	4			
	5. 术后与麻醉师交接班，完成围术期护理记录单	4			
	6. 卧位，级别护理，进食时间及种类	2分/项			
	7. 妥善固定引流管	7			
	8. 眼部及鼻部护理，观察伤口，注意鼻腔渗血情况	7			
术后护理20分（术后1~3天）	1. 观察患者生命体征变化并及时记录，观察伤口渗血情况	5			
	2. 观察并正确记录引流液的色、质、量	5			
	3. 卧位，饮食指导，基础护理（鼻部、眼部）	5			
	4. 并发症的观察及处理	5			
健康宣教20分（术后3~6天）	1. 正确指导患者的饮食	5			
	2. 纠正不良卫生习惯，注意伤口保护及护理	5			
	3. 用药宣教（遵医嘱）	5			
	4. 介绍出院流程，随访指导	5			
总分		100			

四、歪鼻畸形健康教育

1. 术前指导

（1）请您术前2周禁烟酒、刺激性饮食及活血的药物和食物。

（2）如您协助医生完成手术区域拍照，作为手术前后对比。

（3）请您配合护士完成术前各项检查，根据病情需要完成各类特殊检查，如鼻部X线、鼻腔内镜检查等。

（4）护士会根据手术需要为您做术区备皮，如剪鼻毛，取肋软骨者胸部备皮。术前请您清洁沐浴。

（5）术前护士会指导您进行清洁鼻腔，使用抗生素类眼药水滴鼻，1天4次。

（6）术前如您发现有鼻塞、流涕、鼻腔黏膜肿胀、扁桃体肥大等情况，请您及时告知医护人员。

（7）术晨男士请您剃净胡须，女士则请您不要使用化妆品。

2. 术后指导

（1）术后护士会为您抬高床头，有利于血液循环，减轻鼻部肿胀。

（2）术后您可以进食温凉流质或半流质饮食（如牛奶、果汁、粥、面条等），1周后改为普食，请您少量多餐保证营养，避免辛辣刺激、坚硬的食物。

（3）护士会密切观察您的外敷料有无渗血及渗液，留置负压引流是为了引流伤口内的渗血、渗液，防止血肿，请您在护士妥善固定引流管后，防止引流管的折叠和牵拉，护士会定时观察并倾倒引流液。术后48～72小时医生会根据情况，为您拔除引流管，特殊情况除外。

（4）术后您若感觉鼻部不适、通气不畅等情况，请您立即通知医护人员。

（5）请您注意保暖防止感冒，避免用力咳嗽或打喷嚏，以免鼻腔填塞物松动或脱出引起出血，同时注意保护鼻部勿受外力碰撞。

（6）鼻部手术后，眼部肿胀尤为明显，请您不要紧张。护士会为您清洁眼部，分泌物可用消毒棉签拭去，并用抗生素类眼药水滴眼，1天4次。

（7）请您保持口腔清洁，每次进食后可饮水或漱口。

3. 出院康复指导

（1）拆线时间：鼻部术后7天，取肋骨者术后10天。

（2）出院后适量进行身体锻炼，运动或工作时，避免重体力劳动或对抗性运动，注意保护鼻部免受外伤。

（3）出院后请您坚持使用鼻夹1个月，保持鼻腔清洁，期间如有不适及时就诊。

（4）请您改正不良卫生习惯，勿用手挖鼻；注意保暖预防感冒，3个月内避免用力擤鼻涕、打喷嚏，打喷嚏时请您张开嘴，减少鼻腔压力。

（5）定期门诊随访。

（姜莉华 石嘉栋）

第六节 面部除皱术护理

一、面部除皱术护理概述

人类随着年龄的增长皮肤老化日趋明显,老化的速度具有明显的差异,表现为包括面、颈部、眶周(上、下睑及眉等)等部位皮肤的皱纹、松弛和萎缩性变化等,并受到环境因素,遗传因素等综合作用的影响。从事长期户外工作,不规律的生活,过度抽烟,酗酒等不良的饮食习惯及慢性疾病都会使皮肤衰老,产生皱纹。轻度细小的面部皱纹可通过针灸、理疗、激光、按摩等方法治疗,但对严重、密集的皱纹和松垂的皮肤,则只能通过面部皮肤提紧才能达到理想而较持久的手术效果。目前已经形成了在皮下、表浅肌肉筋膜系统(SMAS)下、骨膜下等不同平面分离的多种术式。面部除皱术是目前治疗和延缓皮肤衰老最常用、最有效的一种面部年轻化手术,是一种创伤较大的手术,范围包括额、颞、面颈部。

1. 术前护理

(1)心理护理:首先了解患者的心理要求和手术目的,做好解释工作。

(2)了解患者的饮食、服药以及慢性疾病等情况。术前1个月指导患者停用人参、阿胶、燕窝等补品。术前2周指导患者停用中药、血管扩张药、抗凝药(如阿司匹林)、保泰松、激素类、氯贝丁酯、维生素E等,防止术中出血量增加并预防术后血肿的发生。

(3)协助医生完成手术区域照相,包括面部正位、侧位及45°角斜位,作为手术前后对比。

(4)协助患者完成术前各项检查。

(5)术前3天头发消毒:先用洗发水清洁头发,再消毒头发1天2次。术晨剃去切口部位2 ~ 3cm头发,保留鬓角,将前额部头发分成6 ~ 8股用橡皮圈扎住。

(6)术晨禁用面部化妆品。

2. 术后护理

(1)按全麻护理常规,密切观察患者生命体征及病情变化。避免呕吐物污染敷料。

(2)体位:术后抬高床头,有利于血液循环,减少头面部肿胀。

(3)饮食指导:流质饮食1天后改为无渣半流质饮食,1周后进软食,尽量减少张口及咀嚼活动。

(4)导管护理:保持负压引流通畅,妥善固定,避免受压、反折及滑脱,观察记录引流液的色、质、量。

(5)术后观察外敷料包扎的松紧情况,如患者主诉眼睛有刺痛感,应考虑是否有睫毛刺伤角膜,通知医生重新包扎。外敷料打开暴露后,双眼用抗生素类眼药水滴眼1天3次。

(6)术后第3 ~ 5天内,根据切口的情况,做好头发护理,用0.1%苯扎溴铵消毒溶液和熟水擦拭头发,注意动作轻柔,勿接触切口。

3. 健康指导

(1)拆线时间:耳前切口术后7天拆线,头部切口根据情况术后10 ~ 14天间隔拆线。

(2)洗脸时注意水温防止烫伤,洗发时使用温水,洗发后禁用电吹风3个月。头面部忌热敷及各种热疗,避免烫伤。术后6个月内避免染发及烫发。切口愈合后1天2次做面部皮肤按摩及头皮按摩3个月,动作轻柔,每次10分钟,以增加皮肤血液循环减轻肿胀,增强皮肤活力。

(3)术后坚持佩戴弹力头套1个月,减轻头面部肿胀。

(4)术后1个月指导患者停用中药、血管扩张药、人参、阿胶等,避免头面部肿胀无法消退。

(5)定期门诊随访。

二、面部除皱术护理流程

基本要求
- 入院介绍:介绍床位医生及护士
- 入院评估:对患者安全、皮肤、基础疾病及相应用药情况做出评估

↓

术前护理
- 了解患者的心理和社会背景并做好相应指导
- 术前 3 天头发消毒:先用洗发水清洁头发,再消毒头发 1 天 2 次
- 协助医生完成手术区域照相
- 术前准备齐全,宣教完整

↓

手术日护理
- 测量患者生命体征
- 备皮,核对患者手圈,取义齿,取下首饰、挂件等贵重物品
- 完成与手术室的交接班并签名
- 准备全麻后床边用物
- 术后与麻醉师交接班,完成围手术期护理记录单
- 卧位,级别护理,进食时间及种类
- 妥善固定引流管
- 观察伤口外敷料包扎的松紧情况

↓

术后护理
- 观察患者生命体征变化并及时记录,观察伤口渗血情况
- 观察并正确记录引流液的色、质、量
- 饮食指导:流质饮食 1 天后改为无渣半流质饮食,1 周后进软食
- 术后第 3~5 天内,根据切口的情况,做好头发护理

↓

健康宣教
- 正确指导患者的饮食
- 洗脸时注意水温防止烫伤,洗发时使用温水,头面部忌热敷及各种热疗,避免烫伤
- 用药宣教(遵医嘱)
- 介绍出院流程,随访指导

三、面部除皱术护理质量标准

基 本 要 求		标准分	日期	得分	扣分原因
术前护理20分（入院1~3天）	1. 入院介绍：介绍床位医生及护士；入院评估：对患者安全、皮肤、基础疾病及相应用药情况做出评估	2			
	2. 了解患者的心理和社会背景并做好相应指导	2			
	3. 术前3天头发消毒：先用洗发水清洁头发，再消毒头发1天2次	2			
	4. 协助医生完成手术区域照相	4			
	5. 术前准备齐全，宣教完整	10			
手术日护理40分	1. 测量患者生命体征	4			
	2. 备皮，核对患者手圈，取义齿，取下首饰、挂件等贵重物品	1分/项			
	3. 完成与手术室的交接班并签名	4			
	4. 准备全麻后床边用物	4			
	5. 术后与麻醉师交接班，完成围术期护理记录单	4			
	6. 卧位，级别护理，进食时间及种类	2分/项			
	7. 妥善固定引流管	7			
	8. 观察伤口外敷料包扎的松紧情况	7			
术后护理20分（术后1~3天）	1. 观察患者生命体征变化并及时记录，观察伤口渗血情况	5			
	2. 观察并正确记录引流液的色、质、量	5			
	3. 饮食指导：流质饮食1天后改为无渣半流质饮食，1周后进软食	5			
	4. 术后第3~5天内，根据切口的情况，做好头发护理	5			
健康宣教20分（术后3~6天）	1. 正确指导患者的饮食	5			
	2. 洗脸时注意水温防止烫伤，洗发时使用温水，头面部忌热敷及各种热疗，避免烫伤	5			
	3. 用药宣教（遵医嘱）	5			
	4. 介绍出院流程，随访指导	5			
总分		100			

四、面部除皱术健康教育

1. 术前指导

（1）请您不要在手术前1个月服用人参、阿胶、燕窝等补品，手术前2周不要服用中药、血管扩张药、抗凝药如：阿司匹林、保泰松、激素类、氯贝丁酯、维生素E等，防止术中出血量增加并预防术后血肿的发生。

（2）护士会指导您术前3天每天2次先用洗发水清洁头发，再用氯己定消毒头发。术晨护士会为您剃去切口部位2～3cm的头发，保留鬓角，并将前额部头发分成6～8股，用橡皮圈扎住，请您配合。

（3）请您不要在手术日使用面部化妆品。

2. 术后指导

（1）术后护士会为您抬高床头，有利于血液循环，减少头面部肿胀。

（2）护士会密切观察您的外敷料有无渗血及渗液，头部留置的负压引流，是为了引流伤口内的渗血渗液，防止血肿，请您在护士妥善固定后，防止引流管的折叠和牵拉，护士会定时观察并倾倒引流液。术后3～5天医生会根据情况拔除引流管，使用弹力头套，请您配合。

（3）术后您如果出现眼睛刺痛感，请告知护士，护士会根据您的情况通知医生及时处理。伤口外敷料打开暴露双眼后，请您用抗生素类眼药水滴眼每天3次。

（4）术后1天请您进流质饮食（如米汤等），不要用吸管，后改为无渣半流质（如米粥、面条等），术后1周后改为软食（避免生硬的食物），请您尽量减少张口及咀嚼活动。

（5）术后第3～5天内，护士会为您做好头发护理，使用0.1%苯扎溴铵消毒溶液和熟水擦拭头发，但不能使用电吹风，避免烫伤头皮。

3. 出院康复指导

（1）术后5～7天医生会为您拆除耳前缝线，10～14天医生会为您间隔拆除其他部位缝线。

（2）请您洗脸时注意水的温度防止烫伤，洗发时请使用温水，洗发后禁用电吹风3个月。头面部不要做热敷及各种热疗，避免烫伤。术后6个月内请您避免染发及烫发。待切口愈合后请您每天2次做面部皮肤按摩3个月，以增加皮肤血液循环减轻肿胀，增强皮肤活力。请您减少面部张口咀嚼运动（如张口过大，咀嚼口香糖等），切记不要偏侧咀嚼。请您术后使用软毛牙刷刷牙，动作轻柔、缓慢，减少面部活动。

（3）请您坚持佩戴弹力头套1个月，减轻头面部肿胀。

（4）请您术后1个月内停用中药、血管扩张药、人参、阿胶等，避免头面部肿胀无法消退。

（5）请您按时门诊随访，如有异常情况及时门诊就诊。

（庄雷岚　屠轶华　张天雯）

第七节　腹壁整形术护理

一、腹壁整形术护理概述

腹壁整形既给人们带来人体的曲线美,又可改善人们的工作及生活质量,增强自信心。腹壁整形是指腹壁较多的脂肪堆积并伴有明显的腹壁组织松弛,形成了松弛下垂的"围裙样"畸形腹壁或"壶形腹"的畸形腹壁。腹壁整形的目的是矫正腹壁皮肤的松弛下垂,去除皮下增生的组织,恢复腹肌和腱膜的紧张度,重塑形体美感。近年来,随着胃旁路术、胃减容手术等的广泛开展,手术减肥成功后导致腹壁皮肤松弛的患者也逐渐增加。而腹壁整形术通过切除多余皮肤、去除多余脂肪,恢复腹部美学特征,提高了患者的生活质量,也解决患者的心理问题。

1. 术前护理

(1)心理护理:加强与患者的沟通,帮助患者了解术中情况及术后注意事项,向其介绍成功病例,增强患者康复的自信心,使其积极配合治疗和护理。

(2)了解患者的饮食、服药以及相关慢性疾病等情况。

(3)协助医生完成手术区域照相:直立正位、侧位,作为手术前后对比。

(4)协助患者完成术前各项检查,专科体格检查:腹壁整形形态,脂肪堆积厚度,腹部皮肤松弛度,肌肉分离度和是否存在疝气及腹壁瘢痕等。

(5)皮肤准备:腹部手术区域消毒备皮,同时用消毒棉签清洁脐孔。

(6)术前根据医生的评估准备合适的弹力衣裤。

2. 术后护理

(1)按全麻护理常规,密切观察生命体征及病情变化。

(2)体位:术后早期绝对卧床,并保持头高脚高屈曲位,在膝关节下垫一枕头以减少腹壁压力,呈屈髋屈膝位。

(3)饮食指导:术后3天为流质饮食,后改为进无渣半流质饮食,1周后恢复普食。加强营养,多食高蛋白、高营养食物,同时多食粗纤维的食物,防止便秘引起腹部压力过大而影响伤口愈合。

(4)导管护理:①引流管须保持负压引流通畅,妥善固定,避免受压、反折及滑脱,观察记录引流液的色、质、量。②保持导尿管通畅,妥善固定,避免受压、反折及滑脱。会阴护理1天2次,嘱患者多饮水。

(5)密切观察患者的呼吸情况,出现呼吸运动受限、呼吸急促时,提示有呼吸性碱中毒的可能,及时通知医生处理。

(6)专科护理:术后鼓励患者做膝关节及踝关节屈伸活动,促进静脉回流,减少深静脉血栓形成。指导患者保持局部卫生,并避免负重,防止慢性咳嗽。

3. 健康指导

(1)拆线时间:缝线分2次拆除,术后10天第1次拆线,术后14天第2次拆线。

（2）康复指导：术后3个月内坚持穿戴弹力衣裤，以防手术部位水肿。术后2周开始做腹部皮肤按摩1天3次，每次15分钟，需要坚持按摩1个月，可促进皮肤血液循环，增强皮肤活力。术后8周每天2次腹肌锻炼，并逐渐增加锻炼力度。吸脂区皮肤短期内会出现变硬、麻木、色素加深、局部不平、发绀等情况，3个月后可逐渐恢复。

（3）定期门诊随访。

二、腹壁整形术护理流程

基本要求 {
入院介绍:介绍床位医生及护士

入院评估:对患者安全、皮肤、基础疾病及相应用药情况做出评估
}

↓

术前护理 {
了解患者的心理和社会背景并做好相应指导

皮肤准备:腹部手术区消毒,脐孔清洁

协助医生完成手术区域照相

术前准备齐全(包括体位及床上大小便训练),术前检查齐全,宣教完整
}

↓

手术日护理 {
测量患者生命体征

备皮,核对患者手圈,取义齿,取下首饰、挂件等贵重物品

完成与手术室的交接班并签名

准备全麻术后床边用物

术后与麻醉师交接班,完成围手术期护理记录单

卧位,级别护理,进食时间及种类

妥善固定引流管及导尿管

观察伤口外敷料包扎的松紧情况
}

↓

术后护理 {
观察患者生命体征变化并及时记录,观察伤口渗血情况

观察并正确记录引流液的色、质、量

饮食指导

做好会阴护理及专科护理指导
}

↓

健康宣教 {
正确指导患者的饮食

正确指导穿戴弹力衣裤

正确指导腹部按摩及锻炼

介绍出院流程,随访指导
}

三、腹壁整形术护理质量标准

	基 本 要 求	标准分	日期	得分	扣分原因
术前护理20分（入院1~3天）	1. 入院介绍：介绍床位医生及护士；入院评估：对患者安全、皮肤、基础疾病及相应用药情况做出评估	2			
	2. 了解患者的心理和社会背景并做好相应指导	2			
	3. 皮肤准备：腹部手术区域消毒，脐孔清洁	2			
	4. 协助医生完成手术区域照相	4			
	5. 术前准备齐全（包括体位及床上大小便训练），术前检查齐全，宣教完整	10			
手术日护理40分	1. 测量患者生命体征	4			
	2. 备皮，核对患者手圈，取义齿，取下首饰、挂件等贵重物品	1分/项			
	3. 完成与手术室的交接班并签名	4			
	4. 准备全麻术后床边用物	4			
	5. 术后与麻醉师交接班，完成围术期护理记录单	4			
	6. 卧位，级别护理，进食时间及种类	2分/项			
	7. 妥善固定引流管及导尿管	7			
	8. 观察伤口外敷料包扎的松紧情况	7			
术后护理20分（术后1~3天）	1. 观察患者生命体征变化并及时记录，观察伤口渗血情况	5			
	2. 观察并正确记录引流液的色、质、量	5			
	3. 饮食指导	5			
	4. 做好会阴护理及专科护理指导	5			
健康宣教20分（术后3~6天）	1. 正确指导患者的饮食	5			
	2. 正确指导穿戴弹力衣裤	5			
	3. 正确指导腹部按摩及锻炼	5			
	4. 介绍出院流程，随访指导	5			
总分		100			

四、腹壁整形术健康教育

1. 术前指导

（1）请您协助医生完成术前各项专科体格检查。

（2）术晨护士会为您备皮并清洁脐孔。

（3）术前请您配合医生照相。

（4）请您根据医生的评估准备合适的弹力衣裤。

2. 术后指导

（1）术后早期请您卧床休息，并保持头高脚高屈曲位，在膝关节下垫一枕头以减少腹壁压力。术后您可以在床边适当活动，早期活动可以有效预防静脉血栓形成和脂肪栓塞。

（2）护士会密切观察您的外敷料有无渗血及渗液，腹部留置的负压引流，是为了引流伤口内的渗血渗液，防止血肿，请您在护士妥善固定引流管后，防止引流管的折叠和牵拉，护士会定时观察并倾倒引流液。术后3～5天医生会根据情况拔除引流管，请您配合。术后请您避免用力咳嗽，以免影响切口愈合。

（3）术后3天请您进流质饮食（如米汤等），后改为进无渣半流（如米粥、面条等），1周后恢复正常饮食。术后您应加强营养，多进食高蛋白、高营养食物，同时多食粗纤维食物，防止便秘引起腹部压力过大而影响伤口愈合。

（4）术后您会留置导尿，护士会做好会阴护理，请您保持会阴部清洁干燥，并多饮水。

（5）术后使用弹力衣裤后可适当下床活动。术后请您注意局部卫生，并避免负重，防止慢性咳嗽。

3. 出院康复指导

（1）拆线时间：您伤口的缝线分2次拆除，术后10天第1次拆线，14天第2次拆线。

（2）术后3个月内请您坚持穿戴弹力衣裤，以防手术部位水肿。术后2周请您开始做腹部皮肤按摩，每天3次，每次15分钟，需要坚持按摩1个月，可促进皮肤血液循环，增强皮肤活力。术后8周后请您每天2次做腹肌锻炼（如仰卧起坐），并逐渐增加锻炼力度。您吸脂区的皮肤短期内可能会有变硬、麻木、色素加深、局部不平、发绀等情况，3个月后可逐渐恢复。

（3）请您按时门诊随访。

（陈雨沁　庄雷岚　薛莹滢）

第八节　隆乳术护理

一、隆乳术护理概述

乳房形态及大小是否完美往往给女性患者心理产生很大的影响。先天性乳房发育不良及后天乳腺萎缩导致的乳房大小形态异常会使患者心情压抑,缺少自信心。因此,通过美容手术在乳腺下或胸大肌下充填适当大小的人工乳房假体,增大乳房的体积获得良好乳房形态,是重塑女性美的重要内容之一,同时能提升患者的信心。

1. 术前护理

(1)心理护理:首先了解患者的心理状态及手术要求,做好疏导解释工作。

(2)了解患者的饮食,服药以及是否存在后天性疾病等情况:术前2周忌服抗凝药及激素类药物,活血化瘀类中药等。了解有无家族疾病史,有无乳腺疾病史。

(3)协助医生完成乳房正、左侧及右侧位照相,作为手术前后对比。

(4)协助医生选择乳房假体及备用相应大小的乳房假体。

(5)协助患者完成术前各项检查,除常规检查外,根据患者具体情况检查,完成排除乳房肿瘤。

(6)乳房三维扫描,协助医生设计手术方案。

2. 术后护理

(1)按全麻术后护理常规,密切观察生命体征及病情变化。

(2)体位:术后早期下床活动时,为防止直立性低血压,动作幅度不宜过大。

(3)饮食指导:指导患者避免进食辛辣刺激性及补血类食物。

(4)导管护理:术后留置的引流管,需妥善固定,避免受压、反折及滑脱,观察记录引流液的色、量。

(5)注意观察双侧切口外敷料及弹力绷带包扎固定情况,注意有无血肿及切口渗血。

(6)术后建议患者双上肢外展45°角,在能耐受情况下双上肢逐渐活动平举至肩部,指导患者1月内限制剧烈活动及提重物。

(7)密切观察术后患者乳房形态、对称性、大小变化及患者疼痛主诉等情况。引流液颜色是否伴有血凝块等一旦有异常及时通知医生。

3. 健康指导

(1)拆线时间:术后7天拆线。

(2)双上肢1个月内限制大幅度活动,限提重物及开车。

(3)放置毛面假体的术后不建议按摩。

(4)饮食指导:指导患者避免进食辛辣刺激性及补血活血类食物。

(5)指导患者术后2个月内不穿戴有钢托的胸罩。

(6)告知患者定期门诊随访。

二、隆乳术护理流程

基本要求
- 入院介绍:介绍床位医生及护士
- 入院评估:对患者安全、皮肤、基础疾病及相应用药情况做出评估

↓

术前护理
- 了解患者的心理和社会背景并做好相应指导
- 术前3天皮肤消毒:先用沐浴露清洁皮肤,再消毒皮肤1天2次
- 协助医生完成手术区域照相
- 术前准备齐全,宣教完整

↓

手术日护理
- 测量患者生命体征
- 备皮,核对患者手圈,取义齿,取下首饰、挂件等贵重物品
- 完成与手术室的交接班并签名
- 准备全麻后床边用物
- 术后与麻醉师交接班,完成围手术期护理记录单
- 卧位,级别护理,进食时间及种类
- 妥善固定引流管
- 观察伤口,指导患者平卧位,指导双肩关节活动情况

↓

术后护理
- 观察患者生命体征变化并及时记录,观察伤口渗血情况
- 观察有无并发症
- 观察并正确记录引流液的色、质、量,拔除伤口引流管后观察局部有无渗血渗液
- 饮食指导

↓

健康宣教
- 正确指导患者的饮食
- 伤口护理,指导术后正确的上肢活动及弹力衣的穿戴
- 用药宣教(遵医嘱)
- 介绍出院流程,随访指导

三、隆乳术护理质量标准

基 本 要 求		标准分	日期	得分	扣分原因
术前护理 20 分（入院 1~3 天）	1. 入院介绍：介绍床位医生及护士；入院评估：对患者安全、皮肤、基础疾病及相应用药情况做出评估	2			
	2. 了解患者的心理和社会背景并做好相应指导	2			
	3. 术前 3 天皮肤消毒：先用沐浴露清洁皮肤，再消毒皮肤 1 天 2 次	2			
	4. 协助医生完成手术区域照相	4			
	5. 术前准备齐全，宣教完整	10			
手术日护理 40 分	1. 测量患者生命体征	4			
	2. 备皮，核对患者手圈，取义齿，取下首饰、挂件等贵重物品	1 分 / 项			
	3. 完成与手术室的交接班并签名	4			
	4. 准备全麻后床边用物	4			
	5. 术后与麻醉师交接班，完成围术期护理记录单	4			
	6. 卧位，级别护理，进食时间及种类	2 分 / 项			
	7. 妥善固定引流管	7			
	8. 观察伤口，指导患者平卧位，指导双肩关节活动情况	7			
术后护理 20 分（术后 1~3 天）	1. 观察患者生命体征变化并及时记录，观察伤口渗血情况	5			
	2. 观察有无并发症	5			
	3. 观察并正确记录引流液的色、质、量，拔除伤口引流管后观察局部有无渗血渗液	5			
	4. 饮食指导	5			
健康宣教 20 分（术后 3~6 天）	1. 正确指导患者的饮食	5			
	2. 伤口护理，指导术后正确的上肢活动及弹力衣的穿戴	5			
	3. 用药宣教（遵医嘱）	5			
	4. 介绍出院流程，随访指导	5			
总分		100			

四、隆乳术健康教育

1. 术前指导

（1）完善术前各类常规检查,手术当天护士会为您做好皮肤准备。

（2）医生会为您照相：正、左侧及右侧位照相,作为手术前后对比。

（3）请您配合医生做好乳房假体的选择。

2. 术后指导

（1）护士会密切注意您切口出血及渗血的情况,保持负压引流管通畅,请勿折叠。

（2）请您平卧,不宜经常翻身。术后双手叉腰,双上肢逐渐活动平举至肩部,1个月内限制剧烈活动。

（3）术后请您早期下床活动,以促进早日康复。

3. 出院康复指导

（1）拆线后请您2个月内不使用有钢托弹力胸罩。

（2）请您双上肢1个月内限制大幅度活动,限制提重物及开车。

（3）放置毛面假体术后请您不要按摩。

（4）请您定期门诊随访（术后第1、3、6个月）。如有异常情况及时门诊就诊。

（屠轶华　杨梦媛）

第九节　巨乳缩小术护理

一、巨乳缩小术护理概述

巨乳症是指双侧或单侧乳房体积过大,伴随肩部负重、湿疹等临床症状的一类乳房,不仅破坏了正常的形体美,给生活和工作也带来了不便和痛苦。所以巨乳缩小整形术有美容和治疗的双重意义。

1. 术前护理

(1)心理护理:首先了解患者的心理要求和手术目的,做好手术相关知识的宣教,使患者具有合适的心理预期,对术后的疼痛和术区制动有充足的心理准备。

(2)了解患者的饮食,基础疾病和治疗情况:术前2周忌服抗凝药及激素类药物。了解有无家族史,有无乳腺病史。

(3)协助医生完成乳房正、侧位照相,作为手术前后对比。

(4)协助患者完成术前各项检查,除常规检查外还需要做超声检查,初步排除乳房肿瘤。

2. 术后护理

(1)按全麻术后护理常规,密切观察生命体征及术区变化。

(2)体位:术后24小时内保持腹带加压胸部的情况下可适当侧卧,但上肢活动幅度不宜过大、过快,防止血肿。

(3)饮食指导:指导患者勿食辛辣刺激性及活血类食物,补充优质蛋白。

(4)导管护理:①术后留置引流管,妥善固定,避免受压、反折及滑脱,观察记录引流液色、质、量;②术后留置导尿管,保持通畅,妥善固定,避免受压、反折及滑脱。会阴护理1天2次,并嘱患者多饮水。

(5)双侧乳房外敷料及腹带加压包扎,注意外敷料有无异常渗血或渗液。

(6)术后第1天,打开外敷料观察乳头及乳晕的颜色、肿胀程度,判断血供状况。

3. 健康指导

(1)拆线时间:术后10～14天间隔拆线。

(2)指导患者术后早期下床活动。

(3)指导患者勿食辛辣刺激性及活血类食物。

(4)指导患者拆线后穿戴弹力衣1个月。

(5)指导伤口护理,3个月内使用减张胶布制动切口皮肤。

(6)出院后定期门诊随访。

二、巨乳缩小术流程

基本要求 {
入院介绍:介绍床位医生及护士

入院评估:对患者安全、皮肤、基础疾病及相应用药情况做出评估
}

↓

术前护理 {
了解患者的心理和社会背景并做好相应指导

术前 3 天皮肤消毒:先用沐浴露清洁皮肤,再使用 0.1% 苯扎溴铵溶液
　　　　　　　消毒皮肤 1 天 2 次

协助医生完成手术区域照相

术前准备齐全,宣教完整
}

↓

手术日护理 {
测量患者生命体征

备皮,核对患者手圈,取义齿,取下首饰、挂件等贵重物品

完成与手术室的交接班并签名

准备全麻后床边用物

术后与麻醉师交接班,完成围手术期护理记录单

卧位,级别护理,进食时间及种类

妥善固定引流管

观察伤口,指导双肩关节活动情况
}

↓

术后护理 {
观察患者生命体征变化并及时记录,观察伤口渗血情况

观察有无并发症

观察并正确记录引流液的色、质、量,拔除伤口引流管后观察

局部有无渗血渗液

饮食指导
}

↓

健康宣教 {
正确指导患者的饮食

伤口护理,指导术后正确的上肢活动及弹力衣的穿戴

用药宣教(遵医嘱)

介绍出院流程,随访指导
}

三、巨乳缩小术护理质量标准

基 本 要 求		标准分	日期	得分	扣分原因
术前护理20分（入院1~3天）	1. 入院介绍：介绍床位医生及护士；入院评估：对患者安全、皮肤、基础疾病及相应用药情况做出评估	2			
	2. 了解患者的心理和社会背景并做好相应指导	2			
	3. 术前3天皮肤消毒：先用沐浴露清洁皮肤，再使用0.1%苯扎溴铵溶液消毒皮肤1天2次	2			
	4. 协助医生完成手术区域照相	4			
	5. 术前准备齐全，宣教完整	10			
手术日护理40分	1. 测量患者生命体征	4			
	2. 备皮，核对患者手圈，取义齿，取下首饰、挂件等贵重物品	1分/项			
	3. 完成与手术室的交接班并签名	4			
	4. 准备全麻后床边用物	4			
	5. 术后与麻醉师交接班，完成围术期护理记录单	4			
	6. 卧位，级别护理，进食时间及种类	2分/项			
	7. 妥善固定引流管	7			
	8. 观察伤口，指导双肩关节活动情况	7			
术后护理20分（术后1~3天）	1. 观察患者生命体征变化并及时记录，观察伤口渗血情况	5			
	2. 观察有无并发症	5			
	3. 观察并正确记录引流液的色、质、量，拔除伤口引流管后观察局部有无渗血渗液	5			
	4. 饮食指导	5			
健康宣教20分（术后3~6天）	1. 正确指导患者的饮食	5			
	2. 伤口护理，指导术后正确的上肢活动及弹力衣的穿戴	5			
	3. 用药宣教（遵医嘱）	5			
	4. 介绍出院流程，随访指导	5			
总分		100			

四、巨乳缩小术健康教育

1. 术前指导

（1）完善术前各类常规检查,手术当天护士会为您做好皮肤准备。

（2）医生会为您照相:双侧乳房正、侧位,作为手术前后对比。

（3）请您术前2周忌服阿司匹林、避孕药、扩血管药、人参和雌激素类药物;月经期请您及时通知医生和护士暂缓手术。

2. 术后指导

（1）护士会定时观察您乳头乳晕及皮瓣边缘的血运情况,术后1周术区需加压包扎。

（2）保持负压引流管通畅,量少或色淡时拔管,请您配合。

（3）10 ~ 14天间隔拆线,请您持续穿戴弹力胸衣1个月。

3. 出院康复指导

（1）拆线后请您使用合适医用背心或运动背心。

（2）瘢痕护理:①减张胶布制动;②忌辛辣刺激性食物;③必要时激光、药膏治疗。

（3）请您定期门诊随访,如有异常情况及时门诊就诊。

（屠轶华　王　颖）

第十节 乳房整形术护理

一、乳房整形术护理概述

女性乳房是一形体器官，是女性形体美最显著的标志。随着社会的发展，女性对于乳房的外形美观更加在意，临床乳房外形缺陷包括乳头乳晕过大、乳头内陷、乳房下垂等。

乳晕过大及色泽加深者多见于妊娠及哺乳后妇女，且多伴有乳房和乳头过大或松弛下垂，还有的外形不够圆滑、不对称等。

女性乳头内陷往往引起哺乳困难和影响乳房外形，同时由于乳头内陷，局部分泌物排泄不畅引起慢性炎症刺激，疼痛和恶臭，有引起恶变的可能。

乳房下垂是临床上常见的一种有关乳房形态后天缺陷的疾病，常因年龄增大或哺乳后继发的皮肤及腺体组织松垂引起。

1. 术前护理

（1）心理护理，了解患者的心理要求和手术目的，做好解释工作。

（2）了解患者的饮食和服药情况。术前1个月指导患者停用人参、阿胶、燕窝等补品。术前2周指导患者停用中药、血管扩张药、抗凝药（如阿司匹林）、保泰松、激素类、氯贝丁酯、维生素E等，防止术中出血量增加并预防术后血肿的发生。

（3）协助医生完成手术区域照相，作为手术前后对比。

（4）协助患者完成术前各项检查，协助医生测量乳房相关数据。

（5）皮肤准备：术前消毒术区皮肤，保持皮肤清洁干燥，无皮疹、破溃。术晨备皮。

（6）避开月经期、孕期和哺乳期。

2. 术后护理

（1）按全麻护理常规，密切观察生命体征及病情变化。

（2）体位：全麻术后去枕平卧位后取半坐卧位，便于引流。

（3）饮食指导：患者术后忌辛辣刺激性食物，指导患者进食富含维生素和高蛋白食物。

（4）严密观察伤口外敷料是否清洁干燥、有无异味、有无渗血渗液，术后注意观察局部露出的乳头乳晕的色泽、温度和血液循环情况，发现异常及时通知医生进一步处理。

（5）导管护理：保持负压引流通畅，妥善固定，避免受压、反折及滑脱，观察记录引流液的色、质、量。

（6）术后保持伤口清洁，若伤口上有血痂或分泌物，可用生理盐水擦拭，局部可涂抗生素类软膏，预防感染。局部有不适感时，指导患者勿用手搔抓，减少局部刺激，防止瘢痕增生。

（7）鼓励患者早期下床活动，促进引流液排出。

3. 健康指导

（1）拆线时间：术后7～10天拆线。

（2）乳房缝线局部的痂皮，指导患者不要强行撕脱，待其自然脱落。手术后部分患者的乳头乳晕感觉麻木，告知患者术后3～6个月可自然恢复，避免患者产生焦虑情绪。

（3）定期门诊随访。

二、乳房整形术护理流程

基本要求
- 入院介绍：介绍床位医生及护士
- 入院评估：对患者安全、皮肤、基础疾病及相应用药情况做出评估

↓

术前护理
- 了解患者的心理和社会背景并做好相应指导
- 皮肤准备：术前消毒术区皮肤
- 协助医生完成手术区域照相及测量乳房相关数据
- 术前准备齐全，宣教完整

↓

手术日护理
- 测量患者生命体征
- 备皮，核对患者手圈，取义齿，取下首饰、挂件等贵重物品
- 完成与手术室的交接班并签名
- 准备全麻术后床边用物
- 术后与麻醉师交接班，完成围手术期护理记录单
- 卧位，级别护理，进食时间及种类
- 妥善固定引流管
- 观察伤口渗血渗液的情况

↓

术后护理
- 观察患者生命体征变化并及时记录
- 观察乳头、乳晕的色泽、温度和血液循环
- 观察并正确记录引流液的色、质、量
- 指导下床活动和伤口护理

↓

健康宣教
- 正确指导患者的饮食
- 伤口后期护理
- 用药宣教（遵医嘱）
- 介绍出院流程，随访指导

三、乳房整形术护理质量标准

基 本 要 求		标准分	日期	得分	扣分原因
术前护理 20分 （入院 1~3天）	1. 入院介绍：介绍床位医生及护士；入院评估：对患者安全、皮肤、基础疾病及相应用药情况做出评估	2			
	2. 了解患者的心理和社会背景并做好相应指导	2			
	3. 皮肤准备：术前消毒术区皮肤	2			
	4. 协助医生完成手术区域照相及测量乳房相关数据	4			
	5. 术前准备齐全，宣教完整	10			
手术日护理 40分	1. 测量患者生命体征	4			
	2. 备皮，核对患者手圈，取义齿，取下首饰、挂件等贵重物品	1分/项			
	3. 完成与手术室的交接班并签名	4			
	4. 准备全麻术后床边用物	4			
	5. 术后与麻醉师交接班，完成围术期护理记录单	4			
	6. 卧位，级别护理，进食时间及种类	2分/项			
	7. 妥善固定引流管	7			
	8. 观察伤口渗血渗液的情况	7			
术后护理 20分 （术后 1~3天）	1. 观察患者生命体征变化并及时记录	5			
	2. 观察乳头、乳晕的色泽、温度和血液循环	5			
	3. 观察并正确记录引流液的色、质、量	5			
	4. 指导下床活动和伤口护理	5			
健康宣教 20分 （术后 3~6天）	1. 正确指导患者的饮食	5			
	2. 伤口后期护理	5			
	3. 用药宣教（遵医嘱）	5			
	4. 介绍出院流程，随访指导	5			
总分		100			

四、乳房整形术健康教育

1. 术前指导

（1）请您在手术前1个月内不要服用人参、阿胶、燕窝等补品，手术前2周不要服用中药、血管扩张药、抗凝药（如阿司匹林）、保泰松、激素类药物、氯贝丁酯、维生素E等，防止术中出血量增加并预防术后血肿的发生。

（2）术前请您配合完善各项检查。医生会为您测量乳房相关数据。

（3）请您协助医生完成手术区域照相。

（4）术前护士会指导您对术区消毒，术晨护士会为您进行皮肤准备。

2. 术后指导

（1）术后护士会观察乳头、乳晕的色泽、温度和血液循环情况，若发现异常会及时通知医生进一步处理。

（2）术后请您保持伤口清洁，护士会密切观察您的伤口有无渗血渗液，如有异常情况请您及时告知护士。

（3）术后您会出现局部不适感，勿用手搔抓或衣服摩擦，减少局部刺激，防止瘢痕增生。

（4）术后您可进普食，宜多吃富含维生素，高蛋白的食物。

3. 出院康复指导

（1）术后7～10天医生会为您拆除伤口缝线。

（2）术后您可能会感到乳头乳晕有麻木感，3～6个月可自然恢复。若发现异常，请及时就诊。

（3）术后保持伤口清洁，乳房缝线局部的痂皮，请您不要强行撕脱，待其自然脱落，局部涂抗生素类软膏，预防感染。

（4）请您按时门诊随访，如有异常情况及时门诊就诊。

（薛莹滢　张尹芋）

第十一节　乳房植入物取出术护理

一、乳房植入物取出术护理概述

丰满的乳房是女性的性征,也是女性形体美的标志之一。许多女性出于对美的追求,通常会选择隆胸来提升自身形象。注射物隆胸是无创整形的一种,过去往往分为两种方法,一种是透过小针管把亲水性的聚丙烯酰胺水凝胶(奥美定)注射进去,通过注射让胸部膨胀起来;另一种是自体脂肪提取后注射,从而达到胸部变大、变丰满的效果。

聚丙烯酰胺水凝胶注射隆乳术因材料的不安全性、注射时手术操作的不规范、适应证把握不当以及术后护理不正确等导致了多种术后并发症,常见的有乳房疼痛、肿块或硬结、血肿、感染及胸部疼痛等,对患者的身体及心理健康造成严重的影响。因此,有大量的注射隆乳术后的患者前来求诊。

乳房假体取出术是将假体取出或将假体包膜切除后,用混合液反复冲洗,然后再缝合包扎伤口的手术。

1. 术前护理

(1)心理护理,了解患者的心理要求和手术目的,做好解释工作。

(2)了解患者的饮食和服药情况,术前2周指导患者停用阿司匹林、避孕药、扩血管药、人参和雌激素类药物;避开月经期;排除各项手术禁忌症。

(3)协助医生完成手术区域照相,胸部正位、侧位、前倾30°角位,作为术前后对比。

(4)协助患者完善术前各项检查,注射物隆胸患者需要核磁共振检查。

(5)术前溶液消毒手术区域。

2. 术后护理

(1)按全麻护理常规。密切观察患者生命体征及病情变化。

(2)体位:平卧,不宜侧卧或经常翻身,鼓励患者早期下床活动。

(3)饮食指导:给予高热量、高蛋白、高维生素和易消化的软食,指导患者多食蔬菜、水果等含纤维丰富的食物,多饮水,防止便秘。

(4)导管护理:保持负压引流通畅,妥善固定,避免受压、反折及滑脱,观察记录引流液的色、质、量。

(5)并发症护理:听取患者主诉,局部疼痛并伴有肿胀时,应警惕血肿的发生,及时通知医生处理。

(6)术后保留取出的假体或者注射物,供患者及家属查看后进行医疗废弃物处理。胸部伤口外敷料使用腹带加压包扎,观察渗血渗液的情况,术后外敷料打开拔除引流管后使用平板胸衣。

3. 健康指导

(1)术后1周拆线,拆线后穿平板胸衣1～3个月。

(2)术后3个月内禁止按摩乳房,限制上臂过度活动。

(3)定期门诊随访。

二、乳房植入物取出术护理流程

基本要求
- 入院介绍：介绍床位医生及护士
- 入院评估：对患者安全、皮肤、基础疾病及相应用药情况做出评估

↓

术前护理
- 了解患者的心理和社会背景并做好相应指导
- 皮肤准备：术前消毒手术区域
- 协助医生完成手术区域照相及完善特殊检查
- 术前准备齐全，宣教完整

↓

手术日护理
- 测量患者生命体征
- 备皮，核对患者手圈，取义齿，取下首饰、挂件等贵重物品
- 完成与手术室的交接班并签名
- 准备全麻术后床边用物
- 术后与麻醉师交接班，完成围手术期护理记录单
- 卧位，级别护理，进食时间及种类
- 妥善固定引流管
- 观察伤口外敷料及腹带包扎的松紧情况及伤口情况

↓

术后护理
- 观察患者生命体征变化及时记录，观察伤口渗血情况
- 观察并正确记录引流液的色、质、量
- 取出假体或注射物的正确处理
- 预防并发症的发生

↓

健康宣教
- 正确指导患者的饮食
- 穿戴平板胸衣 1～3 个月
- 用药宣教（遵医嘱）
- 介绍出院流程，随访指导

三、乳房植入物取出术护理质量标准

基 本 要 求		标准分	日期	得分	扣分原因
术前护理20分（入院1~3天）	1.入院介绍：介绍床位医生及护士；入院评估：对患者安全、皮肤、基础疾病及相应用药情况做出评估	2			
	2. 了解患者的心理和社会背景并做好相应指导	2			
	3. 皮肤准备：术前消毒手术区域	2			
	4. 协助医生完成手术区域照相及完善特殊检查	4			
	5. 术前准备齐全，宣教完整	10			
手术日护理40分	1. 测量患者生命体征	4			
	2.备皮，核对患者手圈，取义齿，取下首饰、挂件等贵重物品	1分/项			
	3. 完成与手术室的交接班并签名	4			
	4. 准备全麻术后床边用物	4			
	5. 术后与麻醉师交接班，完成围术期护理记录单	4			
	6. 卧位，级别护理，进食时间及种类	2分/项			
	7. 妥善固定引流管	7			
	8.观察伤口外敷料及腹带包扎的松紧情况及伤口情况	7			
术后护理20分（术后1~3天）	1.观察患者生命体征变化并及时记录，观察伤口渗血情况	5			
	2. 观察并正确记录引流液的色、质、量	5			
	3. 取出假体或注射物的正确处理	5			
	4. 预防并发症的发生	5			
健康宣教20分（术后3~6天）	1. 正确指导患者的饮食	5			
	2. 指导穿戴平板胸衣1~3个月	5			
	3. 用药宣教（遵医嘱）	5			
	4. 介绍出院流程，随访指导	5			
总分		100			

四、乳房植入物取出术护理健康教育

1. 术前指导

（1）请您不要在手术前2周使用阿司匹林、避孕药、扩血管药、人参和雌激素类药物；月经期请您及时通知医护人员暂缓手术。

（2）天气季节变化，请您注意保暖，防止感冒，影响手术。

（3）请您配合医生为您照相，必要时做核磁共振检查。

（4）手术日早晨护士会为您做好皮肤准备。

2. 术后指导

（1）术后请您平卧，不宜侧卧或经常翻身，并遵医嘱早期下床活动，以促进早日康复。

（2）护士会密切观察您的外敷料有无渗血及渗液，胸部留置的负压引流，是为了引流伤口内的渗血渗液，防止血肿，请您在护士妥善固定引流管后，防止引流管的折叠和牵拉，护士会定时观察并倾倒引流液。术后3～5天医生会根据情况拔除引流管，请您配合。术后请您避免用力咳嗽，以免影响切口愈合。

（3）拆线后请您穿戴平板胸衣压迫胸部，防止积血、积液的产生。

（4）请您进高热量、高蛋白、高维生素和易消化的软食，多食蔬菜、水果等含纤维丰富的食物，多饮水，防止便秘。

3. 出院康复指导

（1）术后3个月内请您不要按摩乳房。

（2）术后请您佩戴平板胸衣1～3个月。

（3）请您按时门诊随访。如有异常情况及时门诊就诊。

（董文静　庄雷岚　缪　妙）

参考文献

[1] 王炜.整形外科学[M].杭州：浙江科学技术出版社,1999.

[2] 张涤生.整复外科学[M].上海：上海科学技术出版社,2002.

[3] 李世荣.现代整形美容外科学[M].北京：人民军医出版社,2014.

[4] 张涤生.整复外科基础与临床[M].上海：上海交通大学出版社,2011.

[5] 张涤生.颅面外科学[M].上海：上海科学技术出版社,1997.

[6] 张涤生.整形外科学[M].杭州：浙江科学技术出版社,1999.

[7] 李鹏飞，郑丹宁，余力.聚丙烯酰胺水凝胶注射隆乳的清除[J].组织工程与重建外科杂志,2015（11）：83-86.

[8] 林君，钱云良，杨群，等.聚丙烯酰胺水凝胶注射隆乳术后并发症118例分析[J].中华整形外科杂志,2007（23）：101-102.

下篇

门诊护理

第八章
整复外科门诊护理

整复外科是现代外科医学的一门分支学科,是指对组织、器官的畸形或缺损的生理功能方面的恢复和重建以及在形态上的修整。随着高新技术的发展,整复外科迎来了更加辉煌的新篇章。门诊诊疗是患者接受整复外科系统治疗的第一个步骤,门诊护理工作也是从门诊这个平台开始展现在患者面前。快速分诊、合理布局、有效护理对整复外科门诊护理人员提出更高的要求。

一、门诊工作的重要性

门诊是医院面向社会的重要窗口,门诊工作的质量高低直接反映医院及科室的整体医疗技术和科学的人性化管理水平。

二、门诊的主要任务

门诊是医务人员和患者进行医疗活动的重要部门,主要任务包括:

(1)接待门诊患者,做好开诊前的准备工作,快速分诊,维持好患者的就诊秩序。

(2)患者及家属的健康教育和指导,提供各类健康教育方式:纸质宣传册、电子屏幕宣传滚动播放、护理人员现场宣教、耐心解答患者的疑问。

(3)提供多元化的门诊预约方式。如:电话、微信、APP电子平台、现场、自助挂号机、诊间系统等。

(4)负责门诊范围内的消毒隔离和防止院内感染的工作,杜绝交叉感染。

(5)负责门诊范围内的电子信息工具管理及护理工作。

(6)协助医生完成诊疗任务,遵医嘱执行各项操作技术。

(7)在突发情况下组织对急救患者的抢救工作。

(8)门诊工作结束,负责门诊安全,做好巡视,保持环境整洁。

第一节　环境与设施

一、环境要求

（1）门诊环境应宽敞明亮、整洁肃静、空气流通、标识规范清晰,使用信息科技电子系统。

（2）门诊科室布局合理,特需门诊、专家门诊、专科门诊和普通门诊各区域划分清晰。

（3）大厅设施齐全,设有护士站、挂号收费处、自助挂号收费机、饮水机、便民服务中心、卫生间及母婴室。

二、服务设施

（1）完善各种引导标识和地标,电梯处设有各楼层科室分布图。设有医技辅助科室如：支架室、康复功能训练室、淋巴水肿治疗室、体检室、摄像室及激光治疗室、微创治疗室、瘢痕注射室、拆线换药室、扩张器注水室。

（2）就诊区设有电子屏幕及宣传栏,提示专家出诊情况,备有宣传指导手册并进行健康教育和指导。门诊的各公共设施保持良好,定期维护。

（3）诊室门口设有电子屏幕,提示专科名称、坐诊专家、患者就诊序号等信息。

第二节　门诊护理工作

一、门诊护士的基本要求

（1）具备护士专业资格,取得护士执业证书的人员,依法行使护理工作。

（2）具有博爱之心,尊重患者、保护患者隐私及人身权益。

（3）热爱护理工作,有高度的责任心及慎独精神。

（4）具有良好的沟通能力和语言表达能力,具备一定的沟通技巧,准确处理医护、护患关系。

（5）具有团队协作精神,具备开朗、稳定的情绪,较强的自我控制和应变能力。

（6）努力学习,循序渐进,扎实外科基础知识,掌握整复外科相关专科护理知识及操作技能,丰富人文素养。

二、门诊护士的基本任务

（1）组织患者就诊,做好开诊前准备,保持候诊环境整洁。主动巡视,发现问题并及时处理。

（2）做好患者的健康指导,内容丰富,通俗易懂,内容涉及手术前后的心理、饮食等注意事项。

（3）对患者认真负责,耐心解答患者的问题。

（4）配合医院安保部门做好门诊消防及治安安全工作,拒绝黄牛号贩及医托等闲杂人员,给患者提供良好的就诊环境,保护患者利益。

三、门诊一般护理常规

1.开诊前准备

(1)保持诊室及候诊区的卫生。做好开诊前的各类物品准备。

(2)开启诊间医生工作系统和呼叫系统,使电脑呈备用状态,如发现故障,及时联系医技部门进行修理,确保准时开诊。

2.开诊后的工作

(1)护士站护士组织患者有序就诊。

(2)主动巡视候诊区患者,对候诊患者做好卫生宣教,保持就诊区域环境卫生。

(3)巡视诊室,必要时配合医生为患者检查,保护患者隐私。

(4)对就诊后的患者做好各项检查及手术治疗的具体指导,解答患者有关询问。

3.完诊后的处理工作

(1)整理诊室内和候诊区的物品,消毒地面、诊查床、诊室内桌椅等。

(2)检查候诊区,提醒患者及时就诊。

(3)下班前巡视整体环境,关好门窗,关闭电源,贵重物品上锁,填写门诊巡视表,汇总一天的工作情况。特殊情况上报医院相关部门。

第三节　特需门诊护理工作

特需门诊提供患者一站式护理服务模式,为患者提供更为优质的服务。

一、特色设施

(1)专用挂号及付费窗口,提供电子收费平台,减少反复排队。

(2)专用摄影室以及换药室,减少来回走动。

(3)敞开式护士站,提供更贴近的咨询模式,拉近与患者的距离,消除患者在等待候诊时的焦虑情绪。特需门诊的护士指引患者进入诊室进行一对一的问诊。

(4)提供预约挂号,缩短候诊时间,营造舒适的整体就诊环境。

二、特需门诊护士的素质要求

(1)热情真诚的工作态度:热爱自己的岗位,在临床工作中"发光发热"。

(2)全面的专业理论知识:用自己的专业知识为患者解答疑虑。

(3)扎实稳健的操作技能:将理论知识熟练运用于实践操作。

(4)以患者为优先的服务理念:想患者所想,急患者所急。

(5)求实创新的科研精神:不断钻研,发现问题,解决问题。

(6)相互协作的团队精神:互帮互助,牺牲小我,完成大我。

(7)高效率的执行力:以护士长为领导,认真履行好每一项任务。

第九章
整复外科门诊治疗室护理工作

一、治疗室环境及设施

（1）环境整洁、光线明亮，严格区分清洁区和污染区，通风设备良好，保持室温18 ～ 26 ℃，湿度50% ～ 60%。

（2）布局合理、陈设一致，物品定位放置、摆放整齐。室内应备有医用冷光灯、感应洗手池、通风设备、空气消毒设备、无菌柜、诊疗床、换药车及抢救物品等。

（3）无菌物品专柜放置，按先进先出的原则分门别类摆放。每日检查无菌物品的有效期。一次性物品与无菌物品分开放置。

（4）废弃物按院内感染要求分别放置于不同颜色垃圾袋中。各类敷料、医疗废弃物放置于黄色垃圾袋，外包装及印刷品放置于黑色垃圾袋，针头、针筒、刀片等锐器物放入锐器盒。

（5）治疗室地面每日用500mg/L有效氯溶液消毒，用消毒毛巾擦拭各种物体表面，室内紫外线空气消毒，每日3次，每次30分钟，开窗通风。

二、治疗室的一般护理常规

（1）护理人员岗位职责明确。

（2）严格执行无菌操作原则，操作时佩戴口罩、帽子，操作前后"六步法洗手"。

（3）认真履行三查七对制度，查对患者姓名、年龄、性别及药物名称、浓度、剂量、有效期。

（4）做好各类医疗器械的维护和保养。各类医用仪器及抢救设备如心电监护仪、电动吸引器、抢救车、除颤仪等用物齐全，放置固定位置，功能良好，有简明操作流程。

（5）抢救物品呈备用状态，对抢救车内药品及物品每日清点并记录，用后及时补充。抢救物品管理做到保持完好率100%。

（6）常用药品和物品专柜定点放置，专人负责保管、维护和补充。每班清点记录。

第一节　换药室的护理工作

一、拆线技术

拆线是将伤口缝合线拆除,达到伤口完全愈合的目的。在整复外科手术的诊疗过程中,拆线是十分重要的步骤。规范的拆线技术有利于伤口的愈合。

(一)拆线技术

1. 操作前准备

(1)护士准备:换药前需按"六步法洗手",戴口罩,仪表仪容整洁。

(2)评估:患者的手术切口局部及全身无异常表现,核对拆线日期。伤口如有红肿热痛或分泌物较多,应及时联系医生。

(3)物品准备:眼科剪一把,镊子一把,无菌药碗,生理盐水棉球、酒精棉球、无菌纱布、胶布等。

(4)患者准备:取合适体位,屏风遮挡、减少人员走动,注意保护患者的隐私。

2. 操作方法

(1)去除外敷料,湿敷内敷料,去除血痂。

(2)消毒皮肤:严格执行无菌操作制度,酒精棉球消毒伤口周围皮肤,生理盐水棉球清洗伤口,充分暴露缝线。

(3)拆线方法:

①间断缝线:分离出线尾,用镊子提起缝线的线头,使埋于皮肤的缝线露出少许,将线结下端的缝线剪断,并向切口方向拉出缝线(见图9-1);

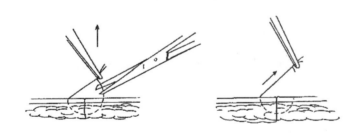

图9-1 间断缝线拆线法

②连续缝线:无菌剪贴合一处伤口剪断此处缝线,用血管钳夹取并固定另一端缝线后进行抽取,抽出过程中均匀用力,遇到阻力时,可按摩阻力部位用以松解组织,不可用力过猛,否则会导致缝线断裂残留在伤口内。

(4)拆完全部缝线后,再次清洁皮肤,根据伤口情况覆盖无菌纱布,用胶布固定。四肢术后拆线如有石膏、夹板固定,须恢复原状。

（5）拆线时间：面部整复或者美容手术一般应该较早拆线，如唇裂手术，瘢痕修正手术，眼睑部手术可在术后5～7天开始拆线，或更早拆线后使用减张胶布减张器。面部张力较小的创缘7天左右拆线，皮瓣转移，Z形成形术等则宜较晚拆线，一般在10～12天后，必要时可以分次间断地拆除缝线，以防止伤口裂开。

3. 操作技巧及难点

（1）缩阴术：拆线时取膀胱截石位，充分暴露下体，消毒外阴，在一次性扩阴器上均匀涂抹眼药膏，撑开患者阴道，动作轻柔，暴露伤口缝线，先消毒伤口缝线，再按手术术式拆线，如三侧按照3点、6点、9点钟方向拆除缝线，如单侧只需拆除6点钟方向靠近阴道口的缝线。

（2）乳头凹陷：去除外敷料，保留悬吊线，抽出固定悬吊线的支架，移除垫圈，常规拆除伤口缝线。注意观察乳头血运。拆除缝线并检查有无遗漏，再进行乳头的牵拉固定。恢复术后的伤口包扎。悬吊线保留三周后来院拆除。

（3）口内缝线：两人协作，一名护士借助拉钩，拉开患者口角，暴露口内伤口缝线，切不可用力过猛，造成伤口撕裂。另一名护士按常规拆线。

（4）拆线后减张胶布、减张器的应用。针对切口张力大的术后伤口，在拆除缝线后立即配合使用减张胶布及减张器，可有效减少瘢痕的增生变宽以及病理性瘢痕复发。

①减张胶布应用在面部小手术切口等部位，清洗伤口两侧皮肤油脂并擦干后，取2～3cm长度的减张胶布，在切口紧密对合的情况下使胶布贴合在伤口两侧，垂直跨越伤口线，使伤口两侧皮肤保持对合状态。更换胶布时，伤口也需要处于无张力的情况下，嘱咐患者减少面部活动，减少日晒时间。

②使用减张器时，清洁伤口后，切口上方覆盖一层0.8cm宽的纱布条，裁剪减张器至适当的长度，比伤口长1～2cm，将减张器均匀对称的贴合于手术切口两侧后，收紧锁条，从而起到减少切口两侧皮肤张力的作用。如果切口弧度较大或者成角，可采取分段式贴合的方法。

4. 健康宣教

（1）饮食宜丰富蛋白质和维生素食物，忌辛辣刺激性食物，忌人参等活血补品，忌烟酒。

（2）拆线2天内伤口不可沾水，保持清洁。

（3）告知患者皮内缝线外露属于正常情况，出现外露及时来院处理。

（4）眼部手术后如有出血，异物感、疼痛、肿胀、视力模糊及时就诊。

（5）鼻部手术1个月内忌带框架眼镜。

（6）假体植入术后应避免剧烈运动和碰撞，防止假体移位。

（7）四肢手术拆线后需注意患肢保暖，避免碰撞，注意观察指端血运情况。

（8）瘢痕术后关节处应减少活动，避免瘢痕增生，指导患者正确使用减张器，按医嘱指示进行抗瘢痕治疗，避免伤口晒太阳，减少色素沉着。

（9）唇裂患者术后减少上唇活动3个月，避免大笑，吹口哨等之类的动作。

（10）耳部手术术后严禁手术耳受压,取半卧位或者健侧卧位。

（11）腋臭、乳房手术后行上肢功能锻炼,避免瘢痕挛缩。

（12）颞部除皱术后每日2次可用指腹在面部打圈按摩,促进血液循环,减轻肿胀

（13）乳房手术后佩戴无钢圈胸罩1~3个月。

（14）会阴手术后1个月内禁止盆浴、骑跨动作和性生活。

（二）拆线技术的操作流程

基本要求 {
护士素质要示
换药室环境：明亮整洁
评估：患者伤口愈合情况，根据伤口张力可酌情予以间隔拆线
}

操作前 {
护士准备：核对患者信息：姓名、医嘱、拆线部位、日期
　　　　　洗手、戴口罩、手套
用物准备：备齐用物（无菌药碗 1 个，无菌无齿镊 1 把，无菌眼科剪 1 把
　　　　　及生理盐水棉球、酒精棉球、无菌敷料、胶布等）
患者准备：患者取舒适体位，充分暴露伤口
屏风遮挡，减少人员走动，注意保护患者的隐私
}

操作中 {
去除外敷料，湿敷内敷料，去除血痂
严格遵循无菌操作原则，酒精棉球消毒伤口周围皮肤，生理盐水棉球清洗伤口，充分暴露缝线
分离出缝线线尾，用镊子提起缝线的线头，使埋于皮肤的缝线露出少许，将线结下端的缝线剪断，并拉出缝线
询问患者疼痛情况，认真听取患者主诉
拆线后检查伤口有无缝线遗漏，根据伤口情况覆盖无菌纱布，用胶布固定
四肢术后拆线如有石膏、夹板固定，须恢复原状
}

操作后 {
处理用物，按规定分类处理
洗手并记录
嘱咐患者在院观察 10 分钟后无不适方可离院
}

↓

健康宣教 {
饮食宜丰富蛋白质和维生素食物，忌辛辣刺激性食物、忌烟酒
拆线后 2 天伤口方可沾水，保持伤口清洁干燥
假体植入术后应避免剧烈运动和碰撞，防止假体移位。根据伤口部位，指导患者术后功能锻炼
告知患者皮内缝线外露属于正常情况，出现外露及时来院处理
}

（三）拆线技术的护理质量标准

基本要求		标准分	得分	扣分原因
素质要求 5分	1. 服装鞋帽整洁、仪表大方、举止端庄	2		
	2. 语言柔和恰当、态度和蔼可亲	3		
评估 15分	1. 换药室的环境：明亮整洁	5		
	2. 评估：患者伤口愈合情况	10		
操作前 10分	1. 核对信息：患者姓名、医嘱、拆线部位、日期	2		
	2. 洗手、戴口罩、手套	2		
	3. 用物准备：备齐用物	2		
	4. 患者准备：取舒适体位暴露拆线部位	2		
	5. 注意保护患者隐私	2		
操作中 40分	1. 去除外敷料，湿敷内敷料，去除血痂	5		
	2. 严格遵循无菌操作技术	5		
	3. 正确消毒皮肤	5		
	4. 操作顺序正确熟练，动作轻柔	5		
	5. 询问患者疼痛情况，听取患者主诉	5		
	6. 检查伤口有无缝线遗漏	5		
	7. 根据伤口情况正确包扎，注意指端血供情况	5		
	8. 观察切口张力情况，正确应用减张器、减张胶布	5		
操作后 10分	1. 处理用物	4		
	2. 洗手、记录	3		
	3. 嘱咐患者观察10分钟无不适方可离院	3		
健康宣教 20分	1. 饮食指导	5		
	2. 告知患者拆线后的注意事项	5		
	3. 指导患者术后功能锻炼	5		
	4. 告知患者出现皮内缝线外露，及时来院处理	5		
总分		100		

（丁　维　张晓琳）

二、换药技术

换药是通过更换伤口处敷料,了解伤口愈合情况,除去脓液和分泌物,去除肉芽,清洁伤口及覆盖敷料最终达到伤口愈合的目的。在临床上,整复外科除医学美容,更有大量修复重建的疾患,患者会出现不同的伤口,如急诊外伤、面部外伤、不明注射物感染及整复术后需换药的伤口。通过换药技术,针对伤口给予相应的换药措施,使患者伤口达到理想的愈合,有助于肢体功能的恢复。规范的换药技术是整复外科护理工作的重要内容。

(一)换药技术概述

1. 操作准备

(1)护士准备:换药前需按"六步法洗手",戴口罩,仪表仪容整洁。

(2)评估患者的手术切口局部及全身有无异常表现,伤口如有红肿热痛或分泌物较多,应联系医生,酌情提前拆线并换药处理。

(3)物品准备:无菌换药包1个,其中有镊子2把(1把夹取无菌敷料,1把接触创面)剪刀1把,血管钳1把及无菌敷料、安尔碘消毒液、0.9%生理盐水、胶布等。

(4)患者准备:为患者摆好舒适体位,注意保护患者的隐私。

2. 操作方法

(1)去除伤口处原来的外敷料,内层敷料用生理盐水棉球湿润后再去除,暴露创面。

(2)用酒精棉球擦拭消毒伤口周围的皮肤,再用生理盐水棉球从缝合的伤口创面中心由内而外的擦拭,忌在创面上来回擦拭。

(3)根据创面情况遵医嘱用药,无菌纱布覆盖创面,按功能位包扎。

(4)四肢部位如有石膏、夹板固定须恢复原状。

(5)观察伤口引流情况,伤口外围向引流切口挤压,无渗出液可遵医嘱拔出引流条,若渗出液较多,遵医嘱继续伤口的引流。应注意拔除引流时不可影响伤口原来的包扎和固定。

3. 操作重点难点

(1)腋臭术后:换药后切口无菌纱布覆盖,球状棉垫填塞腋窝,进行局部加压。弹力绷带包扎松紧合适,观察肢端血运。

(2)会阴术后:缩阴术换药后制作纱条,外用油纱布包裹填塞阴道,外阴部用无菌纱布覆盖,用绷带制作丁字带进行局部加压。

(3)乳头凹陷术后:换药后自制垫圈,配合牵引器进行术后乳头的牵引,密切观察乳头血运。

(4)唇腭裂术后:鼻孔支撑器外裹一层油纱布,填塞患侧鼻孔用以支撑。

(5)已用减张器的伤口换药:下压切口皮肤,抽出伤口处敷料,消毒并观察伤口情况,再剪取0.8cm宽的纱布条覆盖伤口。

4. 健康宣教

（1）嘱咐患者在院观察10分钟无不适方可离院。

（2）饮食宜丰富蛋白质和维生素食物，如鱼、鸡蛋、新鲜蔬菜水果等，避免辛辣刺激性食物，忌烟酒。

（3）保持心情愉悦，避免不良情绪，做些力所能及的事情转移对伤口的过度关注。

（4）如外敷料见大量渗出液应及时来院就诊。

（5）伤口避免碰水，保持清洁干燥，外敷料如有污染或有大量渗出液及时来院就诊。

（6）四肢部位术后初期制动，患肢需抬高，高于心脏水平15º ~ 30º以利静脉回流减轻肿胀。

（7）手外伤患者如有石膏、夹板固定须恢复原状。换药后患肢需注意保暖，避免碰撞。密切观察肢端血运情况，如发生肢体麻木现象及时来院就诊。

（8）唇裂术后每日清洗鼻孔支撑器并坚持使用3 ~ 6个月。

（9）会阴术后保持大便通畅，术后5天内有便秘者不可用力排便，可使用开塞露通便。

（二）换药技术的操作流程

基本要求 {
护士素质要求
换药室环境：明亮整洁
评估：患者伤口情况
}

↓

操作前 {
护士准备：核对患者信息：姓名、医嘱、拆线部位、日期
　　　　　洗手、戴口罩、手套
用物准备：备齐用物（无菌药碗 1 个，无菌镊 2 把，无菌血管钳 1 把、生理盐水棉球、无菌敷料、胶布等）
患者准备：患者取舒适体位，暴露伤口
屏风遮挡，减少人员走动，注意保护患者的隐私
}

↓

操作中 {
去除外敷料，湿敷内敷料，暴露创面
严格遵循无菌操作原则，酒精棉球消毒伤口周围皮肤，生理盐水棉球从伤口创面中心由内而外擦试，忌在创面上来回操作
询问患者疼痛情况，认真听取患者主诉
观察伤口，根据创面情况遵医嘱用药，无菌纱布覆盖创面，按功能位包扎手外伤患者如有石膏、夹板固定须恢复原状
观察引流情况，挤压伤口，无渗出液可遵医嘱拔出引流条，若渗出济公较多，遵医嘱继续引流
}

↓

操作后 {
处理用物，按规定分类处理
洗手并记录
嘱咐患者在院观察 10 分钟后无不适方可离院
}

↓

健康宣教 {
饮食宜丰富蛋白质和维生素食物，忌辛辣刺激性食物、忌烟酒
伤口避免碰水，保持清洁干燥
观察伤口情况，外敷料见大量渗出液应及时来院
四肢部位术后初期制动，患肢需抬高 $15°\sim30°$ 有助于静脉回流减轻肿胀，密切观察肢端血运情况，如发生肢体麻木现象及时来院就诊
}

（三）换药技术的护理质量标准

	基本要求	标准分	得分	扣分原因
素质要求 5分	1. 服装鞋帽整洁、仪表大方、举止端庄	2		
	2. 语言柔和恰当、态度和蔼可亲	3		
评估 15分	1. 换药室的环境：明亮整洁	5		
	2. 评估：患者伤口情况	10		
操作前 10分	1. 核对信息：患者姓名、医嘱、换药部位、日期	2		
	2. 洗手、戴口罩、手套	2		
	3. 用物准备：备齐用物	2		
	4. 患者准备：取舒适体位暴露伤口部位	2		
	5. 注意保护患者隐私	2		
操作中 40分	1. 去除外敷料，湿敷内敷料，暴露创面	5		
	2. 严格遵循无菌操作技术	5		
	3. 正确消毒皮肤	5		
	4. 操作顺序正确熟练，动作轻柔	5		
	5. 询问患者疼痛情况，听取患者主诉	5		
	6. 观察伤口，遵医嘱用药	5		
	7. 根据伤口情况正确包扎，手外伤患者如有石膏、夹板固定须恢复原状。注意指端血供情况。	5		
	8. 观察引流情况，挤压伤口，无渗出液可遵医嘱拔出引流条，若渗出液较多，遵医嘱继续引流。	5		
操作后 10分	1. 处理用物	4		
	2. 洗手、记录	3		
	3. 嘱咐患者观察10分钟无不适方可离院	3		
健康宣教 20分	1. 饮食指导	5		
	2. 告知患者换药后的注意事项	5		
	3. 指导患者术后功能锻炼	5		
	4. 门诊按时复诊	5		
总分		100		

（丁　维　张晓琳）

三、扩张器注水技术

皮肤软组织扩张术是近些年来整复外科特有的治疗方法。扩张器原理是将皮肤软组织扩张器植入病变部位附近的正常皮下软组织中,通过向扩张囊内定期注射无菌生理盐水使其体积增大从而增加皮肤面积,取出扩张囊后,增加的皮肤软组织可用于修复和器官再造。所以扩张器注水扩张皮肤软组织的顺利进行是对后期有足够的皮肤软组织进行修复及器官再造至关重要的步骤。

(一)扩张器注水技术流程

1. 操作前评估

(1)建立患者的随诊治疗单,一式两份,用于核对信息并备注保护扩张器的护理要点。随诊单内容包括:患者的个人信息、扩张器的型号、注水壶的埋置方式、床位医生、注水时间、每次注水量、注水总量。每次注水量取决于表面皮肤的松弛度和扩张器的容量,量约为扩张器容量的10% ~ 20%,1周注水2次。

(2)评估:扩张部位皮肤、注水壶伤口皮肤。

2. 操作前准备

(1)环境准备:注意保护患者隐私,安静舒适的治疗环境。

(2)用物准备:生理盐水100mL、安尔碘棉球、酒精棉球、5号头皮针、一次性的注射器(10mL、20mL)、无菌纱布、胶布和棉签等。

(3)患者准备:①了解扩张注水的目的、方法及过程并给予配合治疗;②根据扩张器的埋置部位取合适的体位,屏风遮挡,减少人员走动,注意保护患者隐私。

3. 操作方法

(1)严格遵循无菌操作原则,外敷料清除后用安尔碘棉球由内而外的擦拭注水壶2次,操作时动作轻柔。

(2)根据扩张器的型号及医嘱,护士判断注水量,用注射器抽取适量生理盐水,选用5号头皮针连接并固定。

(3)一手固定注水壶边缘,另一手手持头皮针,对准注水壶中央部位垂直进针,针头触及注水壶的金属底部后,进行回抽,确保扩张器通畅再进行推注。

(4)注水过程缓慢并严密观察扩张皮瓣的血运,认真听取患者主诉。颈部扩张器注水应缓慢切勿过急、过量,以防压迫气管或颈动脉窦出现颈动脉受压引起血压下降、呼吸困难。

(5)对扩张的部位进行指压充血反应试验,观察皮肤血流情况,如注射后皮瓣苍白,指压充血反应消失,即刻回抽部分注水量,观察扩张皮肤直到表面血运恢复良好。

(6)内置注水壶,注水完毕后拔出针头,并用无菌纱布按压注水点皮肤。

(7)外置注水壶,注水完毕后用酒精棉球包裹注水壶,外用无菌纱布包扎,胶布固定于适当部位,并嘱患者自我保护,防止感染。

4. 操作后

（1）用物处理：按规定分类处理。

（2）洗手并记录：在患者的随诊治疗单上记录注水量及目前扩张器注水的总量、注水的时间及下次注水时间。

（3）嘱咐患者在院观察10分钟无不适方可离院。

5. 注意事项

（1）扩张器埋置7～10天后，开始第1次向扩张器注水，首次注水前应观察注水壶有无渗漏，并检查扩张器有无折管或底面朝上。首次注水，腔穴内有少量淡黄色液体流出属正常现象。

（2）穿刺点每次更换，不要反复在同一穿刺点注水。注射速度均匀缓慢，一般1周注水2次，并根据皮瓣血运和伤口愈合情况决定注水多少和间隔时间长短。注水时边注水边轻按摩，防止扩张囊折叠，使扩张囊得到充分平展。

（3）注水过程中应观察皮瓣血运变化和患者的反应，如皮瓣颜色苍白，指压充血反应消失，应即刻回抽减压，以防局部皮瓣因张力过大而发生血运障碍。

（4）注水时动作轻柔，勿牵拉注水壶和导管，勿将注水壶及导管置于污染的身体表面，防止感染的发生。

（5）扩张后期，随着囊内水量的增加，由于重力作用，扩张位置下坠，嘱患者站立时，用弹力三角巾或围巾轻轻托起；卧位时，采取对侧卧位，避免受压和锐器损伤，防止扩张器破裂。如头皮扩张时，局部逐渐隆起，可戴帽子遮挡起到保护作用。

（6）扩张器漏水早期应重新手术更换；扩张末期一旦发生扩张囊破裂，及时报告医生，使扩张皮肤在未回缩的情况下提前二期手术。

（7）如扩张皮肤发红，局部疼痛明显，渗出液为脓性分泌物，体温升高等症状应考虑感染，及时与医生联系，进行换药冲洗，抗生素治疗。

6. 健康宣教

由于扩张器注水周期较长，1周注水2次。注水期间有时会出现与患者保护及处理不当的并发症，严重时会影响整个扩张过程，为减少或避免类似的情况出现，患者在注水期间应当注意：

（1）保护扩张器和注水壶所在区域皮肤：

①避免外力、锐器直接作用于扩张器皮肤软组织表面，不宜进行剧烈运动；

②注意个人卫生，勤换衣服保持扩张部位的清洁，包裹扩张器的衣物宜舒适，有一定的透气性；

③伤口保持清洁，避免抓挠，睡觉时调整睡姿，防止挤压及碰撞；

④夏天做好防蚊驱蚊措施，冬天注意保暖，扩张皮肤干燥可用眼膏涂抹表面，扩张器皮肤出现粉刺，注意勿挤压，粉刺处可外用安尔碘进行消毒，注水周期如发生扩张器破裂、渗漏及时就医；

⑤避免晒伤、烫伤，皮肤表面发红发热等情况。

（2）加强营养：

①加强营养摄入，补充蛋白质、胶原蛋白，增加皮肤软组织的弹性。

②忌辛辣刺激性饮食，忌烟酒。

③由于扩张器注水时间长，患者心理负担较重，个别患者缺乏耐心，不愿配合治疗。应对患者及家属做好健康宣教，必要时请治疗成功的患者现身说教，解除思想顾虑，使患者以良好的心态接受治疗，顺利度过注水期。

（二）扩张器注水技术的操作流程

基本要求
- 护士素质要求
- 治疗室环境：明亮整洁
- 评估：扩张部位皮肤、注水壶伤口皮肤

↓

操作前
- 护士准备：核对患者信息：姓名、医嘱、注水部位、日期
  洗手、戴口罩、手套
  建立患者随诊治疗单，填写患者信息、扩张器型号、埋置方式、床位医生、每次注水量、注水总量、注水时间
- 用物准备：备齐用物［生理盐水 100mL、安尔碘棉球、酒精棉球、5 号头皮针、一次性的注射器（10mL、20mL）、无菌纱布、胶布等］
- 患者准备：了解扩张注水的目的、方法及过程并给予配合治疗，根据扩张器的埋置部位取合适体位
- 屏风遮挡，减少人员走动，注意保护患者的隐私

↓

操作中
- 严格遵循无菌操作原则，外敷料清除后用安尔碘棉球由内而外地擦试注水壶两次
- 根据扩张器的型号及医嘱护士判断注水量，用注射器抽取适量生理盐水，选用 5 号头皮针连接并固定
- 固定注水壶边缘，护士右手持头皮针，对准注水壶中央部位垂直进针
- 针头触及注水壶的金属底部后，进行回抽，确保扩张器通畅再进行推注
- 询问患者疼痛情况，认真听取患者主诉
- 注水过程缓慢并严密观察扩张皮瓣的血运
- 注水完毕后拔出针头，并用无菌纱布按压注水点
- 如遇到外置注水壶，注水完毕后对注水壶固定并用酒精棉球覆盖皮肤穿刺部位防止感染

↓

操作后
- 处理用物，按规定分类处理
- 洗手并记录，在患者的随诊治疗单上记录注水量及目前扩张器注水的总量、注水的时间及下次注水时间
- 嘱咐患者在院观察 20 分钟后无不适方可离院

↓

健康宣教
- 饮食宜丰富蛋白质和维生素食物，忌辛辣刺激性食物、忌烟酒
- 告知患者扩张器注水治疗期间的注意事项
- 避免暴力、锐器直接作用于扩张的皮肤软组织
- 覆盖扩张皮肤软组织的衣物以全棉为主，皮肤干燥时可涂抹眼膏进行保护，避免晒伤、烫伤扩张后的皮肤软组织

（三）扩张器注水技术的护理质量标准

	基本要求	标准分	得分	扣分原因
素质要求 5 分	1. 服装鞋帽整洁、仪表大方、举止端庄	2		
	2. 语言柔和恰当、态度和蔼可亲	3		
评估 15 分	1. 治疗室的环境：明亮整洁	5		
	2. 评估：患者扩张皮肤及注水壶伤口情况	10		
操作前 10 分	1. 核对信息：患者姓名、医嘱、注水部位、日期，建立随诊单	2		
	2. 洗手、戴口罩、手套	2		
	3. 用物准备：备齐用物	2		
	4. 患者准备：根据扩张器的埋置部位取合适体位	2		
	5. 注意保护患者隐私	2		
操作中 40 分	1. 严格遵循无菌操作技术	5		
	2. 正确消毒皮肤	5		
	3. 头皮针正确穿刺入注水壶	5		
	4. 回抽确认扩张器性能完好并进行注水	5		
	5. 操作顺序正确熟练，动作轻柔	5		
	6. 注水缓慢并严密观察扩张器扩张程度（硬度、扩张皮肤的血供情况）	5		
	7. 询问患者疼痛情况，听取患者主诉	5		
	8. 外置注水壶的消毒及固定	5		
操作后 10 分	1. 用物处理	4		
	2. 注水并记录：注水量、总注水量、时间及下次注水时间	3		
	3. 嘱咐患者观察 20 分钟无不适方可离院	3		
健康宣教 20 分	1. 饮食指导	5		
	2. 告知患者注水后的注意事项	5		
	3. 指导患者如何保护扩张皮肤	5		
	4. 包裹扩张器的衣服宜柔软，避免外力、锐器	5		
总分		100		

（丁　维　何敏敏）

四、瘢痕注射技术

瘢痕疙瘩是因皮肤受损,在愈合时形成的一种过度增生的瘢痕组织,治疗方法有手术及非手术治疗,当患者不适合手术治疗时,局部注射治疗就成为重要的选择。瘢痕注射技术是将药物注射于瘢痕组织,通过药物吸收使瘢痕萎缩、变软、变薄、变平坦,改善皮肤外观,使相关组织或器官的生理功能得以恢复,以达到治疗的目的。

(一)瘢痕注射技术

1. 瘢痕注射药物组成

瘢痕注射药物主要是由抗代谢类药物5FU+糖皮质激素(曲安奈德、倍他米松)及2%盐酸利多卡因组成。

抗代谢类药物(5FU)能够抑制DNA的生物合成,明显抑制瘢痕局部血管增生和组织充血。糖皮质激素(曲安奈德、倍他米松)可以抑制成纤维细胞和角质形成细胞的有丝分裂,并加速胶原分解,在短期内使瘢痕组织萎缩。两者须联合使用,能促使瘢痕疙瘩萎缩,并明显改善痛痒症状。

盐酸利多卡因可缓解注射中的疼痛,稀释药物软化瘢痕。

2. 目的及意义

(1)瘢痕注射主要治疗增生性瘢痕和瘢痕疙瘩。

(2)减轻因瘢痕给患者带来的痛苦和改善瘙痒症状。

3. 操作步骤

(1)操作前准备:

①护士准备:核对患者姓名、性别、年龄、核对医嘱和注射部位是否一致、评估瘢痕疙瘩的生长部位、颜色、硬度、有无破溃、局部有无感染病灶。以及患者整体情况,如精神状态、有无发热、过敏等急症。核对注射药物做好三查七对。

②用物准备:治疗盘1个,1mL一次性注射器1支,5号针头1个,75%酒精棉球,无菌纱布,棉签若干;0.25% 5FU 10mL×1支,曲氨奈德5mL×1支(或倍他米松1mL×1支),2%盐酸利多卡因10mL×1支,砂轮,防护镜。

③患者准备:询问患者当天进食情况,不可空腹注射。对于第1次进行注射的患者,要询问是否已了解并签署知情同意书。向患者做好解释工作,说明操作过程及注意事项,以取得患者的配合。

④根据注射部位患者取合适体位,屏风遮挡,减少人员走动,注意保护患者的隐私。

(2)操作方法:

①遵医嘱配置药物,并根据瘢痕治疗效果及时遵医嘱调整药物配比及用量;

②常规消毒皮肤,手持1mL注射器,刺入瘢痕疙瘩实质内,注入药物,使整个瘢痕疙瘩苍白隆起,呈"熊掌样"改变即可;

③注射完毕,用无菌纱布按压至不出血;

④操作后,做好健康宣教,指导患者在等待区观察15 ~ 20分钟方可离去。

（3）操作技巧和难点：

①瘢痕注射方法，根据瘢痕疙瘩生长的不同部位，选用不同角度与位置，分点线状注射，刺入瘢痕疙瘩实质内，注入药物，使整个瘢痕疙瘩苍白隆起，呈"熊掌样"改变；

②遇到大面积瘢痕患者，可采用边退针边注射的方法，分点注射，一个针眼多个方向注射及多个方向多个点注射，点面结合至整个瘢痕变白为止。同时控制每次用药量，一般不超过一份标准配置的用量。根据瘢痕软化情况，逐步减少用量，待瘢痕变平或接近正常皮肤，即停止注射。疼痛程度以患者能耐受为限；

③面部注射时，由于面部血管丰富，注射药物进入血管后可逆行引起眼动脉、视网膜中央动脉的栓塞，故注射前一定要回抽。动作不可过快，宜慢，以免力量过大而出现栓子；

④疼痛：由于瘢痕组织非常致密，推注时痛感明显，可遵医嘱加入盐酸利多卡因，及时更换注射针头、调整体位、调整注射手势，减慢推药速度等方法，并及时给予心理安慰，来缓解疼痛感。

（4）注意事项：

①严格执行查对制度，包括：患者姓名、性别、年龄、病史书写是否完整正确、注射部位的情况、患者整体情况、药物的查对、知情同意书的签署等；

②严格遵循无菌操作原则，一人一药，防止发生交叉感染。严格消毒皮肤，消毒面积以进针处为中心，直径大于5cm；

③注射时倾听患者主诉，观察患者的疼痛耐受程度和出血量，注射面积较大，出血较多时需及时按压止血后再行注射；

④注意保护患者隐私，关门或用屏风遮挡；

⑤注射过程中观察患者脸部有无血管扩张现象，特别是高血压患者。

4. 并发症及处理

（1）皮肤凹陷、萎缩：主要是由于注射过深或注射量过大引起，一旦发生较难处理。故操作者应正确掌握注射方法，控制注射量，防止并发症的发生。

（2）局部皮肤的色素沉着和毛细血管扩张：主要由于糖皮质激素的不良反应引起。可在治疗前详细告知患者可能出现的不良反应，一般无须特殊处理，逐渐自行恢复。

（3）类库欣综合征：5FU药理性质会导致极少数患者内分泌功能失调，女性月经异常等。故在实施操作前，必须询问患者半年内有无备孕计划，并告知患者治疗期间不可怀孕。

5. 健康宣教

（1）治疗期间饮食宜清淡，忌辛辣刺激性食物、忌烟酒。

（2）嘱咐患者注射后按压注射部位5 ~ 10分钟，观察20分钟无不适方可离院。

（3）告知患者注射区域皮肤避水6小时，保持皮肤清洁。

（4）瘢痕疙瘩是一个容易复发的疾病，告知患者长期规律治疗的重要性。瘢痕药物注射周期为每3 ~ 4周一次，待瘢痕萎缩后逐渐延长为每6 ~ 8周注射一次并降低药物的剂量直至逐渐停药。整个周期需要 1 ～ 3 年。瘢痕未痊愈时不能擅自停药，以免复发或加重。

（5）治疗期间不宜生育和哺乳，如近期有生育计划需停药半年以上。

（6）用药量较大时，可能会出现一些不良反应，如女性患者月经失调，其他如痤疮、骨质疏松、抵抗力降低、血压升高、向心性肥胖等，各种不良反应可在减药或停药后消失。

(二)瘢痕注射技术的操作流程

基本要求
- 护士素质要求
- 治疗室环境:明亮整洁
- 评估:患者病情、身体状况、瘢痕萎缩情况,注射部位皮肤无破溃及感染病灶及进食情况,询问有无药物过敏史

↓

操作前
- 护士准备:核对患者信息:姓名、医嘱、注射部位、药品名称、剂量、浓度、有效期
  洗手、戴口罩、手套、护目镜
- 用物准备:备齐用物[治疗盘 1 个、1mL 注射器,5 号针头,酒精棉球,无菌纱布,棉签若干;0.25% 5FU 5mL×1 支,曲氨奈德 5mL ×1 支(或倍他米松 1mL×1 支),2%盐酸利多卡恩 10mL× 1 支,砂轮]
- 患者准备:了解瘢痕注射的目的、方法及过程并给予配合治疗。根据瘢痕生长的部位取合适的体位,暴露注射部位
- 屏风遮挡,减少人员走动,注意保护患者的隐私

↓

操作中
- 严格按照医嘱配置药物,剂量准确
- 严格遵循无菌操作原则,用酒精棉球由注射点中心向外消毒,直径大于 5cm
- 选用 1mL 注射器注射至瘢痕疙瘩的实质中,于瘢痕表面进行分点注射,适当加压注入药液至瘢痕疙瘩局部颜色变苍白,呈"熊掌样"改变即可
- 询问患者疼痛情况,认真听取患者主诉
- 注射过程缓慢并严密观察注射部位
- 注射完后拔出针头,用无菌纱布按压注射点 5～10 分钟

↓

操作后
- 处理用物,按规定分类处理
- 洗手并记录
- 嘱咐患者在院观察 20 分钟无不适方可离院

↓

健康宣教
- 饮食宜丰富蛋白质和维生素食物,忌辛辣刺激性食物、忌烟酒
- 注射区域皮肤 6 小时内避水
- 告知患者瘢痕注射治疗期间的注意事项
- 嘱咐患者坚持正规治疗,不可擅自停药,以免复发或加重

（三）瘢痕注射技术的护理质量标准

基本要求		标准分	得分	扣分原因
基本要求 5分	1. 服装鞋帽整洁、仪表大方、举止端庄	2		
	2. 语言柔和恰当、态度和蔼可亲	3		
评估 15分	1. 治疗室的环境：明亮整洁	5		
	2. 评估：患者注射部位情况	10		
操作前 10分	1. 核对信息：患者姓名、医嘱、注射部位、日期、药品名称、剂量、浓度、有效期、知情同意书签署情况	2		
	2. 洗手、戴口罩、手套、护目镜	2		
	3. 用物准备：备齐用物	2		
	4. 患者准备：根据瘢痕生长的部位取合适体位，暴露注射部位，局部无感染病灶	2		
	5. 注意保护患者隐私	2		
操作中 40分	1. 严格遵循无菌操作技术	5		
	2. 遵医嘱配置药液，剂量正确	5		
	3. 正确消毒注射部位皮肤	5		
	4. 注射方法正确	5		
	5. 注射缓慢并严密观察注射部位（颜色变苍白，呈"熊掌"样改变）	5		
	6. 询问患者疼痛情况，认真听取主诉	5		
	7. 注意注射部位的改变	5		
	8. 拔针后用无菌纱布按压5~10分钟	5		
操作后 10分	1. 处理用物	4		
	2. 洗手并记录	3		
	3. 嘱咐患者在院观察20分钟无不适方可离院	3		
健康宣教 20分	1. 饮食指导	5		
	2. 告知患者注射区域6小时内避水	5		
	3. 告知患者刺激瘢痕疙瘩的诱因及注意事项	5		
	4. 嘱咐患者坚持正规治疗，不擅自停药	5		
总分		100		

（姜雯珺 陈 萍）

第二节 微创治疗室的护理工作

一、透明质酸填充注射技术的护理

透明质酸又名玻尿酸,存在于皮肤组织细胞和胶原纤维之间,维持皮肤的弹性。随着透明质酸注射技术的成熟,已经逐渐成为全球使用量最大的皮肤填充剂,能够抚纹除皱、提拉紧致、填充塑形、填充凹痕,深受求美者的青睐。严格规范操作可有效预防并发症的发生。

(一)透明质酸填充注射技术

1. 适用范围

填充皱纹(中重度眉间纹、鼻唇沟)、唇部(丰唇)、面部(泪沟、颊部凹陷)、隆颌、隆鼻、填充凹陷(凹陷性瘢痕、皮肤萎缩性瘢痕、先天性软组织萎缩)。

2. 禁忌证

禁用于有严重过敏反应病史的患者;已注射永久性填充剂的部位;曾注射过不明注射物的部位;凝血机制异常的患者或在2周内接受过血栓溶解剂、抗凝剂或血小板凝结抑制剂治疗或有出血倾向的患者;活动性皮肤病、炎症、感染及相关疾病的部位或邻近部位等。

3. 操作技术

1)操作前

(1)护士准备:

①护士核对患者信息:治疗单、医嘱,注射部位、日期、知情同意书签署情况;

②询问患者健康史,有无药物过敏史,检查注射区域皮肤有无溃疡、感染等,女性患者尽量避免月经期;

③评估:告知患者空腹不可进行治疗;

④给予人文关怀、舒缓患者的紧张情绪;

⑤耐心解答患者提出的各种问题,消除患者的疑虑。

(2)用物准备:酒精棉球、安尔碘棉球、钝针、无菌纱布、无菌手套、2%利多卡因局麻药5mL、减压球、亚甲蓝、牙签、镜子、透明质酸(5℃～ 25℃保存)。

(3)患者准备:

①使用洁面乳清洁皮肤;

②遵医嘱在术前30分钟局部皮肤使用表面麻醉药物,待面部有麻木感后再次清洁皮肤;

③进入治疗室戴一次性手术帽,保持注射部位干净、整洁;

④根据治疗项目遵医嘱取合适体位:半卧位或坐位;

⑤充分暴露治疗部位,屏风遮挡,减少人员走动,注意保护患者隐私。

2）操作中

（1）护士与医生共同核对：患者注射部位，透明质酸名称、剂量、有效期。

（2）常规照相，协助医生画线标记注射部位。

（3）根据注射部位，协助医生调整治疗床高度及无影灯光线。

（4）严格遵循无菌操作原则。做到一人一针一管。

（5）注射中，观察患者的疼痛感受，安慰患者，将减压球放置患者手中，分散患者的紧张情绪。

（6）询问患者有无其他不适，认真听取患者主诉。

（7）做好操作中巡回工作，及时传递镜子，听取患者注射部位的反馈情况，便于医患沟通。

（8）注射后用纱布轻轻按压注射部位，疼痛明显或注射部位出现瘀青可用冰袋冷敷注射部位15分钟。

3）操作后

（1）处理用物：使用过的注射针管及针头一起放入黄色利器盒中，待满后关闭利器盒封口，外用黄色医用垃圾袋包扎并注明科室、日期按医疗废弃物统一处理。

（2）洗手、做记录。

（3）嘱咐患者观察20分钟无不适症状方可离院。

（4）注射后6小时内注射部位不可沾水。

4. 并发症及护理

1）近期不良反应

术后不适和皮肤色泽的变化：轻度疼痛、局部肿胀、红肿、瘙痒、局部瘀斑、瘀青、皮肤发白、毛细血管扩张、局部不平整；过敏反应；口唇疱疹。

2）远期不良反应

延迟的色素沉着、丁达尔现象、增生性瘢痕、结节性肉芽肿、迟发性炎症反应、注射物位置游走移位。

3）最严重的并发症

血管栓塞、失明、组织坏死、局部感染。

4）血管栓塞的护理

（1）局部皮肤的观察及护理：治疗前后对患者的青紫苍白区域用记号笔标记边界，并拍照存档，测量栓塞区域皮肤温度并记录，观察皮肤色泽改变、肿胀情况、渗出情况以及触觉、痛觉、温度觉等感觉恢复情况。血管栓塞后栓塞区域淤血肿胀、回流障碍，以及玻璃酸酶的使用，极易并发局部皮肤色素沉着、感染和坏死。每天患区皮肤进行清洁消毒，保持清洁干燥，局部严格无菌操作。

（2）药物使用：第一时间透明质酸酶降解治疗、溶酶、溶栓、抗生素防感染、扩血管药物治疗改善微循环，促进侧支循环建立，尽快恢复血供，避免栓塞区域组织坏死，很大程度上决定了预后。

①玻璃酸酶的使用:a. 玻璃酸酶作为一种能水解透明质酸的酶是治疗透明质酸引起的血管栓塞的首选;b. 皮试:本品以0.9%生理盐水10mL溶解,制成150u/mL浓度的溶液。皮内注射0.02mL,如5分钟内出现具有伪足的疹块,持续20～30分钟,伴瘙痒感,为阳性。但在局部出现一过性红斑,是由于血管扩张所引起,并非阳性反应;c. 用法用量:上述药液注射于充填部位,用量视需要而定,建议总量不要超过1 500u。过量注射可致局部水肿、恶心、呕吐、头晕、心跳加速、血压下降等。应及时停药,并采取对症支持性治疗;d. 水溶液极不稳定,宜现配现用。

②抗凝剂、扩血管药物、抗生素类药物的使用:以及时发现,尽早治疗为原则。

(3)高压氧舱治疗:提高血氧含量,改善局部营养状态,加速组织溶解和吸收。

(4)心理护理:告知治疗方案,治疗进展及取得的成效,增强患者康复的信心。

(5)生命体征的观察及护理。

5. 健康宣教

(1)饮食宜清淡,1周内忌辛辣刺激性食物,忌烟酒。

(2)1周内禁止按摩、按压注射部位的皮肤,以免填充材料扩散至周围组织。

(3)局部肿胀和发红消退之前,不宜暴露在寒冷(0℃以下环境)和高温(如过度日晒、蒸汽浴、高温桑拿)的环境中,勿热敷。

(4)4周内不宜进行激光、化学剥落等影响皮肤的治疗。

(5)注射后的维持作用时间与多因素有关,不同品牌透明质酸维持时间不同,通常为6～12个月,要想长期维持效果,需要再次使用。

(二)透明质酸填充注射技术的护理流程

基本要求
- 护士素质要求
- 治疗室环境:明亮整洁
- 评估:患者注射部位皮肤无破溃、感染病灶及进食情况

↓

操作前
- 护士准备:核对患者信息。包括患者姓名、医嘱、注射部位、日期、知情同意书签署情况
  洗手、戴口罩
- 用物准备:备齐用物[酒精棉球、安尔碘棉球、纯针、无菌纱布、无菌手套、2%利多卡因局麻药5mL、减压球、亚甲蓝、牙签、减压球、镜子、透明质酸(5℃~25℃存放)]
- 患者准备:根据注射部位取合适的体位,暴露注射部位
- 屏风遮挡,减少人员走动,注意保护患者的隐私

↓

操作中
- 与医生核对患者信息
- 常规照相,协助医生画线标记注射部位
- 严格遵循无菌操作原则,做到一人一针一管
- 根据注射部位,调整治疗床高度及无影灯光线
- 做好操作中巡回工作,及时传递镜子,听取患者注射部位的反馈情况,便于医患沟通
- 询问患者疼痛情况,认真听取患者主诉
- 疏导患者紧张情绪
- 注射后用纱布轻轻按压注射部位10分钟
- 注射部位如有瘀青,指导患者正确运用冰袋冷敷15分钟

↓

操作后
- 处理用物,按规定分类处理
- 洗手并记录,将植入体条形码贴于病历本,整理知情同意书及植入体登记单
- 嘱咐患者在院观察20分钟后无不适方可离院

↓

健康宣教
- 宜食含有丰富蛋白质和维生素食物,忌辛辣刺激性食物、忌烟酒
- 注射区域皮肤6小时内避水
- 近期注射部位勿按摩、按压,不宜暴露在寒冷(0℃以下环境)和高温(如过度日晒、蒸汽浴、高温桑拿)的环境中
- 4周内不宜进行激光、化学剥落等影响皮肤的治疗

(三)透明质酸填充注射技术的护理质量标准

	基本要求	标准分	得分	扣分原因
素质要求 5分	1. 服装鞋帽整洁、仪表大方、举止端庄	2		
	2. 语言柔和恰当、态度和蔼可亲	3		
评估 15分	1. 治疗室环境:明亮整洁,抢救物品呈备用状态	5		
	2. 评估:患者注射部位皮肤无破溃、感染病灶及进食情况	10		
操作前 10分	1. 核对信息:患者姓名、医嘱、注射部位、日期、知情同意书签署情况	2		
	2. 洗手、戴口罩	2		
	3. 用物准备:备齐用物	2		
	4. 患者准备:根据注射部位取合适体位,暴露注射部位	2		
	5. 注意保护患者隐私	2		
操作中 40分	1. 与医生进行核对信息	5		
	2. 常规照相,协助医生画线标记注射部位	5		
	3. 正确调整治疗床及无影灯	5		
	4. 严格遵循无菌操作技术,做到一人一针一管	5		
	5. 做好巡回工作,及时添加用物	5		
	6. 询问患者疼痛情况,听取患者主诉	5		
	7. 疏导患者紧张情绪	5		
	8. 注射后用纱布轻轻按压10分钟	5		
操作后 10分	1. 处理用物	4		
	2. 洗手、记录	3		
	3. 嘱咐患者观察20分钟无不适方可离院	3		
健康宣教 20分	1. 饮食指导	5		
	2. 告知患者注射区域6小时内避水	5		
	3. 注射部位勿按摩、按压,不宜暴露在寒冷和高温的环境中	5		
	4. 4周内不宜进行激光、化学剥落等影响皮肤的治疗	5		
合计		100		

(何敏敏　陈　萍　王聪敏　刘　明)

二、A型肉毒毒素注射技术的护理

A型肉毒毒素是肉毒梭状杆菌产生的外毒素。它能与神经肌肉接头处突触前胆碱能神经末梢快速结合,抑制乙酰胆碱的释放,阻断神经冲动的传导使肌肉处于失神经状态从而发生肌肉麻痹,使神经处于失神经状态。

(一)A型肉毒毒素注射技术概述

1.适用范围

包括动力性皱纹(眉间纹、鱼尾纹等动态皱纹)、咬肌肥大、腓肠肌肥大、面颈部提升、腋臭、多汗症、眼睑痉挛和面肌痉挛等。

2.禁忌证

重症肌无力患者、对蛋白过敏或有过敏体质者、极度消瘦者、服用氨基糖苷类抗生素(如庆大霉素等)者、活动性皮肤病、炎症、感染及相关疾病的部位或邻近部位、孕妇、哺乳期和12岁以下儿童、皮肤过于松弛及严重静态皱纹等禁用。

3.A型肉毒毒素注射技术

1)操作前

(1)护士准备:

①护士核对患者信息。包括治疗单、医嘱,注射部位、日期、知情同意书签署情况;

②询问患者健康史,有无药物过敏史,检查注射区域皮肤有无溃疡、感染等,女性患者尽量避免月经期;

③评估:告知患者空腹不可进行药物治疗;

④给予人文关怀、舒缓患者紧张情绪;

⑤耐心解答患者提出的各种问题,消除患者的疑虑。

(2)用物准备:酒精棉球、无菌纱布、无菌手套、0.9%生理盐水溶液、2mL针筒、1mL针筒、0.3针头、亚甲蓝、牙签、减压球,A型肉毒毒素药物(2 ~ 8℃保存)。

(3)患者准备:

①使用洁面乳清洁皮肤;

②微创治疗时疼痛感较强,需在术前30分钟局部皮肤使用表面麻醉药物,待面部有麻木感后再次清洁皮肤;

③进入治疗室戴一次性手术帽,保持注射部位的干净、整洁;

④根据治疗项目遵医嘱取合适体位:常规取仰卧位;特殊部位如腋嗅:取仰卧位、双手上举过头顶;腓肠肌注射:取俯卧位;

⑤充分暴露治疗部位,屏风遮挡,减少人员走动,注意保护患者隐私。

2)操作中

(1)护士与医生共同核对患者注射部位、药物名称、剂量。

(2)常规照相,协助医生画线标记注射部位。

(3)根据注射部位,调整治疗床高度及无影灯光线。

（4）严格遵循无菌操作原则，做到一人一瓶一针。

（5）A型肉毒毒素是冻干剂应放置 2℃ ~ 8 ℃冰箱中保存；按医嘱要求稀释药液，做好肉毒素药物的三查七对，操作前、中、后，分别核对患者的姓名、性别、年龄、药名、剂量、浓度、用药方法，按无菌操作原则进行肉毒素稀释溶解（常规配置：100u用生理盐水 2mL 稀释；50u用生理盐水 1mL 稀释）。

（6）护士做好操作中巡回工作，及时添加用物。

（7）注射中，观察患者的疼痛感受，安慰患者，将减压球放置患者手中，分散患者的紧张情绪，询问患者有无其他不适。

（8）注射后用纱布轻轻按压注射部位10分钟，疼痛明显或注射部位出现瘀青可用冰袋冷敷注射部位15分钟。

3）操作后

（1）处理用物：使用过的注射针管及针头一同放入黄色利器盒中，待满后关闭利器盒封口，外用黄色医用垃圾袋包扎并注明科室、日期按医疗废弃物统一处理。

（2）洗手、记录（记录详见A型肉毒毒素药品管理）。

（3）嘱咐患者观察20分钟无不适症状方可离院。

4. 健康宣教

（1）饮食宜清淡，1周内忌辛辣刺激性食物，忌烟酒。

（2）注射后6小时内注射部位不可沾水。

（3）1周内禁止皮肤护理（如注射部位的按摩、按压、热敷等）以免肉毒素扩散，渗入眼球附近，引起眼肌麻痹。

（4）接受治疗后，可能会感到稍有头痛，可以服用对乙酰氨基酚类药物止痛。

（5）不可服用氨基糖苷类抗生素（庆大霉素、妥布霉素、奈替米星和卡那霉素等），因此类药物可增强A型肉毒毒素的毒性。

（6）注射后的维持作用时间通常为4 ~ 6个月，长期维持效果需要再次使用。

（7）4周内不宜进行激光、化学剥落等影响皮肤的治疗。

5. A型肉毒毒素药品管理

（1）A型肉毒毒素属毒麻药需遵循"五专"（专人负责、专柜储存、专用账册、专册登记、专用处方）原则管理。

（2）严格药品领用流程：注射用A型肉毒毒素只限于院内医疗、教学和科研使用。必须由科室指定的医护人员凭有效处方及电脑确认量至药剂科专用窗口取药；填写《毒性药品专用账册》，登记日期、领用部门、收入量、消耗量、结存、批号、有效期，同时发药人、复核人、领用人共同签名。

（3）负责人领药后与治疗室护士共同清点，并在《A型肉毒毒素使用登记册》上登记进货量、库存量、药品批号、有效期，放入冰箱保存并两人核对签名。

（4）A型肉毒毒素未开封需保存在2℃ ~ 8 ℃冰箱内冷藏，冰箱外贴有"剧毒"和"危险品"标志；冰箱上锁，双锁双人保管。

（5）遵医嘱取药，并在《A型肉毒毒素使用登记册》上登记日期、医生姓名、用量、余量，并两人签名。取药应遵循先进先出、从左到右的原则。

（6）医生给患者使用A型肉毒毒素后，护士及时回收空瓶，填写《A型肉毒毒素使用登记册》登记，核对批号和数量。

（7）每日治疗结束后，核对A型肉毒毒素余量、空瓶量、处方量、治疗量、电脑确认数进行清点、核对并签名。

（8）负责人填写《毒性药品回收销毁记录》，注明回收人/销毁人及证明人，并根据该药品要求的方式销毁。

(二)A型肉毒素注射技术的护理流程

基本要求
- 护士素质要求
- 治疗室环境:明亮整洁,抢救物品呈备用状态
- 评估:患者注射部位皮肤无破溃、感染病灶及进食情况

操作前
- 护士准备:核对患者信息。包括患者姓名、医嘱、注射部位、日期、知情同意书签署情况
  洗手、戴口罩
- 用物准备:备齐用物[酒精棉球、无菌纱布、无菌手套、0.9%氯化钠溶液、2mL针筒、1mL针筒、0.3针头、亚甲蓝、牙签、减压球、A型肉毒毒素药物(存放 2℃~8℃冰箱中)]
- 患者准备:根据注射部位取合适的体位,暴露注射部位
- 屏风遮挡,减少人员走动,注意保护患者的隐私

操作中
- 再次核对患者信息、注射部位、做好肉毒毒素药物的三查七对
- 常规照相,协助医生画线标记注射部位
- 根据注射部位,调整治疗床高度及无影灯光线
- 严格遵循无菌操作原则,做到一人一瓶一针
- 按医嘱稀释药液
- 做好操作中巡回工作,及时添加用物
- 询问患者疼痛情况,认真听取患者主诉,疏导患者紧张情绪
- 注射后用纱布轻轻按压注射部位 10 分钟

操作后
- 处理用物:注射针管及针头放入黄色利器盒中,空瓶按毒麻药品管理规定方式处理
- 洗手并记录:填写毒性药品回收销毁记录
- 嘱咐患者在院观察 20 分钟后无不适方可离院

健康宣教
- 饮食宜含有丰富蛋白质和维生素食物,忌辛辣刺激性食物、忌烟酒
- 注射区域皮肤 6 小时内避水
- 近期注射部位勿按摩、按压,不宜暴露在寒冷(0℃以下环境)和高温(如过度日晒、蒸汽浴、高温桑拿)的环境中
- 4 周内不宜进行激光、化学剥落等影响皮肤的治疗

（三）A型肉毒毒素注射技术的护理质量标准

	基本要求	标准分	得分	扣分原因
素质要求 5分	1.服装鞋帽整洁、仪表大方、举止端庄	2		
	2.语言柔和恰当、态度和蔼可亲	3		
评估 15分	1.治疗室的环境：明亮整洁，抢救物品呈备用状态	5		
	2.评估：患者注射部位皮肤无破溃、感染病灶及进食情况	10		
操作前 10分	1.核对信息：患者姓名、医嘱、注射部位、日期、知情同意书签署情况	2		
	2.洗手、戴口罩	2		
	3.用物准备；备齐用物	2		
	4.患者准备：根据注射部位取合适体位，暴露注射部位	2		
	5.注意保护患者隐私	2		
操作中 40分	1.与医生再次核对信息	5		
	2.常规照相，协助医生画线标记注射部位	5		
	3.正确调整治疗床高度及无影灯	5		
	4.遵医嘱配置药液，剂量准确	5		
	5.严格遵循无菌操作技术，做到一人一瓶一针	5		
	6.做好巡回工作，及时添加用物	5		
	7.询问患者疼痛情况，听取患者主诉，减轻紧张情绪	5		
	8.注射后用纱布轻轻按压注射部位10分钟	5		
操作后 10分	1.用物处理	4		
	2.洗手、记录	3		
	3.嘱咐患者观察20分钟无不适方可离院	3		
健康宣教 20分	1.饮食指导	5		
	2.告知患者注射区域6小时内不沾水	5		
	3.注射部位勿按摩、按压，不宜暴露在寒冷和高温的环境	5		
	4.4周内不宜进行激光、化学剥落等影响皮肤的治疗	5		
合计		100		

（何敏敏 卞薇薇 王聪敏 刘 明）

291

三、激光治疗的护理

（一）激光治疗护理概述

1. 激光的概述

激光是指"受激发射的光放大"（light amplification by stimulated emission of radiation, laser）。1961年世界上第一台医用激光器在美国问世。1963年，美国的McGuff发表了《激光生物效应的探讨》，同年，Goldman就尝试利用激光的生物效应进行皮肤疾病的治疗。激光在整形外科的应用，比如对葡萄酒色斑、毛细血管扩张等浅表血管性疾病的治疗，太田痣、咖啡牛奶斑等先天性色素疾病的治疗，以及人工纹身或浅表外伤纹身的消除，激光已成为当之无愧的首选。因此，对于一些疾病而言，激光治疗确实代表着革命性的进步。

2. 激光在整形外科的应用

（1）浅表血管性疾病：激光可治疗鲜红斑痣、草莓状血管瘤、毛细血管扩张、酒糟鼻（毛细血管扩展期）、红斑等。常用的激光：脉冲染料激光器、Nd：YAG激光器等。

（2）皮肤黑色素增多性疾病：激光可治疗太田痣、褐青斑痣、咖啡痣、雀斑、脂溢性角化斑（老年斑）外伤性粉尘沉着及各类纹身等多种色素病变。常用的激光：波长1064nm的Q开关Nd：YAG激光、波长755nm的Q开关翠绿宝石激光、波长694nm的Q开关红宝石激光、波长532nm的Q开关倍频Nd：YAG激光。

（3）瘢痕性疾病：①增生性瘢痕：常用的激光：强脉冲光、点阵激光等；②非增生性瘢痕：常用的激光Er点阵：2 940nm、CO_2点阵：10 600nm、plasma点阵、点阵射频等；③痤疮瘢痕：常用的激光：NAF、AF等。

（4）皮肤浅表肿物：激光治疗各种疣、痣等良性浅表肿物。常用的激光：电离子、CO2点阵、Er点阵等。

（5）选择性脱毛：激光可治疗各部位多余的毛发及多毛症。常用的激光：脉冲翠绿宝石、红宝石激光以及新型半导体二极管激光等。

（6）面部年轻化：常用的激光：强脉冲光、射频微针、远红外光、pixel1064等。

3. 激光治疗前的护理

（1）心理护理：首先了解患者的心理要求和手术目的，做好解释工作。

（2）了解患者的皮肤情况，激光治疗前1月指导患者避免进行长时间户外活动、严格防晒，如患者有明显晒黑、晒伤等皮肤情况，建议患者延后1月进行激光治疗。

（3）患者填写《年轻化及形体管理门诊评估与治疗策划单》，根据患者需求，进行正确评估，选择激光手术方案。

（4）联系治疗前给受术者照相，分为颜面部和四肢躯干，颜面部以visia拍摄为主，作为治疗后对照。

（5）术前禁忌使用化妆品。

4. 激光治疗后的注意事项

（1）激光治疗后1周内禁忌水碰触伤口，避免引起伤口感染。

（2）治疗后约1~2天起开始结痂，7~10天起脱落。结痂脱落前，指导患者不要人为去除结痂，以免出现瘢痕等后果。

（3）注意保湿：激光治疗3天后可选用医用无菌敷料进行保湿，每天1次，连续使用5天，结痂脱落后可以正常洗脸，动作轻柔，避免搓擦皮肤。

（4）防晒：结痂脱落后，外出需要严格防晒，户外可以选择物理防晒和化学防晒。例如：遮阳伞、太阳眼镜和口罩等。化学防晒：防晒霜要选择spf30以上，PA++++，每2小时补抹1次。

（5）治疗期间，禁忌食用辛辣刺激性食物，不可饮酒。

（6）治疗期间，不可涂抹美白、抗皱等化学产品。

（7）禁止暴露部位日晒后马上进行激光手术治疗，避免引起局限性水疱，并产生色素沉着或色素减退。

（8）告知患者，治疗后有色素沉着的可能，通常在数月后消退。恢复期间的4~6个星期内，不宜接受其他皮肤或激光治疗，可选用皮肤修复类药物。

5. 健康宣教

由于激光治疗周期较长，在治疗期间会出现由于患者保护及处理不当的并发症，严重时影响整个治疗过程，为减少或避免类似情况出现，患者在治疗期间应当注意：

（1）激光治疗后即刻使用冰袋进行冰敷，持续半小时以上。激光手术当天禁止佩戴口罩等产品。

（2）遵医嘱定期进行门诊随访。

（二）激光治疗的护理流程

基本要求 {
护士素质要求
治疗室环境：明亮整洁
评估：患者治疗部位情况
}

↓

操作前 {
护士准备：核对患者信息。包括患者姓名、医嘱、注射部位、日期
洗手、戴口罩
建立患者治疗记录单，填写患者的个人信息，医生的诊断、治
疗项目、能量参数等

用物准备：备齐用物（酒精棉球、硼酸酒精棉球、干棉球、持物罐、无菌剪
刀、无菌镊子、一次性的棉签、无菌纱布、胶布、麻药、1mL 一
次性针筒 1 支）

患者准备：指导患者清洁颜面部，进行 visia 拍摄。帮助患者涂抹麻药，
告知麻药等候时间。了解激光手术的目的、方法及过程并予
以配合治疗。患者取舒适体位，暴露注射部位屏风遮挡，减
少人员走动，注意保护患者的隐私
}

↓

操作中 {
严格遵循无菌操作原则，对患者治疗部位时行消毒
根据医生医嘱进行能量调节，协助医生传递操作工具
询问患者疼痛情况，认真听取患者主诉
治疗结束后，用无菌纱布包裹冰袋，协助患者在伤口处使用冰袋进行物
理降温
如遇患者手术部位 出现水泡，避免用手去除，应待其自行吸收即可
}

↓

操作后 {
处理用物，按规定分类处理
洗手并记录，在患者治疗单和病历本上记录激光治疗的仪器、能量参数
和下次就诊时间
嘱咐患者在院观察 30 分钟后无不适方可离院
}

↓

健康宣教 {
饮食宜含有丰富蛋白质和维生素食物，忌辛辣刺激性食物、忌烟酒
告知患者激光治疗期间的注意事项
激光治疗后当天避免使用口罩等遮挡物遮盖伤口部位
治疗后 7～10 天内不可沾水，使用医用的洁肤液清洁伤口
}

（三）激光治疗患者回访单

基本信息		回访记录
患者信息	1. 姓名	
	2. 性别	
	3. 年龄	
	4. 电话	
病史信息	1. 医师诊断	
	2. 治疗内容	
	3. 能量参数	
	4. 治疗时间	
	5. 治疗次数	
	6. 治疗医师	
回访时间	1. 1 周回访	
	2. 2 周回访	
	3. 1 个月回访	
	4. 3 个月回访	
	5. 6 个月回访	
回访内容	1. 患者对于此次激光治疗效果是否满意?	
	2. 患者在激光治疗后有无长时间的日晒?	
	3. 患者在离院后是如何进行伤口护理?	
健康宣教	1. 了解激光治疗的整个过程	
	2. 告知离院如何进行伤口护理	
	3. 避免食用辛辣刺激的食物和酒类	
记录时间		
记录者		

（陆文婷　陈　萍　申　琳）

参考文献

[1] 王炜.整形外科学[M].杭州：浙江科学技术出版社,1999.

[2] 张涤生.整形外科学[M].北京：人民卫生出版社,1989.

[3] 李青峰.头面部烧伤重建外科[M].上海：上海交通大学出版社,2015.

[4] 张涤生.整复外科基础与临床[M].上海：上海交通大学出版社,2011.

[5] 陈亚红,武晓莉.组织工程与重建外科杂志[M].上海：上海交通大学出版,2015.

[6] 陈翔凌,张余光.鼻唇沟年轻化的最新进展[J].组织工程与重建外科,2016(4):144-146.

[7] 张余光,王炜,张涤生.皮肤衰老与延缓皮肤衰老方法的研究进展[J].中国实用美容整形外科杂志,1995(6):75-80.

[8] 李青峰.A型肉毒毒素在美容医学中的应用进展及安全性探讨[J].中国美容医学杂志,2005(6):264-266.

[9] 梁筱,李青峰.A型肉毒毒素用于注射美容的并发症及其防治措施[J].中国美容医学杂志,2014(8):1393-1397.

[10] 林晓曦,王炜,镗史牛,等.增殖细胞棱抗原在血管瘤及血管畸形组织中的表达[J].中华整形烧伤外科杂志,1998:19-22.

第十章
整复外科门诊手术室护理工作

第一节　门诊手术室结构和布局

一、手术室按区域划分

（1）限制区（无菌区）：术前洗手间、手术间、无菌敷料间。

（2）半限制区（清洁区）：器械室、敷料室、护士站、库房。

（3）非限制区（污染区）：男女更衣室、患者更衣室、换鞋处。

二、手术室设有3条通道：

手术室设有3条通道：工作人员出入通道；患者出入通道；器械敷料等循环供应通道。

三、手术室按功能划分

手术室按功能划分：普通手术间、特需手术间、毛发移植手术间、感染手术间、术后观察室。

四、手术间布局

手术间布局：手术床、手术椅、器械台、无影灯、踏脚板、无菌储物柜、高频电刀仪、呼叫器、黄色敷料垃圾筒、黑色纸类垃圾筒。

第二节　门诊手术室工作流程

一、一般工作流程

（1）每日常规清洁手术室内环境。按时对手术室进行消毒并登记，严格执行"无菌操作原则""手术室消毒隔离制度"等，进手术室必须更换鞋、帽、口罩及手术衣。

（2）在手术开始前准备并检查好当日手术用物及手术室、无菌敷料间的常规物品，接收术前病历并依次接待手术患者进入手术室。

（3）按需准备手术器械台及协调手术室的分配。

（4）检查无菌物品的有效期并及时添加所需物品。

（5）病理标本根据流程及时核对、登记、存放，及时送病理科检验。

（6）当日手术结束后，当班护士检查手术室内环境、消毒手术房间、设备归位、关闭电源、水源、门窗后，关闭门诊手术室。

（7）所有器械统一送供应室灭菌。

（8）每季度进行一次手术间空气培养检测及抽样无菌培养检测并保存结果。

（9）随时做好门诊手术室内环境的维护，及时清理垃圾，定点放置，分类清运。

（10）遵守手术室参观原则，严格控制参观人数，每间手术室参观人数不得多于3人。手术室内不得大声喧哗，不使用手机。携带病原者谢绝进入手术室，注意保护患者隐私，未经患者同意不得随意给患者拍照，不得摄录手术过程。

二、患者接诊流程

（1）接诊护士负责当日手术患者的接诊，核对手术患者的姓名、性别、年龄、手术名称、手术部位、术前化验、手术同意书、手术医生，指导患者阅读手术注意事项及做好健康教育。如：按不同手术需要，做好术前准备，行眼袋切除术，术前常规需测量血压等。

（2）协助患者进入手术室前更换鞋套或拖鞋、穿隔离衣、戴手术帽。贵重物品自行妥善保管。

（3）巡回护士与患者、手术医生三方再次核对患者信息、手术名称及部位，是否有病理标本，有无在月经期，确认无误后填写手术安全核查表并签字。

三、器械运输流程

（1）手术器械室工作人员将手术器械进行浸泡，初步处理，然后按器械包分类打包，将追溯条码贴于器械包外，放入回收密封箱。

（2）供应室回收人员按规定时间定次回收密封箱内器械包，回收时与手术室器械人员进行双方清点、核对。

（3）供应室将器械包处理灭菌后及时送回门诊手术室。

四、药品领取流程

（1）门诊手术室的药品管理人员根据药品的使用情况做好药品申领。

（2）领取的药品按有效期的远近及避光等要求放置。

（3）专人保管药品，定期检查药品的有效期，更换批次，及时做好登记。

（4）做好特殊及毒麻类药品的管理。

第三节 门诊手术患者一般护理

一、术前常规准备

（1）门诊手术患者需本人阅读隐私及知情告知同意书并签字，若未满18周岁，应由家属签字并注明所属关系。

（2）询问患者是否患有高血压、心脏病及先天性疾病，手术前期有无服用特殊药物等；女性若处于月经期、术区有炎症等均应延期手术。

（3）为避免局麻不良反应，手术前需进食（医嘱需禁食者除外），不能空腹。婴幼儿手术遵医嘱禁食禁水4～6小时，以免术中哭闹呛咳引起窒息等危险。

（4）患者进入手术室后需听从医护人员安排，穿戴鞋套、穿隔离衣、戴手术帽，遵守手术室相关规定，保证手术顺利进行。若需照相，须征得患者同意。

（5）术前协助医生告知患者手术方式及注意事项、术后的消肿时间、手术效果等，使患者对手术效果有个客观合理的期望值。主动与患者沟通，解除其焦虑的情绪。

（6）局麻药常规配制方法：2%利多卡因100mL+1%肾上腺素1.5mL。

（7）巡回护士接到手术单，与患者及主刀医生核对患者姓名、性别、年龄、手术名称、手术部位，确认无误后填写手术安全核查表并签字。

（8）巡回护士做好患者上手术床的安全防护工作，防坠床，根据手术要求，协助患者采取正确舒适的手术体位，调节室内温度、灯光，暴露手术区域，注意保护患者隐私，必要时用屏风遮挡。

（9）保持手术室环境整洁，术前检查各项仪器设备是否完好，准备无菌物品、铺置无菌器械台。常规手术器械包，有外科手术包（见图10-1）、眼部手术包（见图10-2）、鼻部手术包（见图10-3）。

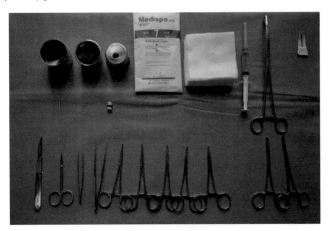

图10-1 外科手术包
药杯2；卵圆钳1；蚊式血管钳4；小弯血管钳2；线剪1；持针器1；
皮钳2；11号刀柄1；眼科小剪刀1；眼科有齿镊1；有齿尖头镊1

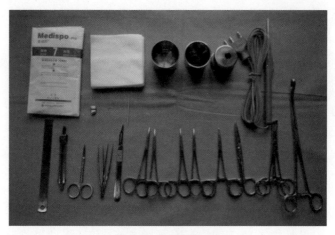

图10-2　眼部手术包

药杯2；卵圆钳1；蚊式血管钳4；线剪1；持针器1；皮钳2；
11号刀柄1；眼科小剪刀1；眼科有齿镊1；尺1；圆规1

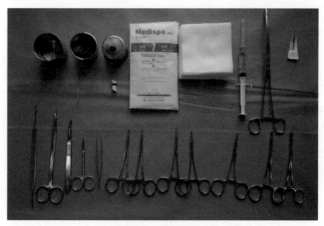

图10-3　鼻部手术包

药杯2；卵圆钳1；蚊式血管钳4；小弯血管钳2；线剪1；持针器1；皮钳1；
11号刀柄1；眼科小剪刀1；眼科有齿镊1；有齿尖头镊1；剥离子1；解剖剪刀1

二、术中配合

（1）再次与手术医生、患者核对姓名、手术部位、手术方法，并认真填写护理安全核查表。

（2）保持手术室内环境整洁，室内不得大声喧哗，做好患者的心理护理以缓解紧张情绪。

（3）严格执行无菌操作，根据医嘱添加手术器械及用品、敷料。调节无影灯光，连接并调节好所需仪器设备。

（4）遵医嘱调节电刀功率大小，注意安全防护，防止意外。

（5）病理标本处置：巡回护士将术中切下的组织及时妥善放入装有福尔马林溶液的塑封袋中，并做好相应的登记。

（6）术中注意观察患者的病情变化，倾听患者主诉，出现异常及时通知医生，对症处理。

（7）婴幼儿患者需协助安置体位，头偏向一侧，密切观察患儿面色及生命体征。

（8）年龄大于60岁的患者术中遵医嘱开放静脉，心电监护并记录。

（9）协助医生进行敷料包扎并做好术后宣教。

三、术后常规护理

（1）手术结束，巡回护士整理手术间，清点器械是否齐全并送中心供应室统一消毒、灭菌，检查手术设备仪器是否完好并清洁归位，妥善护送患者出手术室。

（2）告知患者术后如有不适，及时就诊，如眼部手术后，眼球异常胀痛、刺痛。

（3）眼部手术患者术后绷带加压包扎24小时，24小时后自行取下绷带纱布。

（4）避免手术部位碰撞，仰卧时可适当抬高枕部，减缓伤口肿胀。拆线前手术切口避免沾水，保持伤口清洁、干燥。

（5）遵医嘱指导患者按时拆线，拆线后2天方可沾水。

（6）术后1个月内禁辛辣刺激性食物，1周内停用活血药物。禁烟酒。

（7）术后1周肿胀明显，指导患者冰袋冷敷，1～3周后水肿逐渐消退，术后半年至1年门诊随访。

（8）遵医嘱口服抗生素3天。

（狄美华　蒋丽兰）

第四节 门诊常规手术护理

一、眼部手术护理

门诊眼部手术包括重睑术、埋线术、内眦赘皮术、上睑下垂术、内切眼袋术、外切眼袋术、中老年上睑皮肤松弛术、提眉术等。

(一)眼部手术护理概述

1. 术前护理

(1)患者术前完善血常规和出凝血检查,术前两周内停用抗凝药物及人参、桂圆等活血食物。

(2)患者术前卸妆,若患有急性结膜炎、睑缘炎、严重沙眼等需治愈后再行手术。

(3)女性应避开月经期、妊娠前期(前3个月)或妊娠后期(后3个月)手术。

(4)了解受术者的年龄、职业、心理状态和手术要求。

(5)检查受术者睑裂的大小、形状、眼睑是否臃肿、上睑皮肤是否松弛、泪腺有无脱垂、有无内眦赘皮等。

(6)术前征求患者同意后照相,用于术后进行对比。

2. 术中配合

(1)再次与手术医生、患者核对姓名、手术部位、手术方法,并认真填写护理安全核查表。

(2)做好患者上、下床的安全工作,防坠床。

(3)协助主刀医生铺置手术台,调节无影灯光,连接好所需仪器设备,将无菌器械台推至手术床旁最佳位置,方便主刀医生术中拿取所需器械。

(4)保持手术室内环境整洁,室内不得大声喧哗,不接听电话,做好患者的心理护理以缓解紧张情绪。

(5)术中密切配合手术需要,严格执行无菌操作原则,及时主动补充手术器械及敷料,不随意离岗。

(6)遵医嘱调节电刀功率大小,注意安全防护,防止意外。

(7)术中注意观察患者的病情变化,倾听患者主诉,出现异常及时通知医生对症处理。

(8)年龄大于60岁的患者术中遵医嘱开放静脉,心电监护并记录。

(9)协助医生进行敷料包扎并做好术后宣教。

3. 术后健康宣教

(1)术后绷带加压包扎24小时,24小时后自行取下绷带纱布并用眼药水沾湿棉签清洁眼部,术后3天用冰袋冷敷以达到止血、消肿作用。

（2）拆线前手术切口避免沾水、碰撞，保持伤口清洁、干燥。

（3）指导患者按时拆线，拆线后2天方可沾水。

（4）术后1个月内禁辛辣刺激性食物、禁酒，1周内停用活血药物，避免渗血发生。

（5）局麻手术麻药在术后6小时左右代谢完全，一般术后偶有轻微疼痛，无须特别处理。如眼球刺痛及时来医院就诊。

（6）遵医嘱术后3天服用消炎药和消肿药。

（7）术后1周水肿明显，1～3周后水肿会逐渐消退，避免做低头动作，注意眼部休息，仰卧时可适当抬高头部，减缓伤口肿胀。

（8）术后尽量加强上睑睁眼运动。

（9）手术采用埋线法恢复较快，3个月后可达自然外观。切开法伤口处有红色线形瘢痕，需3～6个月逐渐恢复。拆线后可遵医嘱使用预防瘢痕增生的药物。

（10）术后半年至1年门诊随访。

(二)眼部手术护理流程

基本要求 {
自身素质准备
患者心理准备
评估患者基础疾病及相关用药情况
}

↓

术前准备 {
确保患者阅读手术注意事项及同意书并签字
协助医生术前照相
核对手术信息,填写护理安全核查表并做好相应术前指导
协助患者上手术床,安置合适的手术体位
备齐术中用物
}

↓

术中配合 {
再次核对手术信息,完善护理安全核查表
协助医生铺置手术台,调节无影灯光,连接好所需仪器设备
严格无菌操作,根据医生要求及时添置及更换术中用物
观察术中情况并听取患者主诉
协助主刀医生为患者涂红霉素眼膏
协助主刀医生包扎伤口外敷料
由于双眼外敷料包扎,护送患者至家属身边
清点手术使用器械,并做好用物处理
}

↓

术后健康宣教 {
术后饮食、卧位指导
眼部伤口清洁及拆线时间指导
注意用眼卫生
定期门诊随访
}

(三)眼部手术护理质量标准

	基本要求	标准分	日期	得分	扣分原因
术前准备 20分	1.患者自身素质及患者心理准备	2			
	2.评估患者基础疾病及相应用药情况	2			
	3.确保患者阅读手术注意事项及知情同意书并签字	2			
	4.协助医生术前照相,核对手术信息,填写护理安全核查表,并做好相应指导	4			
	5.安置合适的手术体位,备齐术中用物	10			
术中配合 60分	1.再次核对手术信息,完善护理安全核查表	5			
	2.保护患者隐私	5			
	3.协助医生铺置手术台,调节无影灯光,连接好所需仪器设备	5			
	4.严格无菌操作,根据医生要求及时添置及更换术中用物	10			
	5.观察术中情况并听取患者主诉	10			
	6.协助主刀医生为患者涂红霉素眼膏	5			
	7.协助主刀医生包扎伤口外敷料	5			
	8.协助患者下床,护送患者至家属身边	5			
	9.清点手术使用器械,并做好用物处理	10			
术后健康宣教 20分	1.术后饮食、卧位指导	5			
	2.眼部伤口清洁及拆线时间指导	5			
	3.注意用眼卫生	5			
	4.定期门诊随访	5			
总分		100			

(蒋丽兰　狄美华)

二、鼻部手术护理

门诊鼻部手术包括隆鼻术、鼻部分缺损修复术、鼻假体取出术、鼻端肥大修复术、歪鼻整形术、驼峰鼻术、鼻继发畸形修复术、鼻延长术、鼻翼肥大修复术、前鼻孔成型术、鼻中隔矫正术和鼻注射物取出术。

（一）鼻部手术护理概述

1. 术前准备

（1）患者术前完善血常规和出凝血检查，术前两周内停用抗凝药物及人参、桂圆等活血食物。

（2）患者术前卸妆，检查鼻部有无病灶，如鼻炎、鼻窦炎等。

（3）女性应避开月经期。

（4）了解患者的年龄、职业、心理状态和手术要求。

（5）修剪鼻毛，清洁鼻腔。

（6）术前征求患者同意后照相，用于术后进行对比。

（7）检查患者鼻背、鼻尖、鼻内、鼻底的情况，以及鼻部及面部是否对称、协调。

（8）根据面部轮廓和个体差异选择合适的鼻假体，目前隆鼻可选用硅胶假体（见图10-4）或PTFE膨体（见图10-5）。若使用PTFE膨体，修剪时需要使用分隔板、导引器（见图10-6）。

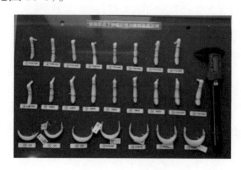

图 10-4　硅胶假体

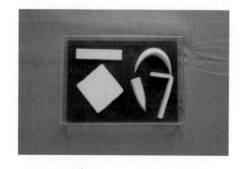

图 10-5　PTFE膨体

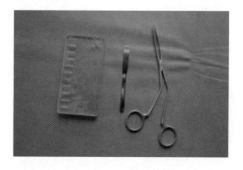

图 10-6　PTFE器械

2. 术中配合

（1）再次与手术医生、患者核对姓名、手术部位、手术方法，并认真填写护理安全核查表。

（2）做好患者上、下床的安全工作，防坠床。

（3）将无菌假体置于手术台上，并完成假体植入单的填写和条形码的粘贴。

（4）协助主刀医生铺置手术台，调节无影灯光，连接好所需仪器设备，将无菌器械台推至手术床旁最佳位置，方便主刀医师术中拿取所需器械。

（5）保持手术室内环境整洁，室内不得大声喧哗，不接听电话，做好患者的心理护理以缓解紧张情绪。

（6）术中密切配合手术需要，严格执行无菌操作原则，及时主动补充手术器械及敷料，不随意离岗。

（7）遵医嘱调节电刀功率大小，注意安全防护，防止意外。

（8）术中注意观察患者的病情变化，倾听患者主诉，出现异常及时通知医生对症处理。

（9）年龄大于60岁的患者术中遵医嘱开放静脉，心电监护并记录。

（10）协助医生进行敷料包扎并做好术后宣教。

3. 术后健康宣教

（1）术后2小时将填塞在鼻腔内的纱布取出。术后初期用冰袋冷敷以达到消肿的作用。

（2）拆线前手术切口避免沾水碰撞，严格遵医嘱拆线（一般为1周），拆线后2天方可水洗。若鼻整形取耳软骨处10天拆线，不要擅自拆除外固定物（鼻夹）。

（3）术后1个月内禁辛辣刺激性食物、禁酒，1周内停用活血药物，避免渗血发生。

（4）局麻手术麻药在术后6小时左右代谢完全，术后偶有轻微疼痛，无须特别处理。

（5）遵医嘱术后3天服用消炎药和消肿药。

（6）术后3天内鼻部周围皮肤肿胀明显属正常现象，术后水肿会逐渐消退，若局部水肿半个月后仍未消退且有术区有黄色液体流出，排除感染因素，可能为鼻假体的排斥反应，及时来院就诊。

（7）术后注意保护术区，避免剧烈运动、受外力碰撞，不要用手晃动假体，不宜戴框架眼镜，以免假体移位。

（8）注意保持伤口清洁，避免感冒、流鼻涕。

（9）若发现鼻梁歪斜、鼻尖青紫、发绀等及时来院就诊。

（10）术后半年至1年门诊随访。

（二）鼻部手术护理流程

基本要求
- 自身素质准备
- 患者心理准备
- 评估患者基础疾病及相关用药情况

术前准备
- 确保患者阅读手术注意事项及同意书并签字
- 协助医生术前照相
- 核对手术信息,填写护理安全核查表,遵医嘱正确选择鼻假体,并做好相应术前指导,修剪鼻毛,清洁鼻腔
- 协助患者上手术床,安置合适的手术体位
- 备齐术中用物

术中配合
- 再次核对手术信息,完善护理安全核查表
- 保护患者隐私
- 协助医生铺置手术台,调节无影灯光,连接好所需仪器设备
- 严格无菌操作,根据医生要求及时添置及更换术中用物
- 观察术中情况并听取患者主诉
- 协助主刀医生为患者涂红霉素眼膏
- 协助主刀医生包扎伤口外敷料
- 护送患者至家属身边
- 清点手术使用器械,并做好用物处理

术后健康宣教
- 术后饮食、卧位指导
- 鼻部伤口清洁及拆线时间指导
- 注意保暖,避免感冒流涕及术区保护
- 定期门诊随访

（三）鼻部手术护理质量标准

	基本要求	标准分	日期	得分	扣分原因
术前准备 20分	1. 自身及患者素质准备	2			
	2. 评估患者基础疾病及相应用药情况	2			
	3. 确保患者阅读手术注意事项及知情同意书并签字	2			
	4. 协助医生术前照相,核对手术信息,填写护理安全核查表,并做好相应指导	4			
	5. 安置合适的手术体位,遵医嘱正确选择鼻假体,备齐术中用物	10			
术中配合 60分	1. 再次核对手术信息,完善护理安全核查表	5			
	2. 保护患者隐私	5			
	3. 协助医生铺置手术台,调节无影灯光,连接好所需仪器设备	5			
	4. 严格无菌操作,根据医生要求及时添置及更换术中用物	10			
	5. 观察术中情况并听取患者主诉	10			
	6. 协助主刀医生为患者涂红霉素眼膏	5			
	7. 协助主刀医生包扎伤口外敷料	5			
	8. 护送患者至家属身边	5			
	9. 清点手术使用器械,并做好用物处理	10			
术后健康宣教 20分	1. 术后饮食、卧位指导	5			
	2. 鼻部伤口清洁及拆线时间指导	5			
	3. 注意保暖,避免感冒流涕及术区保护	5			
	4. 定期门诊随访	5			
总分		100			

（蒋丽兰　狄美华）

三、乳房手术护理

门诊乳房手术包括乳头缩小术、乳晕缩小术、乳头缩短术、乳头凹陷矫正术、副乳切除术、副乳吸脂术、男性乳房发育吸脂术和乳腺切除术等。

（一）乳房手术护理概述

1. 术前准备

（1）患者术前完善血常规和出凝血检查，术前两周内停用抗凝药物及人参、桂圆等活血食物。

（2）患者术前做好局部皮肤清洁，术前3天用温热毛巾擦拭乳头及乳晕，祛除污垢保持术区清洁，术前沐浴。

（3）女性应避开月经期、孕期和哺乳期。

（4）了解手术者的年龄、职业、心理状态和手术要求。

（5）检查受术者术区皮肤是否有疖肿、溃疡等感染，如有应痊愈后进行手术。

（6）术前半小时口服抗生素预防感染。

（7）术前征得患者同意后照相，用于术后进行对比。

2. 术中配合

（1）再次与手术医生、患者核对姓名、手术部位、手术方法，并认真填写护理安全核查表。

（2）做好患者上、下床的安全工作，防坠床。

（3）协助医生铺置手术台，调节无影灯光，连接好所需仪器设备，将无菌器械台推至手术床旁最佳位置，方便主刀医生术中拿取所需器械。

（4）保持手术室内环境整洁，室内不得大声喧哗，不接听电话，做好患者的心理护理以缓解紧张情绪。

（5）术中密切配合手术需要，严格执行无菌操作原则，及时主动补充手术器械及敷料。

（6）遵医嘱调节电刀功率大小，注意安全防护，防止意外。

（7）巡回护士将术中切下的副乳组织及时妥善放入装有福尔马林溶液的塑封袋中，并做好相应的登记。

（8）术中注意观察患者的病情变化，倾听患者主诉，出现异常及时通知医生对症处理。

（9）年龄大于60岁的患者术中遵医嘱开放静脉，心电监护并记录。

（10）协助医生进行伤口敷料包扎、整理患者衣物，并做好术后宣教。

3. 术后健康宣教

（1）乳头、乳晕手术术区用外敷料加压包扎定型；副乳术后弹力带加压包扎；男性乳房发育术后穿弹力胸衣。

（2）术后第一天门诊换药。副乳术后2天拔除引流片；乳头乳晕术后纱布包扎2 ～

3 天后自行去除,保持伤口清洁、干燥。

（3）术后每天观察乳晕或乳头的颜色,一旦发现发紫或发黑的情况,立即来院就诊。

（4）遵医嘱 7 ~ 10 天拆线,拆线前伤口不可沾水,避免感染。拆线后 2 天方可水洗。

（5）术后 1 个月内忌辛辣刺激性食物,2 周内停用活血药物,避免渗血发生。禁烟、酒。

（6）乳头乳晕术后佩戴合适胸罩 1 ~ 3 个月;副乳术后弹力带加压 2 ~ 4 周;男性乳房发育术后继续穿弹力胸衣 1 个月。

（7）指导患者 1 个月内注意保护胸部,防止碰撞损伤。

（8）术后 1 个月、6 个月、12 个月门诊随访。

(二)乳房手术护理流程

基本要求 { 自身素质准备
患者心理准备
评估患者基础疾病及相关用药情况

↓

术前准备 { 确保患者阅读手术注意事项及同意书并签字
协助医生术前照相
核对手术信息,填写护理安全核查表,并做好相应术前指导
遵医嘱术前半小时感染预防用药,口服抗生素
协助患者上手术床,安置合适的手术体位
备齐术中用物

↓

术中配合 { 再次核对手术信息,完善护理安全核查表
保护患者隐私
协助医生铺置手术台,调节无影灯光,连接好所需仪器设备
严格无菌操作,根据医生要求及时添置及更换术中用物
观察术中情况并听取患者主诉
协助主刀医生伤口涂红霉素眼膏
协助主刀医生包扎伤口外敷料
护送患者至手术室门口
清点手术使用器械,并做好用物处理

↓

术后健康宣教 { 术后饮食、卧位指导
指导患者伤口护理及告知拆线时间
指导患者胸部的保护
指导定期门诊随访

(三)乳房手术护理质量

	基本要求	标准分	日期	得分	扣分原因
术前准备 20分	1. 自身素质及患者心理准备	2			
	2. 评估患者基础疾病及相应用药情况	2			
	3. 确保患者阅读手术注意事项及同意书并签字	2			
	4. 协助医生术前照相,核对手术信息,填写护理安全核查表,并做好相应指导	4			
	5. 遵医嘱术前半小时口服抗生素预防感染	2			
	6. 安置合适的手术体位,备齐术中用物	8			
术中配合 60分	1. 再次核对手术信息,完善护理安全核查表	5			
	2. 保护患者隐私	5			
	3. 助医生铺置手术台,调节无影灯光,连接好所需仪器设备	5			
	4. 严格无菌操作,根据医生要求及时添置及更换术中用物	10			
	5. 观察术中情况并听取患者主诉	10			
	6. 协助主刀医生伤口涂红霉素眼膏	5			
	7. 协助主刀医生包扎伤口外敷料	5			
	8. 协助患者下床,护送患者至手术室门口	5			
	9. 清点手术使用器械,并做好用物处理	10			
术后健康宣教 20分	1. 术后饮食、卧位指导	5			
	2. 指导患者伤口护理及告知拆线时间	5			
	3. 指导患者胸部的保护	5			
	4. 指导患者定期门诊随访	5			
总分		100			

(丁贞瑜 狄美华)

四、阴道缩窄术护理

阴道位于真骨盆的中央,为性交器官及月经血排出与胎儿娩出的通道,阴道被肛门提肌和海绵体肌"8"字形环绕,这些肌肉可维持肛门和阴道的收缩作用,如果这些肌肉撕裂或变薄,则会出现阴道松弛。

(一)阴道缩窄术护理概述

1. 术前准备

(1)患者术前完善血常规和出凝血检查,术前2周停用抗凝药物及人参、桂圆等活血食物。

(2)术前完成妇科检查,无各种阴道炎、外阴炎、盆腔炎及宫颈糜烂等病症方可手术。

(3)术前3天高锰酸钾1:5 000温水坐浴,每天2次。

(4)手术时间选择在月经干净后3 ～ 7天或下次月经来潮前2周。

(5)了解患者家属对患者关心支持程度,取得家属的配合。向患者及家属介绍手术方案、手术效果、术后注意事项等,消除思想顾虑。让患者以良好的心态接受手术。

(6)手术前1周禁房事。

2. 术中配合

(1)再次与手术医生、患者核对姓名、手术部位、手术方法,并认真填写护理安全核查表。

(2)做好患者上、下床的安全工作,防坠床。

(3)术前排空膀胱,协助患者取膀胱截石位。

(4)协助主刀医生铺置手术台,调节无影灯光,连接好所需仪器设备,将无菌器械台推至手术床旁最佳位置,方便主刀医生术中拿取所需器械(见图10-7)。

(5)保持手术室内环境整洁,室内不得大声喧哗,不接听电话,做好患者的心理护理以缓解紧张情绪。

(6)保护患者的个人隐私,注意屏风遮挡和限制手术室参观人数。

(7)术中密切配合手术需要,严格执行无菌操作原则,及时主动补充手术器械及敷料,不随意离岗。

(8)术中注意观察患者的病情变化,倾听患者主诉,出现异常及时通知医生对症处理。

(9)遵医嘱术前注射止血针,术中开放静脉,持续心电监护并记录。

(10)协助医生进行敷料包扎、整理患者衣物并做好术后宣教。

(11)术中协助医生进行阴道填塞和留置导尿(见图10-8)。

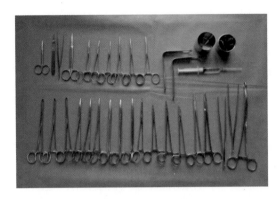

图 10-7　缩窄器械包

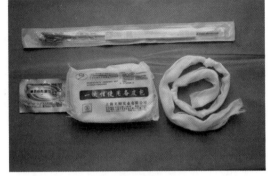

图 10-8　缩窄手术敷料

3. 术后健康宣教

（1）术后平卧 4 小时，观察伤口渗血情况并监测患者生命体征，伤口渗血量多及时通知手术医生。术后如出现尿潴留给予留置导尿 24 小时。无头晕等不适可给予拔除导尿管由家属陪同离院。

（2）保持外阴清洁，术后伤口不可水洗，有分泌物用消毒干棉签或纱布轻轻擦除。

（3）术后第 3 天来院拔除填塞纱条。

（4）术后 2 周拆线，1 个月内禁止盆浴、骑跨动作、性生活。

（5）术后饮食宜软食，少食辛辣刺激性食物，保持大便通畅。术后 5 天内有便秘者不可用力排便，以防伤口裂开，可用开塞露通便。小便时尽量身体前倾及时擦拭，防止尿液倒流污染填塞纱布引起伤口感染。

（6）术后遵医嘱口服或肛门给予止痛药，常规使用抗生素 3～5 天。

（7）术后 1 个月开始会阴部提肛训练，每天 40 次，每次 1 分钟以上，坚持半年。

（8）术后禁房事 2 个月。

（9）定期门诊随访。

(二)阴道缩窄术护理流程

基本要求
- 自身素质准备
- 患者心理准备
- 评估患者基础疾病及相关用药情况

↓

术前准备
- 确保患者阅读手术注意事项及同意书并签字
- 核对手术信息,填写护理安全核查表,并做好相应术前指导
- 遵医嘱注射止血针,开放静脉,持续心电监护检测生命体征
- 协助患者上手术床,安置合适的手术体位
- 备齐术中用物

↓

术中配合
- 再次核对手术信息,完善护理安全核查表
- 保护患者隐私
- 协助医生铺置手术台,调节无影灯光,连接好所需仪器设备
- 严格无菌操作,根据医生要求及时添置及更换术中用物
- 观察术中情况并听取患者主诉
- 协助医生插导尿管并接集尿袋
- 协助主刀医生包扎伤口外敷料
- 护送患者至手术室门口
- 清点手术使用器械,并做好用物处理

↓

术后健康宣教
- 术后观察患者生命体征 4 小时及敷料渗出情况
- 遵医嘱拔除导尿管、再次注射止血药
- 指导患者饮食,保持排尿、排便通畅,及合理卧位选择
- 指导患者伤口护理及告知拆线时间
- 指导患者止痛药及消炎药的使用
- 指导定期门诊随访

（三）阴道缩窄术护理质量标准

	基本要求	标准分	日期	得分	扣分原因
术前护理 20分	1. 自身素质和患者心理准备	2			
	2. 评估患者基础疾病及相应用药情况	2			
	3. 确保患者阅读手术注意事项及同意书并签字	2			
	4. 核对手术信息,填写护理安全核查表,并做好相应指导	4			
	5. 遵医嘱注射止血针,开放静脉,持续心电监护检测生命体征	4			
	6. 安置合适的手术体位,备齐术中用物	6			
术中配合 60分	1. 再次核对手术信息,完善护理安全核查表	5			
	2. 保护患者隐私	5			
	3. 协助医生铺置手术台,调节无影灯光,连接好所需仪器设备	5			
	4. 严格无菌操作,根据医生要求及时添置及更换术中用物	10			
	5. 观察术中情况并听取患者主诉	10			
	6. 协助医生插导尿管并接集尿袋	5			
	7. 协助主刀医生包扎伤口外敷料	5			
	8. 护送患者至手术室门口	5			
	9. 清点手术使用器械,并做好用物处理	10			
术后健康宣教 20分	1. 术后观察患者生命体征4小时及敷料渗出情况	3			
	2. 遵医嘱拔除导尿管、再次注射止血药	4			
	3. 指导患者饮食,保持排尿、排便通畅及合理卧位选择	4			
	4. 指导患者伤口护理及告知拆线时间	4			
	5. 指导患者止痛药及消炎药的使用	3			
	6. 指导定期门诊随访	2			
总分		100			

（狄美华　赵　燕　丁贞瑜）

五、微创腋臭术护理

腋臭，俗称"狐臭"，是腋窝部细菌与大汗腺的分泌物发生作用产生不饱和脂肪酸导致特殊臭味而得名。目前治疗的方法较多，以手术治疗最为常用。传统腋臭手术方法创伤大，术后留有明显的瘢痕，且部分甚至可能影响肩关节的活动。近年来倾向于损伤小，无瘢痕的局部刮除微创手术。

（一）微创腋臭术护理概述

1. 术前准备

（1）患者术前完善血常规和出凝血检查，术前两周内停用抗凝药物及人参、桂圆等活血食物。

（2）术前剃除腋毛，清洁腋窝处皮肤，检查双侧腋下有无毛囊炎、瘢痕，询问患者有无使用过涂抹式祛除腋臭药物。

（3）女性应避开月经期、妊娠前期（前3个月）或妊娠后期（后3个月）。

（4）了解手术者的年龄、职业、心理状态和手术要求。

（5）告知患者手术当天穿宽松开衫上衣，方便手术后穿着。

2. 术中配合

（1）再次与手术医生、患者核对姓名、手术部位、手术方法，并认真填写护理安全核查表。

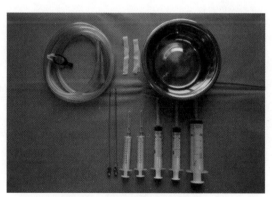

图10-9　微创腋臭特殊器械

（2）做好患者上、下床的安全工作，防坠床。

（3）协助主刀医生铺置手术台，调节无影灯光，连接好所需仪器设备，将无菌器械台推至手术床旁最佳位置，方便主刀医生术中拿取所需器械。图10-9为做创腋臭手术使用的特殊器械。

（4）保持手术室内环境整洁，室内不得大声喧哗，不接听电话，做好患者的心理护理以缓解紧张情绪。

（5）协助医生正确连接负压抽吸仪器，并遵医嘱调节负压大小。

（6）术中密切配合手术需要，严格执行无菌操作原则，及时主动补充手术器械及敷料，不随意离岗。

（7）术中注意观察患者的病情变化，倾听患者主诉，出现异常及时通知医生对症处理。

（8）年龄大于60岁的患者术中遵医嘱开放静脉，心电监护并记录。

（9）协助医生进行伤口敷料包扎、整理患者衣物，并做好术后宣教。

3. 术后健康宣教

（1）术后双侧腋下油纱、纱布、12层棉垫覆盖，双上肢轻度外展并用弹力绷带加压"8字"包扎，贴合皮瓣防止伤口出血。

（2）术后第1～2天拔除引流管，3～5天换药，7～10天拆线。拆线前避免剧烈运动，防止出汗，保持伤口清洁干燥。

（3）术后建议患者休息2周，严格避免双上肢外展动作（如公交车上拉手环、开车转方向盘等动作），禁止剧烈运动。双臂尽量减少下垂，可在休息时放置枕头抬高上肢以减少肿胀和手指麻木，避免伤口沾水及排汗，防止伤口发生血肿及皮肤坏死等并发症。若出现手指麻木肿胀、伤口出血、疼痛剧烈等现象，立即来院就诊。

（4）术后注意饮食清淡，少食高糖、高脂肪、辛辣刺激性食物。避免过多的不饱和脂肪酸通过汗腺排出体外，使表皮细菌将其分解，导致再次复发。

（5）术后应用抗生素3～5天，预防感染。

（6）术后1～3个月内患者双臂避免做过度扩张、上举动作。

（7）术后半年至1年门诊随访。

(二)微创腋臭术护理流程

基本要求
- 自身素质准备
- 患者心理准备
- 评估患者基础疾病及相关用药情况

↓

术前准备
- 确保患者阅读手术注意事项及同意书并签字
- 协助医生术前照相
- 核对手术信息,填写护理安全核查表,并做好相应术前指导
- 协助患者上手术床,安置合适的手术体位
- 备齐术中用物

↓

术中配合
- 再次核对手术信息,完善护理安全核查表
- 保护患者隐私
- 协助医生铺置手术台,调节无影灯光,连接好所需仪器设备
- 严格无菌操作,根据医生要求及时添置及更换术中用物
- 观察术中情况并听取患者主诉
- 协助主刀医生伤口涂红霉素眼膏
- 协助主刀医生包扎伤口外敷料
- 护送患者至手术室门口
- 清点手术使用器械,并做好用物处理

↓

术后健康宣教
- 术手饮食、卧位指导
- 告知患者换药及拆线时间
- 注意上肢制动
- 定期门诊随访

（三）微创腋臭术护理质量标准

基本要求		标准分	日期	得分	扣分原因
术前准备20分	1. 自身素质及患者心理准备	2			
	2. 评估患者基础疾病及相应用药情况	2			
	3. 确保患者阅读手术注意事项及同意书并签字	2			
	4. 协助医生术前照相，核对手术信息，填写护理安全核查表，并做好相应指导	4			
	5. 安置合适的手术体位，备齐术中用物	10			
术中配合60分	1. 再次核对手术信息，完善护理安全核查表	5			
	2. 保护患者隐私	5			
	3. 协助医生铺置手术台，调节无影灯光，连接好所需仪器设备，遵医嘱调节负压大小	5			
	4. 严格无菌操作，根据医生要求及时添置及更换术中用物	10			
	5. 观察术中情况并听取患者主诉	10			
	6. 协助主刀医生伤口涂红霉素眼膏	5			
	7. 协助主刀医生包扎伤口外敷料	5			
	8. 护送患者至手术室门口	5			
	9. 清点手术使用器械，并做好用物处理	10			
术后健康宣教20分	1. 术后饮食、卧位指导	5			
	2. 告知患者换药及拆线时间	5			
	3. 注意上肢制动	5			
	4. 定期门诊随访	5			
总分		100			

（赵　静　丁贞瑜　狄美华）

六、眼袋激光溶脂术护理

激光溶脂祛眼袋是新一代的微创术。方法是将光导纤维经下睑结膜置入眼轮匝肌深层脂肪团内,利用激光发出的能量特异性将脂肪细胞溶解,对眼睛其他组织没有伤害,有效保留眼睛脂肪周的基本结构,不会发生凹陷、年龄大后的老态。相对于传统的吸脂手术等其他侵入性手术具有更好的治疗效果,术中出血少术后并发症轻微,恢复较快。其次,激光还具备止血功能,在溶脂的同时避免出血,也就避免了内切手术的各项风险和并发症。

(一)眼袋激光溶脂术护理概述

1. 术前准备

(1)术前仔细检查受术者的眼睛情况,眼部有急性或慢性炎症,如结膜炎、角膜炎、睑腺炎等暂不应手术,待炎症控制后才行手术。

(2)患者若有青光眼等眼部疾病史或近视眼矫正手术史须提前告知医生。

(3)避开月经期,严禁有心脑血管疾病、糖尿病、凝血功能异常,长期或正在服用抗凝药物、扩血管药、皮质类激素等药物者手术。

(4)检查下眼皮部位有没有受过外伤,外伤者待伤口愈合后再行手术。患者有高血压病史,需在手术当日将血压控制在130mmHg以下。

(5)手术为局麻手术,患者术前适当进食,避免出现麻醉副作用。

(6)做好患者的解释工作,简单介绍手术过程,减少患者的紧张情绪。

(7)告知患者术后需家属陪同,避免因眼部包扎导致的安全隐患。

2. 术中配合

(1)再次与手术医生、患者核对姓名、手术部位、手术方法,并认真填写护理安全核查表。

(2)做好患者上、下床的安全工作,防坠床。

(3)协助主刀医生铺置手术台,调节无影灯光,连接好所需仪器设备,将无菌器械台推至手术床旁最佳位置,方便主刀医生术中拿取所需器械。

(4)保持手术室内环境整洁,室内不得大声喧哗,不接听电话,做好患者的心理护理以缓解紧张情绪。

(5)术中密切配合手术需要,严格执行无菌操作原则,及时主动补充手术器械及敷料,不随意离岗。

(6)协助医生正确连接光纤,并遵医嘱调节能量和温度,及时更换无菌冰生理盐水。

(7)术中注意观察患者的病情变化,倾听患者主诉,出现异常及时通知医生对症处理。

(8)年龄大于60岁的患者术中遵医嘱开放静脉,心电监护并记录。(9)协助医生进行敷料包扎并做好术后宣教。

3. 术后健康宣教

（1）术后眼部用无菌冰生理盐水纱布湿敷，降低皮温及减少出血和肿胀。包扎前可让患者闭眼眼球四个方向转动，感觉无异物感后红霉素眼药膏涂抹伤口处，再行包扎24小时，包扎松紧适宜。术后即刻开始冰敷3天，减轻局部出血及肿胀。嘱咐患者纱布包扎期间眼睛尽量不要睁开。

（2）术后24小时拆除眼部外敷料，抗生素类眼药水滴眼每天3～4次，清除眼内分泌物。

（3）激光祛除眼袋患者无须拆线，眼部肿胀及青紫一般持续7～10天，眼部1周内禁止沾水防止感染。

（4）如出现球结膜血肿或血丝，10～14天后会自然消失，如眼球出现胀痛难忍，眼袋处出现波动感血肿时及时来院就诊，禁止使用止痛药，防止掩盖病情变化。

（5）避免剧烈咳嗽和屏气，防止眼部小血管破裂引起出血，有不适立即就诊，术后1周内避免做低头动作及提拎重物，不能进行剧烈运动，术后1个月复诊。

（6）术后尽量休息，避免用眼过度，睡觉时可将枕头置高，减轻眼部肿胀，不宜戴隐形眼镜，避免碰撞。

（7）不宜食辛辣刺激性食物，及活血的药物和补品。

（8）遵医嘱口服抗生素及消肿药。

(二)眼袋激光溶脂术护理流程

基本要求
- 自身素质准备
- 患者心理准备
- 评估患者基础疾病及相关用药情况

↓

术前准备
- 确保患者阅读手术注意事项及同意书并签字
- 协助医生术前照相
- 核对手术信息,并做好相应指导
- 安置合适的手术体位
- 备齐术中用物

↓

术中配合
- 再次核对手术信息,完善护理安全核查表
- 观察及询问患者术中有无不适
- 保护患者隐私
- 协助主刀医生铺置手术台,调节无影灯光
- 协助医生正确连接光纤,并遵医嘱调节能量和温度
- 严格无菌操作,及时添置及更换术中用物,如无菌冰生理盐水、纱布等

↓

健康宣教
- 告知患者饮食注意事项
- 指导患者术后纱布拆除后眼部的护理
- 指导患者术后保持良好休息和用眼习惯
- 指导患者抗生素及眼药水的使用
- 如有眼部不适及时来院就诊
- 定期门诊随访

（三）眼袋激光溶脂术护理质量标准

	基本要求	标准分	日期	得分	扣分原因
术前护理 20分	1. 自身素质及患者心理准备	2			
	2. 确认患者眼部符合手术评估	2			
	3. 评估患者基础疾病及相关用药情况	2			
	4. 协助医生术前照相, 核对手术信息, 并做好相应指导	4			
	5. 安置合适的手术体位, 备齐术中用物	10			
术中配合 40分	1. 再次核对手术信息, 完善护理安全核查表	8			
	2. 观察及询问患者术中有无不适	6			
	3.保护患者隐私	6			
	4. 协助医生铺置手术台, 调节无影灯光	6			
	5. 协助医生正确连接光纤, 并遵医嘱调节能量和温度	10			
	6. 严格无菌操作, 及时添置及更换术中用物, 如无菌冰生理盐水、纱布等	4			
术后健康宣教 40分	1. 告知患者饮食注意事项	8			
	2. 指导患者术后纱布拆除后眼部的护理	8			
	3. 指导患者术后保持良好休息和用眼习惯	8			
	4. 指导患者抗生素及眼药水的使用	8			
	5. 如有眼部不适及时来院就诊, 定期门诊随访	8			
总分		100			

（江 雪 狄美华）

七、自体脂肪移植术护理

门诊自体脂肪移植术包括颞部脂肪移植术、额部脂肪移植术、上睑脂肪移植术、面颊部脂肪移植术、乳房脂肪移植术、外伤性凹陷处脂肪移植术。

（一）自体脂肪移植术护理概述

1. 术前准备

（1）患者完善术前各项检查，术前两周内停用活血药物及食物。

（2）术区准备，嘱患者洗头洗澡更换衣裤，协助医生进行手术部位的标记，检查供区和受区皮肤有无炎症和溃烂。

（3）根据手术部位的不同，充分暴露手术部位同时注意患者体位的舒适性，保暖及保护好患者的隐私。

（4）手术器械（见图10-10）及用物的准备、铺手术包，离心机开启呈备用状态。

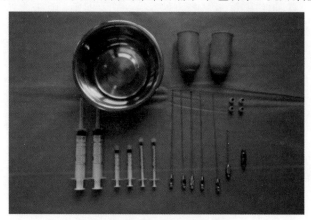

图10-10　脂肪填充特殊器械

2. 术中配合

（1）再次与手术医生、患者核对姓名、手术部位、手术方法，并认真填写护理安全核查表。

（2）做好患者上、下床的安全工作，防坠床。

（3）协助主刀医生铺置手术台，调节无影灯光，连接好所需仪器设备，将无菌器械台推至手术床旁最佳位置，方便主刀医生术中拿取所需器械。

（4）保持手术室内环境整洁，室内不得大声喧哗，不接听电话，做好患者的心理护理以缓解紧张情绪。

（5）术中密切配合手术需要，严格执行无菌操作原则，及时主动补充手术器械及敷料，不随意离岗。

（6）根据医嘱进行肿胀液的配置，注意药物的核对及无菌操作。

（7）术中协助医生进行脂肪颗粒的离心，遵医嘱调节离心机的转速和时间，严格无菌操作。

（8）添加无菌生理盐水用于提纯脂肪颗粒。

（9）术中注意观察患者的病情变化,倾听患者主诉,出现异常及时通知医生对症处理。

（10）协助医生进行敷料包扎并做好术后宣教。

3. 术后健康宣教

（1）供区针孔处用纱布和棉垫覆盖,再使用弹力绑带进行加压包扎防止血肿。受区脂肪填充处禁止受压,针孔处无须缝针,红霉素眼膏涂抹即可。

（2）供区敷料加压包扎5～7天,7～10天拆线,弹力绑带继续固定2周。

（3）由于术中局部注射了大量的肿胀液,术后当天外敷料可能被渗透,渗出较多可来院进行换药,一般恢复期大约是1至2周。

（4）供区拆线后两个月内可进行按摩促进淋巴回流,减轻水肿。尽早活动与功能锻炼,促进伤口愈合与减少瘢痕的增生。

（5）手术部位会有肿胀及酸痛,出现瘀血、瘀斑的现象,由于术中小血管在抽吸时被破坏引起,大多数瘀斑会在7～10天左右消退。

（6）受区2周后水肿消退恢复到正常状态,3个月后面部填充形态可达最佳效果,注射6～8个月存活率为30%～50%,间隔4～6个月可重复注射。术后定期随访,测量注射后脂肪存活的效果。

（7）遵医嘱使用抗生素3～5天。保证手术部位清洁,防止感染,术后可进行换药,祛除创口表面血痂,保持干燥。

（8）术后戒烟酒,避免吃刺激性食物。

（二）自体脂肪移植术护理流程

基本要求
- 自身素质准备
- 患者心理准备
- 评估患者基础疾病及相关用药情况
- 如需静脉麻醉手术，须禁食禁水
- 手术房间温度适宜，术前宣教完整

术前准备
- 确保患者阅读手术注意事项及同意书并签字
- 协助医生术前照相
- 核对手术信息，并做好相应指导
- 协助患者上手术床，安置合适的手术体位
- 备齐术中用物
- 协助医生进行手术部位的标记

术中配合
- 保持手术室内环境整洁，严格无菌操作
- 观察及询问患者术中有无不适
- 手术室温度适宜，保护患者隐私
- 协助主刀医生铺置手术台，穿手术衣，调节无影灯光
- 配置肿胀液，遵医嘱调节离心机，协助医生离心脂肪
- 及时添置及更换术中用物，如脂肪抽吸管、冲洗液等
- 观察和监测患者生命体征

术后健康宣教
- 指导抽吸部位加压包扎
- 指导患者术后的伤口护理和换药事项
- 告知伤口拆线时间
- 指导患者抗生素及消肿药的使用
- 饮食指导，适当运动并定期门诊随访

(三)自体脂肪移植术护理质量标准

	基本要求	标准分	日期	得分	扣分原因
术前准备 20分	1. 自身素质准备	2			
	2. 患者心理准备	2			
	3. 评估患者基础疾病及相应用药情况	2			
	4. 如需静脉麻醉手术，需禁食禁水	2			
	5. 手术房间温度适宜，术前宣教完整	2			
	6. 确保患者阅读手术注意事项及同意书并签字	2			
	7. 协助医生术前照相，核对手术信息，并做好相应指导	4			
	8. 安置合适的手术体位，术前患者手术前用物准备齐全，协助医生进行手术部位的标记	4			
术中配合 40分	1. 确保患者阅读手术注意事项及同意书并签字	6			
	2. 协助患者摆好体位，观察及询问患者术中有无不适	6			
	3. 保护患者隐私	6			
	4. 协助医生铺置手术台，穿手术衣，调节无影灯	5			
	5. 肿胀液配置，遵医嘱调节离心机，协助医生离心脂肪	6			
	6. 严格无菌操作，及时添置及术中用物，如脂肪注射管、冲洗液等	6			
	7. 术中患者生命体征的观察和监测	5			
术后宣教 40分	1. 指导抽吸部位加压包扎	8			
	2. 指导患者术后的伤口护理和换药事项	8			
	3. 告知拆线时间	8			
	4. 指导患者抗生素及消肿药的使用	8			
	5. 饮食指导，适当运动并定期门诊	8			
总分		100			

（江 雪 狄美华）

八、脂肪抽吸术护理

门诊脂肪抽吸术包括腰腹部脂肪抽吸术、大腿脂肪抽吸术、上臂脂肪抽吸术。

（一）脂肪抽吸术护理概述

1. 术前准备

（1）患者完善术前各项检查，术前两周内停用活血药物。

（2）了解患者的手术需求，针对个体情况对术后效果进行客观评估，减轻术前焦虑。向患者介绍手术过程，告之手术时间、麻醉方式，术前禁食12小时禁水4～6小时。

（3）嘱患者术前1天洗头洗澡更换衣裤。

2. 术中配合

（1）再次与手术医生、患者核对姓名、手术部位、手术方法，并认真填写护理安全核查表。

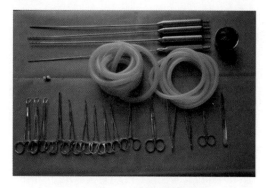

图10-11　脂肪抽吸器械包

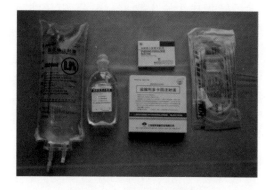

图10-12　脂肪抽吸肿胀液

（2）根据手术部位的不同，充分暴露手术部位同时注意患者体位的舒适性、保暖及保护好患者的隐私，做好患者上、下床的安全工作，防坠床。

（3）协助主刀医生铺置手术台，调节无影灯光，连接好所需仪器设备（见图10-11），将无菌器械台推至手术床旁最佳位置，方便主刀医生术中拿取所需器械。

（4）保持手术室内环境整洁，室内不得大声喧哗，不接听电话，做好患者的心理护理以缓解紧张情绪。

（5）手术器械及用物准备齐全，铺无菌手术包，脂肪抽吸仪呈开启模式并调节好能量和速度，协助医生消毒及穿手术衣。

（6）根据医嘱进行肿胀液的配置（见图10-12），注意药物的核对及无菌操作。

（7）术中密切配合手术需要，严格执行无菌操作原则，及时主动补充手术器械及敷料。

（8）术中观察抽脂仪器的使用情况，遵医嘱调节注水泵流速和负压的大小，及时更换肿胀液和抽吸瓶。

（9）术中注意观察患者生命体征的变化，倾听患者主诉，出现异常及时通知医生对症处理。

（10）协助医生进行敷料包扎并做好术后宣教。

3. 术后健康宣教

（1）术后协助医生为患者穿紧身衣，观察生命体征 2 小时，无麻醉不良反应方可在家属陪同下离院。

（2）术后 24 小时内尽量卧床休息，行大腿或小腿抽脂术者应适当抬高患肢。24 小时后尽量避免过量活动，一般在术后 3 周可恢复正常运动。

（3）术后 3 天内每天换药 1 次，如有放置引流条，应于 3 天后拔除。手术后立即穿上紧身衣减少术后出血及肿胀，至少穿着 3 ～ 6 个月，切口处拆线前严禁沾水。

（4）术后可适当活动，不主张剧烈运动或长期卧床休息。吸脂部位加压包扎 5 ～ 7 天后，穿着弹性紧身衣 3 ～ 6 个月。

（5）根据抽脂部位不同决定拆线时间。一般腰腹部 7 天拆线，大腿 10 ～ 12 天拆线。术后常规应用抗生素 3 ～ 5 天，以预防感染。

（6）手术初期会有肿胀及酸痛，手术部位会出现瘀血、瘀斑的现象，由于手术当中小血管在抽吸时被破坏引起，大多数瘀斑会在 7 ～ 10 天左右消退。

（7）告知患者由于术中局部注射大量的肿胀液，术后注意观察伤口敷料有无渗血、渗液。如出血较多应立即通知医生进行处理，及时更换敷料。下腹部吸脂，会阴部会出现水肿，属于正常现象。

（8）术后短期内吸脂部位可能变硬、稍有不平、肤色加深及感觉麻木等情况，属于正常现象，一般在 3 个月左右恢复。1 个月后手术部位的皮肤可进行按摩，促进皮肤的平整。

（9）术后指导患者饮食，不可暴饮暴食，适当进行体育运动，建立健康生活方式。

(二)脂肪抽吸术护理流程

基本要求
- 自身素质准备
- 患者心理准备
- 评估患者基础疾病及相关用药情况
- 如需静脉麻醉手术,须禁食禁水
- 手术房间温度适宜,术前宣教完整

↓

术前准备
- 确保患者阅读手术注意事项及同意书并签字
- 协助医生术前照相
- 核对手术信息,认真填写护理安全核查表,并做好相应指导
- 安置合适的手术体位
- 备齐术中用物
- 协助医生进行手术部位的标记

↓

术中配合
- 严格无菌操作,完善护理安全核查表
- 观察及询问患者术中有无不适
- 协助患者摆好体位,充分暴露手术部位,保护患者隐私
- 协助主刀医生铺置手术台,穿手术衣,调节无影灯光
- 配置肿胀液,连接注水管、抽脂管,调节抽脂仪器
- 及时添置及更换术中用物,如肿胀液、抽脂瓶等
- 观察和监测患者生命体征及麻醉不良反应

↓

术后健康宣教
- 指导患者术后的伤口护理和换药注意事项
- 观察患者麻醉苏醒情况
- 术后麻醉饮食指导
- 告知伤口拆线时间
- 指导患者抽吸部位加压包扎
- 指导患者抗生素及消肿药的使用
- 饮食指导,适当运动并定期门诊随访

（三）脂肪抽吸的护理质量标准

	基本要求	标准分	日期	得分	扣分原因
术前准备 20分	1. 自身素质及患者心理准备	2			
	2. 评估患者基础疾病及相应用药情况，如须静脉麻醉手术，须禁食禁水	2			
	3. 手术房间温度适宜，术前宣教完整	2			
	4. 确保患者阅读手术注意事项及同意书并签字	2			
	5. 协助医生术前照相，核对手术信息，并做好相应指导，认真填写护理安全核查表	3			
	6. 安置合适的手术体位，备齐术中用物，协助医生进行手术部位的标记	5			
术中配合 40分	1. 保持手术室内环境整洁，严格无菌操作	4			
	2. 协助患者摆好体位	6			
	3. 充分暴露手术部位，保护患者隐私，认真听取患者主诉	6			
	4. 协助主刀医生铺置手术台，穿手术衣，调节无影灯光	6			
	5. 肿胀液配置，连接注水管、抽脂管，调节抽脂仪器	6			
	6. 及时添置及更换术中用物、肿胀液、抽脂瓶等	6			
	7. 术中注意观察患者的生命体征及麻醉不良反应	6			
术后宣教 40分	1. 指导患者术后的伤口护理和换药事项	6			
	2. 观察患者麻醉苏醒情况，指导麻醉后饮食	6			
	3. 指导患者按摩患处皮肤	6			
	4. 告知伤口拆线时间	6			
	5. 指导患者抽吸部位加压包扎	6			
	6. 指导患者抗生素及消肿药的使用	6			
	7. 饮食指导，适当运动并定期门诊随访	4			
总分		100			

（江　雪　狄美华）

九、毛发移植术护理

门诊毛发移植术包括植发术、瘢痕植发术、植眉术、睫毛种植术、胡须种植术、私密处体毛移植术。

（一）毛发移植术护理概述

1.术前准备

（1）患者完善术前各项检查，术前两周停用抗凝药物及人参、桂圆等活血食物。术前禁烟酒。

（2）患者术前卸妆，穿易脱的衣服，避免术后穿脱衣服时触碰移植的毛发。

（3）女性应避开月经期、哺乳周期，备孕女性不建议手术。

（4）护士术前半小时为患者注射止血药物，为患者供区、受区做好皮肤准备，铺无菌植发手术包（见图10-13），调试手术无影灯光，给予患者安置舒适的手术体位（提取毛发时采用俯卧位或侧卧位），做好患者心理护理，以缓解紧张情绪。

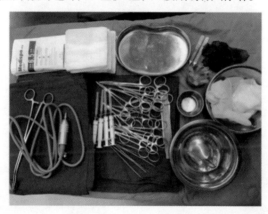

图10-13　植发器械包

（5）术前照相，用于术后进行对比。

（6）术前协助医生根据患者头发分布情况设计出移植的受区范围，并用碘酊固定。

2.术中配合

（1）再次与手术医生、患者核对姓名、手术部位、手术方法，并认真填写护理安全核查表。

（2）做好患者上、下床的安全工作，防坠床。

（3）协助医生铺置手术台，调节无影灯光，连接好所需仪器设备，将无菌器械台推至手术床旁最佳位置，方便主刀医生术中拿取所需器械。

（4）保持手术室内环境整洁，室内不得大声喧哗，不接听电话，做好患者的心理护理以缓解紧张情绪。

（5）术中密切配合手术需要，严格执行无菌操作原则，及时主动补充手术器械及敷料。

（6）遵医嘱调节电刀功率大小，注意安全防护，防止意外。

（7）术中注意观察患者的病情变化，倾听患者主诉，出现异常及时通知医生对症处理。

（8）年龄大于60岁的患者术中遵医嘱开放静脉通路，心电监护并记录。

（9）患者取俯卧位，做局部麻醉，采用进口FUE显微电动设备和提取手柄（见图10-14）分散性单个提取毛囊，毛囊必须浸润在0~4℃平衡液中。护士将取下的毛囊进行精细的毛囊单位分离术。借助2.5倍显微放大镜（图10-15），使用显微镊子和小圆刀片（见图10-16）进行分割，并浸润在0~4℃平衡液中，分割过程中避免损伤毛囊。

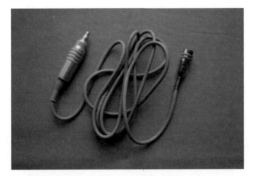

图10-14　提取手柄

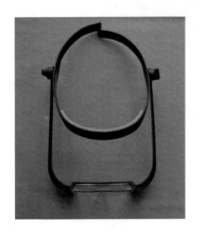

图10-15　显微放大镜

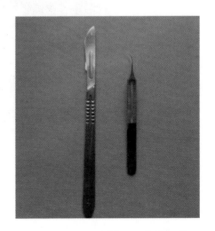

图10-16　显微镊子和小圆刀片

（10）协助医生进行敷料包扎并做好术后宣教。

3. 术后健康宣教

（1）术后油纱、纱布和绷带加压包扎24小时，24小时后来院由护士换药并指导患者术后1周内正确清洗移植区毛发的方法。3天内用冰袋冷敷以达到消肿作用。

（2）术后1个月内避免做低头动作或提拎重物，避免碰撞。

（3）术后1个月内忌辛辣刺激性食物，1周内停用活血药物。

（4）术后第3天可用清水洗头，1周后可用洗发乳洗头，但不可用力揉搓种植部位。

（5）局麻术后偶有轻微疼痛，无须特别处理。术后当天开始遵医嘱1天3次服用消炎药、消肿药。

（6）术后手术区域会形成小血痂，期间切勿强行抠除，1周后会自行脱落，若血痂超过2周未自行脱落，必须来院清除，防止感染。

（7）术后21~75天移植的毛发会出现部分脱落现象，3～6个月逐渐长出新的毛发，9～12个月完全长好，呈自然外观。如果需要再次加密至少间隔9个月以上。

（8）植眉的患者术后可以使用弹性发带压迫眉毛方向，夜间睡眠时加压6～8小时。

（9）睫毛或眉毛移植者需定期修剪，一般1～2周修剪一次。

（10）存在脱发情况的患者，植发后仍需遵医嘱药物治疗，术后定期门诊随访。

（二）毛发移植术护理流程

基本要求
- 自身素质准备
- 患者心理准备
- 评估患者基础疾病及相关用药情况

↓

术前准备
- 术前半小时为患者注射止血药物，为患者毛发供区、受区做好皮肤准备
- 术前用物准备齐全，铺无菌器械台
- 协助患者上手术床，安置舒适的手术体位
- 缓解患者紧张情绪，做好心理护理
- 术前照相，作术后对照

↓

术中配合
- 再次核对手术信息，完善护理安全核查表
- 观察术中情况并听取患者主诉
- 协助主刀医生铺置手术台，调节无影灯光，连接好所需仪器设备
- 保护患者隐私
- 分割提取出的毛囊
- 正确保存毛囊（0～4℃平衡液中）
- 及量添置及更换术中用物，如冰块、纱布等

↓

术后健康宣教
- 指导来院术区护理
- 饮食、卧位指导
- 指导术后如何清洗植发区和取发区
- 指导术后正常洗发时间
- 术后移植区毛发情况的观察
- 告知移植毛发的脱落期、生长周期
- 指导种植睫毛和眉毛的患者需定期修剪毛发
- 指导脱发患者继续遵医嘱药物治疗
- 保持良好的生活习惯
- 定期门诊随访

（三）毛发移植术的护理质量标准

	基本要求	标准分	日期	得分	扣分原因
术前护理 20分	1. 患者自身素质及患者心理准备	2			
	2. 确认移植毛发的数量、评估患者基础疾病及相应用药情况	2			
	3. 核对手术信息，填写护理安全核查表，对患者心理了解并做好相应指导	2			
	4. 指导患者阅读手术注意事项及知情同意书并签字	4			
	5. 术前用药、备皮，用物准备齐全，宣教完整	10			
术中配合 60分	1. 再次核对手术信息，完善护理安全核查表	6			
	2. 术中安置并协助患者变化体位	6			
	3. 保护患者隐私	6			
	4. 协助医生铺置手术台，调节无影灯光，连接好所需仪器设备	6			
	5. 严格无菌操作，根据医生要求及时添置及更换术中用物	6			
	6. 及时添置及更换术中用物，如冰块、纱布等	6			
	7. 将毛囊保存在 0 ~ 4℃平衡液中	6			
	8. 分割提取好的毛囊且未损伤	10			
	9. 清点手术使用器械，并做好用物处理	8			
术后健康宣教 20分	1. 指导术区护理及复诊	2			
	2. 饮食、卧位指导，避免外力碰撞	2			
	3. 指导患者术后如何清洗植发区和取发区	2			
	4. 指导术后正常洗发时间	2			
	5. 术后移植区毛发情况的观察	2			
	6. 指导患者术后健康饮食、保持良好的生活习惯	2			
	7. 告知移植毛发的脱落期、生长周期	2			
	8. 指导种植睫毛和眉毛的患者需定期修剪毛发	2			
	9. 指导脱发患者继续遵医嘱药物治疗	2			
	10. 定期门诊随访	2			
总分		100			

（蒋丽兰　狄美华）

参考文献

[1] 王炜. 整形外科学 [M]. 杭州：浙江科学技术出版社, 1999.

[2] 张涤生. 整复外科学 [M]. 上海：上海科学技术出版社, 2002.

[3] 王宇, 张琤. 手术室护理技术手册 [M]. 北京：人民军医出版社, 2006.

[4] 胡志红. 整形美容外科护理学 [M]. 北京：中国协和医院大学出版社, 2012.

后　记

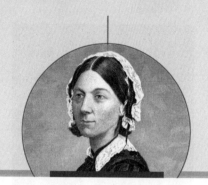

　　本书是一本基于现代临床护理内容和操作，实用性较强的专业型书籍，同时书中健康教育内容又可用于护理人员继续教育和进修的考试指南。本书内容新颖、实用性强、详略得当，是在总结多年的临床经验和护理理念的基础上编写而成，但在编写过程中，我们发现整复外科学博大精深，国内现有医学技术领域已经是世界先进水平，可护理学方面却水平较低，发展较慢，护理内容较陈旧，创新点少等，与国外的水平有很大的程度上的差距，相较医学领域还有很大的上升空间。同时由于时间和篇幅的影响，对于整复外科学领域的疾病涉及还未全面，不足之处，请各位护理同仁指正。

　　综上所述，我们可以看到，整复外科学涉及领域范围广，而整复外科护理学在整个整复外科学中又有十分重要的地位，但目前现阶段临床护理知识、理念、操作还是缺乏整体全面系统性的规范和指南，本书的出版，一是能开创整复外科护理学书籍的先河，同时也是基于激励和鼓舞我们这代的护理同仁在这一领域能够更加努力，解决临床上大量的难题，为未来的整复外科护理学的发展打下良好基础。

主编简介：

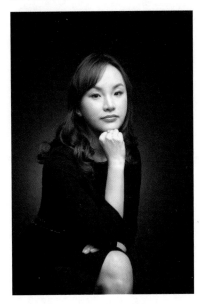

卞薇薇

　　副主任护师，现任上海交通大学医学院附属第九人民医院整复外科护士长，中国整形美容协会护理分会副会长、中国医药信息学会护理信息与专业委员会青年委员、上海市护理学会组织工作委员会委员、中国医师协会显微外科医师分会伤口治疗师专委会副主任委员。兼任《中国美容整形外科杂志》常务编委。

　　在其从事临床护理工作的20年间，曾在口腔颌面外科、普外科、血管外科、整复外科等多个科室从事临床护理和管理工作，完成局级课题3项、院级课题4项，核心期刊发表论文多篇，并在2016年成功组织了国内首次整复外科护理论坛。入选"上海市青年护理人才计划"。